Avaliação da Composição Corporal em Pacientes Hospitalizados

Durante o processo de edição desta obra, foram tomados todos os cuidados para assegurar a publicação de informações técnicas, precisas e atualizadas conforme lei, normas e regras de órgãos de classe aplicáveis à matéria, incluindo códigos de ética, bem como sobre práticas geralmente aceitas pela comunidade acadêmica e/ou técnica, segundo a experiência do autor da obra, pesquisa científica e dados existentes até a data da publicação. As linhas de pesquisa ou de argumentação do autor, assim como suas opiniões, não são necessariamente as da Editora, de modo que esta não pode ser responsabilizada por quaisquer erros ou omissões desta obra que sirvam de apoio à prática profissional do leitor.

Do mesmo modo, foram empregados todos os esforços para garantir a proteção dos direitos de autor envolvidos na obra, inclusive quanto às obras de terceiros e imagens e ilustrações aqui reproduzidas. Caso algum autor se sinta prejudicado, favor entrar em contato com a Editora.

Finalmente, cabe orientar o leitor que a citação de passagens da obra com o objetivo de debate ou exemplificação ou ainda a reprodução de pequenos trechos da obra para uso privado, sem intuito comercial e desde que não prejudique a normal exploração da obra, são, por um lado, permitidas pela Lei de Direitos Autorais, art. 46, incisos II e III. Por outro, a mesma Lei de Direitos Autorais, no art. 29, incisos I, VI e VII, proíbe a reprodução parcial ou integral desta obra, sem prévia autorização, para uso coletivo, bem como o compartilhamento indiscriminado de cópias não autorizadas, inclusive em grupos de grande audiência em redes sociais e aplicativos de mensagens instantâneas. Essa prática prejudica a normal exploração da obra pelo seu autor, ameaçando a edição técnica e universitária de livros científicos e didáticos e a produção de novas obras de qualquer autor.

Editora Manole

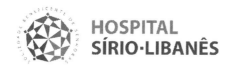

Avaliação da Composição Corporal em Pacientes Hospitalizados

Editoras

Ana Lúcia Chalhoub Chediác Rodrigues
Ariane Nadolskis Severine
Juliana Bonfleur Carvalho
Grasiela Konkolisc Pina de Andrade
Ludiane Alves do Nascimento
Silmara Rodrigues Machado
Jacqueline Medeiros Garcia

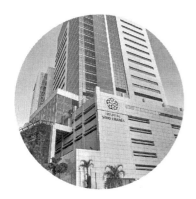

Copyright © Editora Manole Ltda., 2021 por meio de contrato com o Sírio-Libanês Ensino e Pesquisa.

Logotipo © Hospital Sírio-Libanês

Capa: Agência Magor Design e Comunicação Criativa
Foto da capa: Chico Audi
Projeto gráfico: Departamento Editorial da Editora Manole
Editoração eletrônica: RG Passo
Ilustrações: Sirio Cançado e Luargraf Serviços Gráficos
Produção editorial: Kiyomi Yamazaki

CIP-BRASIL. CATALOGAÇÃO NA PUBLICAÇÃO
SINDICATO NACIONAL DOS EDITORES DE LIVROS, RJ

A963

Avaliação da composição corporal em pacientes hospitalizados / Ana Lúcia Chalhoub Chediác Rodrigues ... [et al.]. – 1. ed. – Santana de Parnaíba [SP] : Manole, 2021.

Inclui bibliografia e índice
ISBN 9786555763300

1. Peso corporal – Regulação. 2. Composição corporal. 3. Exercícios físicos. 4. Nutrição – Avaliacão. I. Rodrigues, Ana Lúcia Chalhoub Chediác.

21-69217

CDD: 613.2
CDU: 613.2

Meri Gleice Rodrigues de Souza – Bibliotecária – CRB-7/6439

Todos os direitos reservados.
Nenhuma parte deste livro poderá ser reproduzida,
por qualquer processo, sem a permissão expressa dos editores.
É proibida a reprodução por fotocópia.

A Editora Manole é filiada à ABDR – Associação Brasileira
de Direitos Reprográficos

Edição – 2021

Editora Manole Ltda.
Alameda América, 876
Tamboré – Santana de Parnaíba – SP – Brasil
CEP: 06543-315
Fone: (11) 4196-6000
www.manole.com.br | https://atendimento.manole.com.br/

Impresso no Brasil
Printed in Brazil

EDITORAS

Ana Lúcia Chalhoub Chediác Rodrigues

Mestre em Gestão para Competitividade – Linha Saúde pela Fundação Getulio Vargas. Especialista em Gestão da Atenção em Saúde pela Fundação Dom Cabral e pelo Instituto de Ensino e Pesquisa do Hospital Sírio-Libanês. Especialista em Cardiologia pela Sociedade de Cardiologia do Estado de São Paulo. Coordenadora dos Serviços de Alimentação e do Programa Multiprofissional em Oncologia do Hospital Sírio-Libanês.

Ariane Nadolskis Severine

Mestre em Ciências da Saúde – Unifesp. Especialista em Gestão de Atenção à Saúde – Dom Cabral. Especialista em Nutrição Clínica – Asbran. Nutricionista – Centro Universitário São Camilo. Gerente do Serviço de Alimentação do Hospital Sírio-Libanês.

Grasiela Konkolisc Pina de Andrade

Especialista em Nutrição Enteral e Parenteral pela Sociedade Brasileira de Nutrição Parenteral e Enteral (SBNPE/Braspen). Especialização em Nutrição Hospitalar pelo Hospital das Clínicas da Faculdade de Medicina da Universidade de São Paulo (HC-FMUSP). Antropometrista pela The International Society for Advancement of Kinanthropometry (ISAK). Graduação pelo Centro Universitário São Camilo. Nutricionista Clínica do Hospital Sírio-Libanês.

Jacqueline Medeiros Garcia

Especialista em Gestão de Unidades de Alimentação e Nutrição pelo Centro Universitário São Camilo. Especialista em Vigilância Sanitária de Alimentos pela Faculdade de Saúde Pública da Universidade de São Paulo (FSP-USP). Nutricionista da Área de Treinamento e Desenvolvimento do Hospital Sírio-Libanês.

Juliana Bonfleur Carvalho

Pós-graduação em Nutrição Humana Aplicada e Terapia Nutricional pelo Instituto de Metabolismo e Nutrição (IMeN). Especialização em Nutrição Aplicada à Terceira Idade pela Universidade Municipal de São Caetano do Sul. Especialização em Vigilância Sanitária de Alimentos pela Faculdade de Saúde Pública da USP. Antropometrista pela The International Society for Advancement of Kinanthropometry (ISAK). Graduação em Nutrição pelo Centro Universitário São Camilo. Nutricionista Clínica no Hospital Sírio-Libanês.

Ludiane Alves do Nascimento

Especialista em Nutrição Enteral e Parenteral pela Sociedade Brasileira de Nutrição Parenteral e Enteral (SBNPE/Braspen). Especialização em Fisiologia do Exercício pela Universidade da Cidade de São Paulo. Especialização em Preceptores no SUS (PSUS) pelo Instituto de Ensino e Pesquisa do Hospital Sírio-Libanês. Especialização (MBA) em Serviço de Saúde/Área Hospitalar pela Universidade Nove de Julho. Nutricionista pela Universidade Nove de Julho. Nutricionista Clínica do Hospital Sírio-Libanês.

Silmara Rodrigues Machado

Mestre em Ciências pela Universidade Federal de São Paulo (Unifesp). *Master in Business Administration* (MBA) em Alimentação pelo Grupo Latino-Americano CBES. Nutricionista pela Universidade Federal de Alfenas. Nutricionista da Área de Treinamento e Desenvolvimento do Serviço de Alimentação do Hospital Sírio-Libanês.

AUTORES

Ana Lúcia Chalhoub Chediác Rodrigues
Mestre em Gestão para Competitividade – Linha Saúde pela Fundação Getulio Vargas. Especialista em Gestão da Atenção em Saúde pela Fundação Dom Cabral e pelo Instituto de Ensino e Pesquisa do Hospital Sírio-Libanês. Especialista em Cardiologia pela Sociedade de Cardiologia do Estado de São Paulo. Coordenadora dos Serviços de Alimentação e do Programa Multiprofissional em Oncologia do Hospital Sírio-Libanês.

Anna Carolina Pompermayer Coradelli
Médica intensivista pelo Hospital Sírio-Libanês. Médica da Equipe Multiprofissional de Terapia Nutricional (EMTN) do Hospital Sírio-Libanês e do Hospital Geral do Grajaú.

Ariane Nadolskis Severine
Mestre em Ciências da Saúde – Unifesp. Especialista em Gestão de Atenção à Saúde – Dom Cabral. Especialista em Nutrição Clínica – Asbran. Nutricionista – Centro Universitário São Camilo. Gerente do Serviço de Alimentação do Hospital Sírio-Libanês.

Davi dos Santos Romão
Médico Radiologista. Graduação em Medicina pela UNIFOA – Centro Universitário de Volta Redonda. Residência Médica em Radiologia e Diagnóstico por Imagem no Hospital Sírio-Libanês. *Fellowship* em Medicina Interna no Hospital Sírio-Libanês.

Erika Yuri Hirose Murahara

Mestra e Doutoranda em Ciências pelo Programa de Pós-graduação em Hematologia e Hemoterapia do Departamento de Oncologia Clínica e Experimental da Universidade Federal de São Paulo (Unifesp). Especialista em Avaliação Metabólica e Nutricional do Onívoro ao Vegetariano. Experiência Internacional com Análise da Composição Corporal na Human Nutrition Research Unit, Department of Agricultural, Food and Nutritional Science, University of Alberta. Nutricionista pelo Centro Universitário São Camilo. Nutricionista Especialista da Oncologia do Hospital Sírio-Libanês.

Grasiela Konkolisc Pina de Andrade

Especialista em Nutrição Enteral e Parenteral pela Sociedade Brasileira de Nutrição Parenteral e Enteral (SBNPE/Braspen). Especialização em Nutrição Hospitalar pelo Hospital das Clínicas da Faculdade de Medicina da Universidade de São Paulo (HC-FMUSP). Antropometrista pela The International Society for Advancement of Kinanthropometry (ISAK). Graduação pelo Centro Universitário São Camilo. Nutricionista Clínica do Hospital Sírio-Libanês.

Jacqueline Medeiros Garcia

Especialista em Gestão de Unidades de Alimentação e Nutrição pelo Centro Universitário São Camilo. Especialista em Vigilância Sanitária de Alimentos pela Faculdade de Saúde Pública da Universidade de São Paulo (FSP-USP). Nutricionista da Área de Treinamento e Desenvolvimento do Hospital Sírio-Libanês.

Jeane da Silva Sepúlveda Neta

Nutricionista Clínica do Hospital Sírio-Libanês, DF. Membro da Equipe Multiprofissional de Terapia Nutricional (EMTN) do Hospital Sírio-Libanês, DF.

Juliana Bonfleur Carvalho

Pós-graduação em Nutrição Humana Aplicada e Terapia Nutricional pelo Instituto de Metabolismo e Nutrição (IMeN). Especialização em Nutrição Aplicada à Terceira Idade pela Universidade Municipal de São Caetano do Sul. Especialização em Vigilância Sanitária de Alimentos pela Faculdade de Saúde Pública da USP. Antropometrista pela The International Society for Advancement of Kinanthropometry (ISAK). Graduação em Nutrição pelo Centro Universitário São Camilo. Nutricionista Clínica no Hospital Sírio-Libanês.

Ludiane Alves do Nascimento

Especialista em Nutrição Enteral e Parenteral pela Sociedade Brasileira de Nutrição Parenteral e Enteral (SBNPE/Braspen). Especialização em Fisiologia do Exercício pela Universidade da Cidade de São Paulo. Especialização em Preceptores no SUS (PSUS) pelo Instituto de Ensino e Pesquisa do Hospital Sírio-Libanês. Especialização (MBA) em Serviço de Saúde/Área Hospitalar pela Universidade Nove de Julho. Nutricionista pela Universidade Nove de Julho. Nutricionista Clínica do Hospital Sírio-Libanês.

Matheus Horta Sad

Médico Especialista em Medicina Intensiva pelo Hospital Sírio-Libanês. Especialista em Medicina Intensiva pela Associação de Medicina Intensiva Brasileira (Amib). Especialista em Nutrição Parenteral e Enteral pela Sociedade Brasileira de Nutrição Parenteral e Enteral (Braspen/SBNPE). Médico da Equipe Multiprofissional de Terapia Nutricional (EMTN) dos Hospitais Sírio-Libanês, São Luiz – Itaim e Vila Nova Star, SP. Médico da Unidade de Terapia Intensiva do Hospital Sírio-Libanês.

Natalia Golin

Especialista em Nutrição Hospitalar pelo Instituto de Infectologia Emílio Ribas (IIER). Graduada pela Universidade Cruzeiro do Sul. Nutricionista Clínica do Hospital Sírio-Libanês.

Paulo Cesar Ribeiro

Mestre em Cirurgia pela Faculdade de Ciências Médicas da Santa Casa de São Paulo. Especialista em Terapia Nutricional Enteral e Parenteral pela Sociedade Brasileira de Nutrição Parenteral e Enteral (Braspen). Especialista em Medicina Intensiva pela Associação de Medicina Intensiva Brasileira (Amib). Gerente técnico da Equipe Multiprofissional de Terapia Nutricional (EMTN) do Hospital Sírio-Libanês.

Silmara Rodrigues Machado

Mestre em Ciências pela Universidade Federal de São Paulo (Unifesp). *Master in Business Administration* (MBA) em Alimentação pelo Grupo Latino-Americano CBES. Nutricionista pela Universidade Federal de Alfenas. Nutricionista da Área de Treinamento e Desenvolvimento do Serviço de Alimentação do Hospital Sírio-Libanês.

SUMÁRIO

Agradecimentos xiii
Prefácio xv
Introdução xvii

SEÇÃO I CENÁRIO DA SAÚDE

1. Cenário da saúde no Brasil e no mundo 1
   Ana Lúcia Chalhoub Chediác Rodrigues
   Ariane Nadolskis Severine

SEÇÃO II COMPOSIÇÃO CORPORAL

2. Características da composição corporal 15
   Grasiela Konkolisc Pina de Andrade
   Juliana Bonfleur Carvalho
   Ludiane Alves do Nascimento
3. Sarcopenia 31
   Jeane da Silva Sepúlveda Neta
   Natalia Golin
   Silmara Rodrigues Machado

SEÇÃO III AVALIAÇÃO DA COMPOSIÇÃO CORPORAL E QUALIDADE MUSCULAR

4. Métodos de avaliação da composição corporal 51
   Grasiela Konkolisc Pina de Andrade
   Juliana Bonfleur Carvalho
   Ludiane Alves do Nascimento
5. Avaliação da composição corporal por antropometria 69
   Grasiela Konkolisc Pina de Andrade
   Juliana Bonfleur Carvalho
   Ludiane Alves do Nascimento
6. Avaliação da composição corporal por bioimpedância elétrica 105
   Grasiela Konkolisc Pina de Andrade
   Juliana Bonfleur Carvalho
   Ludiane Alves do Nascimento

7. Avaliação da composição corporal por ultrassonografia 134
Matheus Horta Sad
8. Avaliação da composição corporal por tomografia computadorizada 142
Erika Yuri Hirose Murahara
Davi dos Santos Romão
9. Avaliação da composição corporal por densitometria por
emissão de raios X de dupla energia 153
Paulo Cesar Ribeiro
Anna Carolina Pompermayer Coradelli
10. Avaliação da composição corporal em situações especiais 161
Grasiela Konkolisc Pina de Andrade
Juliana Bonfleur Carvalho
Ludiane Alves do Nascimento
11. Avaliação da composição corporal nos diferentes tratamentos clínicos 181
Grasiela Konkolisc Pina de Andrade
Juliana Bonfleur Carvalho
Ludiane Alves do Nascimento
12. Avaliação da força de preensão palmar 188
Juliana Bonfleur Carvalho
Ludiane Alves do Nascimento

SEÇÃO IV   TIME DE AVALIAÇÃO DA COMPOSIÇÃO CORPORAL

13. Formação do time de avaliação e estratégias nutricionais
para melhorar a composição corporal 203
Grasiela Konkolisc Pina de Andrade
Juliana Bonfleur Carvalho
Ludiane Alves do Nascimento
14. Gestão por indicadores 230
Ana Lúcia Chalhoub Chediác Rodrigues
Grasiela Konkolisc Pina de Andrade
Jacqueline Medeiros Garcia

Índice remissivo 243
Encarte: imagens coloridas 247

AGRADECIMENTOS

Ao Hospital Sírio-Libanês, agradecemos a oportunidade de realizar esta obra, contribuindo para a saúde e a qualidade de vida por meio de critérios específicos na avaliação da composição corporal realizada na assistência nutricional.

Aos diretores Wania Regina Mollo Baia e Luiz Fernando Lima Reis, pelo incentivo e pela confiança na elaboração deste projeto.

Nosso agradecimento e nossa admiração aos colegas que se dedicaram na idealização e construção deste livro, sempre baseada em evidência científica, *guidelines* atuais e pautados na ética.

Aos nossos pacientes, nossa fonte de inspiração e motivação para concretização desta obra, nosso respeito e agradecimento especial.

PREFÁCIO

É uma honra prefaciar esta obra!

O Serviço de Alimentação do Hospital Sírio-Libanês é uma referência em sua especialidade em relação aos procedimentos e protocolos realizados e aos aspectos éticos, pois sempre visa direcionar e qualificar a assistência nutricional prestada, indo ao encontro da necessidade de compreender a complexidade das demandas de saúde do paciente.

Este livro foi confeccionado por um time de profissionais altamente especializados e experientes nesse contexto. As Editoras organizaram capítulos com temas de suma importância, destacando o conhecimento baseado em evidências, vivenciado em suas experiências; e o saber, a fim de revelar às pessoas e aos profissionais as melhores práticas relacionadas à avaliação corporal em pacientes internados, tema de grande valia e de extrema importância para diversos tipos de tratamentos de doenças. Neste manual foram contemplados temas relevantes com foco nas necessidades e nas prioridades dos pacientes, além do importante compartilhamento da prática clínica.

Além de atentar ao problema da composição corporal no paciente internado, esta publicação aborda também uma rica troca de experiências entre profissionais da área. Dessa forma, entendemos ter criado uma obra inovadora e fundamental no favorecimento da boa prática nutricional.

É com muito orgulho, satisfação e alegria que vemos esta obra concluída, tendo a certeza de que muito contribuirá para a boa prática da especialidade.

Wania Regina Mollo Baia
Diretora Assistencial
Hospital Sírio-Libanês

INTRODUÇÃO

A desnutrição é caracterizada por perda de massa muscular, massa gorda, baixo peso e está presente em aproximadamente 30% dos pacientes internados.[1,2] Ainda assim continua sendo uma condição frequentemente sub-reconhecida e subtratada.[3]

Está associada com aumento da morbidade, mortalidade, tempo de internação e maiores chances de reinternação.[3]

A massa muscular, que é o principal componente corporal avaliado na desnutrição, está em constante síntese e degradação. Alterações no balanço proteico são dependentes de influências ambientais, como a ingestão de alimentos e mobilidade que podem sofrer impactos negativos devido à hospitalização.[4,5]

Para o melhor manejo nutricional, a avaliação da composição corporal é essencial e contribui para a estratificação do risco nutricional, intervenção precoce e individualizada e monitorização da resposta a intervenções nutricionais.[6]

Existem diversos métodos de avaliação da composição corporal, entre eles antropometria, tomografia computadorizada, absorciometria de raios X de dupla energia (DEXA), bioimpedância e ultrassonografia que caracterizam e monitoram o estado nutricional de uma maneira mais sensível no ambiente hospitalar. As técnicas de antropometria, bioimpedância e ultrassom são as mais acessíveis e tem a vantagem de fornecer os resultados em tempo real e serem reproduzidas ao longo da internação.[7]

Além da avaliação da quantidade de massa muscular que pode ser feita por meio dos métodos citados também é importante a avaliação da qualidade muscular através da força de preensão palmar. A medida da força muscular contribui para a detecção de déficits na capacidade funcional, manejo terapêutico e avaliação da terapia multimodal instituída.[8]

A utilização da tecnologia adequada associada a uma avaliação crítica do profissional contribui para um desfecho clínico positivo e para a qualidade de vida do paciente no pós-alta.

REFERÊNCIAS BIBLIOGRÁFICAS

1. Doley J. Phillips MS. Coding for malnutrition in the hospital: does it change reimbursement? Nutr Clin Pract. 2019;34(6):823-31.
2. Ochoa GJB, Martindale RG, Rugeles SJ, Hurt RT, Taylor B, Heyland DK, et al. How much and what type of protein should a critically Ill patient receive? Nutr Clin Pract. 2017;32(1Suppl):6S--14S.
3. Correia MITD, Perman MI, Waitzberg DL. Hospital malnutrition in Latin America: a systematic review. Clin Nutr. 2017;36(4):958-67.
4. Doherty TJ. Invited review: aging and sarcopenia. J Appl Physiol. 2003;95:1717-27.
5. Phillips SM, Glover EI, Rennie MJ. Alterations of protein turnover underlying disuse atrophy in human skeletal muscle. J Appl Physiol. 2009;107:645-54.
6. Cederholm T, Jensen GL, Correia MITD, Gonzalez MC, Fukushima R, Higashiguchi T, et al. GLIM criteria for the diagnosis of malnutrition – a consensus report from the global clinical nutrition community. Clin Nutr. 2019;38:1-9.
7. Teigem LM, Kuchnia AJ, Mourtzakis M, Earthman CP. The use of technology for estimating body composition: strengths and weaknesses of common modalities in a clinical setting. Nutr Clin Pract. 2017;32(1):20-9.
8. Souza MA, Baptista CRJA, Benedicto MMB, Pizzato TM, Mattiello-Sverzut AC. Normative data for hand grip strength in healthy children measured with a bulb dynamometer: a cross--sectional study. Physiotherapy. 2014;1-6.

Seção I

Cenário da saúde

CAPÍTULO 1

Cenário da saúde
no Brasil e no mundo

Ana Lúcia Chalhoub Chediác Rodrigues
Ariane Nadolskis Severine

No início do século XXI, o cenário mundial está marcado por uma grande transição demográfica e epidemiológica. As reformas setoriais identificadas em muitos países têm procurado promover melhores desfechos na saúde da população diante desse novo cenário. Para tanto, melhores investimentos na saúde e a utilização de tecnologia, alinhados com procedimentos bem estruturados, são essenciais para esse desfecho. No curso desse processo, a assistência nutricional, com utilização de diversos métodos e tecnologias de avaliação da composição corporal, para obtenção do diagnóstico e intervenção nutricional precoces, contribui diretamente para a redução dos fatores de risco à saúde e de custos em saúde.

Este capítulo está organizado em torno dos sistemas de saúde, dados sociodemográficos, epidemiológicos mundiais e aspectos nutricionais, importantes variáveis para a análise dos atores envolvidos na saúde, com o objetivo de alcançar as metas da Organização Mundial da Saúde (OMS) para o desenvolvimento sustentável no setor da saúde.

SISTEMAS DE ATENÇÃO À SAÚDE

Segundo a OMS, os sistemas de atenção à saúde são o conjunto de atividades cujo propósito primário é promover, restaurar e manter a saúde de uma população.[1] Os sistemas de saúde no mundo procuram fornecer intervenções eficazes e acessíveis para a prevenção e o tratamento de doenças, investindo em novos modelos assistenciais e na utilização de tecnologias. No entanto, as lacunas nos resultados ainda são grandes e problemas, como agravamento de doenças, morte prematura e sofrimento estão presentes no cotidiano, principalmente nos países em desenvolvimento. Essa realidade demonstra que as intervenções na área da saúde não estão sendo entregues com a qualidade desejada aos mais necessitados.[2,3]

Para proporcionar o melhor desempenho, a OMS tem como premissa fortalecer e avaliar os resultados obtidos nos sistemas de saúde. Um dos principais obstáculos para o cumprimento das metas acordadas internacionalmente pela OMS são os sistemas de saúde inadequados. Cada sistema é específico para cada contexto, conforme mostra a Tabela 1, porém podem servir de modelo os que apresentam melhor desempenho, pelo fato de conseguirem entregar intervenções aos necessitados, apresentar profissionais de saúde motivados e com habilidade técnica e possuírem sistemas de financiamento sustentáveis, inclusivos e justos. Nenhum país apresenta um modelo de saúde puro, único; porém, em alguns, observa-se uma grande hegemonia na organização e no financiamento em saúde.[1]

TABELA 1 Sistemas mundiais de atenção à saúde

País	Sistema de saúde
Brasil	Sistema Único de Saúde (SUS) e privado. Público: responsabilidade Federal, Estadual e Municipal (financiamento público).[4] Mais de 46 milhões de cidadãos possuem planos de saúde, conforme dados da Agência Nacional de Saúde Suplementar, de junho de 2020.[5]
EUA	Modelo de seguros privados, com custos crescentes. Mix de instituições públicas e privadas. Programas *Medicare* e *Medicaid* – seguro social, o primeiro só para empregados e com baixa renda e o segundo para aposentados que comprovarem situação de pobreza. A maior parcela (75%) da população tem acesso à saúde por meio de seguros privados, e 16% não possuem nenhuma forma de cobertura.[6]
França	Sistema de seguro público: o Estado exerce papel central. Seguro social: financiamento compartilhado, contribuição igual. A atenção à saúde ocorre em serviços de consultórios privados e em hospitais públicos e privados. No privado, o paciente paga e depois é reembolsado; nos públicos, há um orçamento global. Desde 2004 existe a figura de um médico que fica responsável pelos encaminhamentos de cada paciente.[6]
Canadá	Sistema de seguro universal, altamente descentralizado, promove a integralidade. Orçamento fiscal e financiamento compartilhado entre o federal e as províncias, as quais têm autonomia para a escolha de prioridades e gestão dos serviços. O seguro privado cobre casos não cobertos pelo sistema: cirurgias estéticas, hotelaria especial, tratamentos dentários, *home care*.[6,7]

(continua)

TABELA 1   Sistemas mundiais de atenção à saúde (*continuação*)

País	Sistema de saúde
Colômbia	Sistema geral de seguridade social em saúde, sem universalização. Financiado por contribuições, impostos e pagamentos diretos. Desafios: brecha de cobertura com aumento de custos.[6]
Argentina	Seguros públicos e privados. Financiado por contribuições, impostos, seguros privados e pagamentos diretos. Desafios: segmentação e pouca integração.[6]
Singapura	9% do salário dos moradores é recolhido para consumo médico. O subsídio é somente para quem precisa, e o governo cobre todos os gastos assistenciais de cidadãos pobres. O país possui um dos sistemas com melhor custo-benefício da saúde no mundo.[6]
Holanda	Saúde suplementar. 99% dos holandeses têm um médico de família, que resolve 96% dos problemas. O empoderamento do paciente é real, já que 300 associações de pacientes funcionam no país.[6]
Alemanha e Suíça	Modelo de seguro social. O plano de saúde é obrigatório para os que dispõem de renda até um determinado teto estipulado pelo governo. Os custos dos planos são divididos igualmente entre o empregador e o empregado. O cidadão pode escolher os médicos e os hospitais que procura.[6]

Fonte: elaborado pelas autoras, 2020.

CENÁRIO ECONÔMICO

O cenário econômico mundial apresenta baixo desempenho e, no Brasil, o Banco Mundial reduziu a projeção do Produto Interno Bruto (PIB), em 2019, de 2,5 para 2,2%. No setor da saúde, são muitos os desafios internacionais e nacionais. A cobertura universal de saúde passou a ser um compromisso de todos os países. Os custos crescentes do setor da saúde levam a novos desafios corporativos. Assim, provedores e financiadores procuram inovação sustentável para a organização dos cuidados integrados de saúde, centrados no paciente, baseados em resultados e com uso de tecnologia de ponta.[8]

O Brasil gasta em saúde 9,2% do PIB (soma de todas as riquezas produzidas), e está pouco acima da média de 37 países membros da Organização para a Cooperação e Desenvolvimento Econômico (OCDE), que é de 8,8% do PIB, sendo a maioria formada por países ricos. Boa parte dessas despesas é privada; apenas 4% do PIB é direcionado para investimentos públicos, e em comparação com os países da OCDE a média gira em torno de 6,6% do PIB. Com a pandemia de Covid-19 houve a necessidade de ampliar recursos financeiros para o sistema público de saúde brasileiro. No entanto, é preciso utilizar melhor os recursos disponibilizados.[9]

Independentemente dos sistemas de saúde existentes no mundo, é possível perceber que os países migram de um modelo baseado em volume de serviços para um que se baseia no valor traduzido em melhor resultado, com menor custo, como representado na seguinte fórmula:[10]

$$\text{Valor em saúde} = \frac{\text{desfechos clínicos (que contam para o usuário)}}{\text{custos (para que esses desfechos sejam entregues)}}$$

CENÁRIO SOCIODEMOGRÁFICO E EPIDEMIOLÓGICO

O Brasil apresentou transformações em seu perfil demográfico, socioeconômico e epidemiológico nas décadas recentes, o que tem modificado o perfil de adoecimento e de morte. A aceleração da urbanização e do envelhecimento da população, demostrada na Figura 1, é exemplo determinante que explica o perfil epidemiológico atual em países em desenvolvimento e constitui um desafio para a saúde pública pelo crescimento de hospitalizações.[11]

O cenário demográfico mundial e brasileiro do século XX apresenta como uma das características centrais a queda da mortalidade infantil, associada à redução de fecundidade e ao aumento do envelhecimento populacional, com reflexos imediatos no consumo de serviços de saúde. Dados epidemiológicos demonstram redução na mortalidade por doenças infectocontagiosas, aumento da mortalidade por doenças crônicas não transmissíveis (DCNT) e causas externas, reaparecimento de enfermidades, como tuberculose, dengue, cólera e o surgimento das enfermidades infectocontagiosas emergentes, por exemplo, a aids, a doença espongiforme humana, bactérias ultrarresistentes a antibióticos e a mais recente Covid-19.[12]

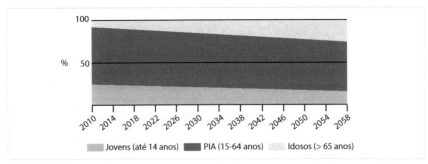

FIGURA 1 Projeção da população no Brasil. Evolução dos grupos etários entre 2010 e 2058. (Veja imagem colorida no encarte.)
PIA: população em idade ativa.
Fonte: Silva JB.[11]

Segundo estudo de 2018, realizado por Kyle JF et al.,[13] o curso da mortalidade futura por todos os motivos e por razões específicas para 250 causas de morte será amplamente determinado pela forma como as tendências nos principais fatores se desdobram. A maioria desses fatores foi projetada para melhorar, enquanto 36 (14,4%) foram projetados para piorar até 2040. O Índice de Massa Corpórea (IMC), aumentou em quase todos os lugares desde 1990. Seu aumento contínuo foi previsto até 2040, mesmo diante de um cenário de saúde melhor, principalmente em pessoas de baixa renda e educação. Muitos locais provavelmente não verão melhorias nas condições, com base nas previsões atuais. No entanto, devido aos avanços no tratamento e na expansão da gestão do risco de DCNT em alguns países, o melhor cenário de saúde refletiu o potencial futuro de redução desses riscos metabólicos. A expectativa de vida global foi projetada para aumentar para 74,3 anos em homens e para 79,7 anos em mulheres em 2040, conforme demonstrado na Figura 2.[13]

O Ministério da Saúde apontou que as principais causas de morte no Brasil, entre 2013 e 2017, foram as DCNT; o diabete melito no sexo masculino (que passou a ocupar a quarta posição em 2017); as pneumonias (que passaram da quinta para a terceira posição entre os homens; e da quarta para a segunda posição entre as mulheres); a doença pulmonar obstrutiva crônica (DPOC), nos dois períodos em ambos os sexos, conforme a Tabela 2.[13] No período de 2001 a

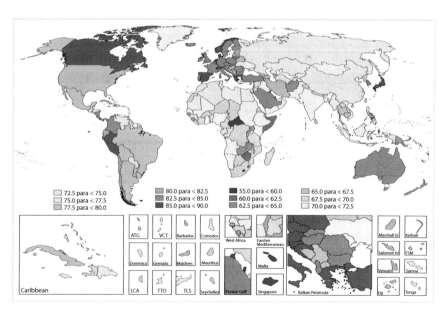

FIGURA 2 Mapa da expectativa de vida para ambos os sexos em 2040, com base na chave de previsão de referência mostrada em anos. (Veja imagem colorida no encarte.)
Fonte: Kyle JF et al.[13]

2013, o Sistema de Informação de Agravos de Notificação recebeu 17.466.122 notificações de casos de doenças, agravos e eventos em saúde pública, média de 1,3 milhão por ano.[14]

TABELA 2 Mortalidade proporcional pelas cinco principais causas básicas de óbito no Brasil entre 2003-2017

Causa de óbito	2017	2003	Variação (%)	Causa de óbito	2017	2003	Variação (%)
Branca				Negra			
Doenças cerebrovasculares	7,5	9,1	−17,1	Homicídios	8	8,2	−2,3
Infarto agudo do miocárdio	7,3	7,4	−1,7	Doenças cerebrovasculares	7,9	8,6	−8,0
Pneumonias	7	4	73,7	Infarto agudo do miocárdio	6,9	5,1	36,1
Diabete melito	4,6	3,9	18,6	Mal definidas	6,3	17,3	−63,6
Mal definidas	4,5	9,3	−51,1	Diabete melito	5,1	3,6	42,2
Amarela				Indígena			
Doenças cerebrovasculares	8,7	10,8	−19,6	Mal definidas	7,9	20,4	−61,2
Pneumonias	8,3	5	64,3	Pneumonias	6,5	6,1	6,7
Infarto agudo do miocárdio	7,1	7,5	−5,4	Homicídios	6,3	3,7	69,6
Mal definidas	5,3	10,7	−50,1	Infarto agudo do miocárdio	5,3	2,0	166,6
Diabete melito	5,0	4,2	0,0	Doenças cerebrovasculares	4,9	5,1	−4

Fonte: Brasil, Vigilância em Saúde.[14]

O predomínio de DCNT em idosos demonstra que há necessidade de práticas de prevenção e promoção da saúde.[15] As DCNT apresentam grande carga de morbidades que levam a hospitalizações, e a assistência multiprofissional deve estar presente nesses pacientes.[16]

As neoplasias, que estão bem associadas com o envelhecimento, têm uma tendência de crescimento: praticamente dobram dos 10,5% do total de mortes em 1980 para os 19,8% projetados para o ano de 2033, sugerindo que ocorrerá maior demanda por acesso ao diagnóstico e às distintas modalidades de tratamento, causando grande impacto sobre os serviços de saúde.[11]

Esse perfil de morbidade e mortalidade demanda ações e serviços cada vez mais complexos, tornando o hospital fundamental no cenário da saúde. Portadores de doenças crônico-degenerativas, associado ao aumento da faixa etária, apresentam tempo de internação por muitas vezes superior ao de doenças infectocontagiosas, e na presença de complicações aumentam a necessidade de recursos tecnológicos.[12]

Estudo realizado em 2015 pelo Ministério da Saúde demonstrou uma projeção para o ano de 2033 de maior aumento na taxa de mortalidade, cerca de 165,6%, por Alzheimer, outras demências e depressão. Esse crescimento impactará na morbidade, necessitando de serviços especializados para atender a essa demanda complexa, envolvendo aspectos assistenciais hospitalares, ambulatoriais, entre outras ações. A taxa de mortalidade pelas infecções respiratórias inferiores (virais e bacterianas) apresentará o segundo maior crescimento, 118,3%. As taxas de mortalidade por cardiopatias, miocardites e endocardites terão uma redução de 14,2%. A tendência para o envelhecimento da população está mantida, o que demandará ao SUS e instituições privadas ações e serviços assistenciais relacionados a essa etapa da vida e em relação às DCNT. Mantida a tendência da obesidade e do sobrepeso em pessoas com menor instrução e uma concentração importante de enfermidades relacionadas com esses fatores de risco (Figura 3).[11]

A ASSISTÊNCIA NUTRICIONAL E SUA CONTRIBUIÇÃO PARA A MELHORIA DO CENÁRIO DA SAÚDE

Com essa projeção do cenário de saúde, observa-se maior busca por novas drogas, equipamentos, avanços tecnológicos e procedimentos baseados em evidências para que mais vidas sejam salvas e para o aumento da qualidade de vida.

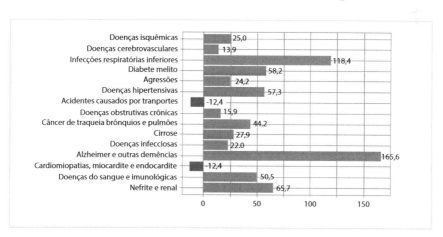

FIGURA 3 Variação (%) na taxa de mortalidade por 100 habitantes para as 14 maiores causas de morte no Brasil, entre 2011 e 2033.
Fonte: Silva JB.[11]

A Agência Nacional de Saúde Suplementar (ANS) divulgou em 2016 um levantamento que apontou redução da média de permanência hospitalar de 4,79 dias em 2014 para 4,38 dias em 2016. Quando há tecnologia disponível e processos bem implementados, ocorre a redução da média de permanência, decorrente de altas precoces. Dentro desse cenário, a captação de pacientes para acompanhamento ambulatorial, em atividades de proteção e promoção da saúde, faz-se necessária. Esse modelo de cuidado pode apresentar maior dificuldade de implementação no setor público, que depende do governo para promover o acesso aos melhores cuidados para todos os cidadãos em todos os tipos de serviços.[12]

A desnutrição é frequentemente encontrada no ambiente hospitalar. Trata--se de um dos maiores problemas de saúde pública em países subdesenvolvidos e em desenvolvimento.[17] Durante a hospitalização, a desnutrição pode levar ao agravamento por complicações clínicas, gerando impacto no aumento de custos em saúde, causado pelo maior tempo de permanência hospitalar, além de aumentar o risco para mortalidade.[17,18]

No Brasil, a taxa de desnutrição gira em torno de 20 a 50% em adultos hospitalizados. Durante a hospitalização, essa taxa pode piorar, principalmente em pacientes críticos e com idade avançada.[16] A prevalência em pacientes cirúrgicos varia de 22 a 58%, sendo importante a identificação precoce de desnutrição nesses indivíduos. Pacientes desnutridos submetidos a cirurgia cardiovascular têm maior morbimortalidade e incidência de mediastinite, principalmente em portadores de hipoalbuminemia no pré-operatório.[19]

Na revisão de literatura integrativa realizada por Freitas et al. foi possível concluir que a desnutrição pode estar presente em pacientes oncológicos, devido à prevalência de perda ponderal e dos tecidos corporais. Com isso, observa--se o aumento do tempo de internação e altos custos de saúde pública. Quando há detecção precoce de risco nutricional, a desnutrição pode ser evitada com início das intervenções nutricionais. Realizar a avaliação nutricional de forma específica e determinar a melhor conduta nutricional pode melhorar o desfecho clínico desses pacientes.[20]

Por outro lado, a obesidade é um problema de saúde comum, que aumenta o risco de desenvolver outras doenças crônicas, como doenças cardiovasculares, diabetes tipo 2, hipertensão arterial, quadros de dislipidemias e até mesmo câncer, respondendo diretamente por uma parcela significativa do custo do sistema de saúde nos países. No Brasil, representa aproximadamente 8% do total de gastos em saúde pública e 10-13% das mortes em diferentes partes das regiões europeias.[16]

A avaliação nutricional, com utilização de tecnologia de ponta para diagnosticar o estado nutricional e realizar intervenção precoce é fundamental para prevenir, tratar e diminuir complicações do estado nutricional em pacientes hospitalizados.[18] Além de reduzir o tempo de internação, reinternações e menor custo em saúde, a intervenção nutricional precoce proporciona um melhor desfecho clínico nesses pacientes.[16] A avaliação nutricional deve ter sensibilidade para detectar as alterações da composição corporal e mudanças funcionais decorrentes da desnutrição.[17]

Diante de crescentes conhecimentos entre os profissionais da área da nutrição e da saúde em geral, aliados aos avanços com protocolos baseados no valor em saúde e uso de tecnologias, tem direcionado a um atendimento especializado, associado a melhorias nos desfechos.[17]

A interseção de ação política deliberada, inovação tecnológica e atenção cuidadosa aos crescentes riscos epidemiológicos, sociais e demográficos, provavelmente, moldarão a gama de trajetórias de saúde no futuro. Por esse motivo, faz-se necessária a mobilização das equipes multiprofissionais. Nesse contexto, o papel do nutricionista é de suma importância para a busca de uma assistência nutricional efetiva durante a internação e desospitalização de todos os pacientes diagnosticados com risco nutricional. A instituição de tecnologia e métodos validados em literatura, para o diagnóstico precoce e seguro do estado nutricional, além de uma terapia nutricional adequada, está associada ao melhor desfecho clínico e à redução de custos em saúde.

REFERÊNCIAS BIBLIOGRÁFICAS

1. World Health Organization. The World Health Report 2000: health systems, improving performance. Geneva: WHO; 2000.
2. WHO Library Cataloguing-in-Publication Data. Everybody business: strengthening health systems to improve health outcomes: WHO's framework for action. Available: https://www.who.int/healthsystems/strategy/everybodys_business.pdf
3. World Health Statistics Overview 2019. Monitoring health for the SDGs, sustainable development goals. Geneva: WHO; 2019.
4. Figueiredo NMA. Ensinando a cuidar em saúde pública. São Paulo: Yendis; 2005.
5. Brasil. Agência Nacional de Saúde Suplementar. Dados e indicadores do setor. Available: http://www.ans.gov.br/anstabnet/cgi-bin/tabnet?dados/tabnet_br.def
6. Conill EM. Sistemas comparados de saúde. In: Campos GWS, Minayo MCS, Akerman M, Drumond Jr M, Carvalho YM. Tratado de saúde coletiva. São Paulo: Hucitec/Fiocruz; 2008.
7. Rede Internacional de Educação de Técnicos em Saúde – RETS. Cadernos de Saúde Pública. Atenção primária à saúde em vários países. 2019. Available: http://www.rets.epsjv.fiocruz.br/noticias/cadernos-de-saude-publica-abre-2019-debatendo-atencao-primaria-saude-em-varios-paises
8. Portal Hospitais Brasil. Perspectivas para saúde em 2019. Available: portalhospitaisbrasil.com.br/edicao-95-revista-hospitais-brasil

9. UOL. Pandemia evidencia que Brasil gasta mal em saúde pública. 2020. Available: https://economia.uol.com.br/noticias/bbc/2020/07/24/pandemia-evidencia-que-brasil-gasta-mal-em-saude-publica-diz-diretor-da-ocde.htm

10. Porter ME, Teisberg EO. Repensando a saúde: estratégias para melhorar a qualidade e reduzir os custos. Porto Alegre: Bookman; 2007.

11. Silva Jr JB, Ramalho WM. Cenário epidemiológico do Brasil em 2033: uma prospecção sobre as próximas duas décadas. Saúde Amanhã. Fundação Oswaldo Cruz, Ministério da Saúde, 2015. Available: https://www.ibge.gov.br/apps/populacao/projecao/ (acesso 23 set 2020).

12. Neto GV, Malik AM. Tendências na assistência hospitalar. Ciên Saúde Colet. 2007;12(4):825-39.

13. Kyle JF, N Marquez, Dolgert A, Fukutaki K, Fullman N, McGaughey M, et. al. Forecasting life expectancy, years of life lost, and all-cause and cause-specific mortality for 250 causes of death: reference and alternative scenarios for 2016-40 for 195 countries and territories. Lancet. 2018;392(10159):2052-90.

14. Brasil. Ministério da Saúde. Secretaria de Vigilância em saúde. https://bvsms.saude.gov.br/bvs/publicacoes/guia_vigilancia_saude_3ed.pdf

15. Zanin AFF, Lima RM, Lima CAF, Albertini SM, Lamari NM. Relevância do nutricionista na diminuição de reinternações hospitalares. Arq Ciênc Saúde. 2017;24(2):51-9.

16. Toledo DO, Piovacari SMF, Horie LM, Matos LBN, Castro MG, Ceniccola GD, et al. Campanha "Diga não à desnutrição": 11 passos importantes para combater a desnutrição hospitalar. Braspen J. 2018;33(1):86-100.

17. Santos CA, Firmino HH, Esmeraldo MLF, Alfenas RCG, Rosa COB, Ribeiro AQ, et al. Perfil nutricional e fatores associados à desnutrição e ao óbito em pacientes com indicação de terapia nutricional. Braspen J. 2017;32(1):30-5.

18. Feguri GR, Lima PRL, Lopes AM, Roledo A, Marchese M, Trevisan M, et al. Resultados clínicos e metabólicos da abreviação do jejum com carboidratos na revascularização cirúrgica do miocárdio. Rev Bras Cir Cardiovasc. 2012;27(1).

19. Freitas CB, Veloso TCP, Segundo LPS, Sousa FPG, Galvão BS, Paixão PAR. Prevalência de desnutrição em pacientes oncológicos. Research, Society and Development. 2020;9(4):e192943019.

Seção II

Composição corporal

CAPÍTULO 2

Características da composição corporal

Grasiela Konkolisc Pina de Andrade
Juliana Bonfleur Carvalho
Ludiane Alves do Nascimento

A desnutrição é associada a alterações da composição corporal, com redução tanto da massa muscular quanto da massa gorda, causando diminuição da atividade física e mental, o que impacta negativamente no desfecho clínico do paciente.[1] Portanto, a avaliação da composição corporal é de suma importância devido ao papel dos componentes corporais na saúde humana.[2] Uma série de métodos está disponível para essa avaliação, conforme discutido no capítulo Métodos de avaliação da composição corporal.

Assim, neste capítulo serão elucidados os principais parâmetros a serem analisados (Figura 1): massa muscular, água corporal e quantidade de tecido adiposo.[2,3]

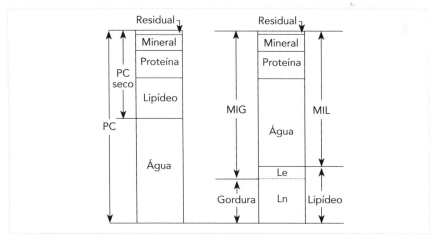

FIGURA 1 Modelo de composição corporal no nível molecular.
Le: lipídeo essencial; Ln: lipídeo não essencial; MIG: massa isenta de gordura; MIL: massa isenta de lipídeo; PC: peso corporal.
Fonte: Carvalho et al.[3]

MASSA MUSCULAR

A massa muscular, especialmente o musculoesquelético, tem diversas funções no organismo. Além da locomoção e força, sabe-se também que é o maior tecido metabolicamente ativo do corpo.[4]

Desempenha um papel central, servindo como principal reservatório de aminoácidos para manter a síntese proteica em tecidos e órgãos vitais em caso de alterações no consumo ou absorção de aminoácidos.[5] A massa muscular também pode ser utilizada para produção de energia, conforme ilustrado na Figura 2.

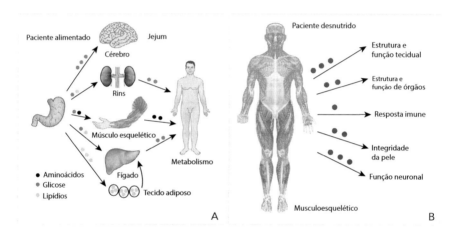

FIGURA 2 Metabolismo da glicose nos pacientes alimentados e desnutridos. A: glicose, lipídios e aminoácidos da dieta circulam durante o estado de alimentação para uso ou armazenamento nos órgãos do corpo. No jejum, a glicose é liberada dos músculos, rins e fígado para o metabolismo de todo o corpo, juntamente com lipídios do tecido adiposo e aminoácidos do músculo; B: quando as reservas de glicose se esgotam, os aminoácidos são fornecidos pelos músculos para apoiar funções corporais cruciais.
Fonte: Agilés JM.[6]

Sua redução resulta em aumento do risco de readmissão hospitalar, quedas, fraturas, tempo de hospitalização, suscetibilidade a infecções, mortalidade em pacientes hospitalizados, além de redução da funcionalidade e independência e, consequentemente, da qualidade de vida pós-alta, conforme mostra a Figura 3.

Isso nos mostra que a redução de massa muscular é a consequência mais crítica da desnutrição.[1]

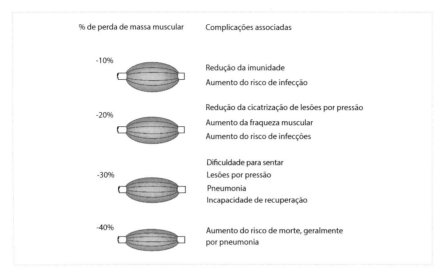

FIGURA 3 Complicações decorrentes da redução de massa muscular.
Fonte: Agilés JM.[6]

Pacientes hospitalizados

Mais de 30% dos pacientes hospitalizados apresentam desnutrição proteica, sendo que entre 20-60% podem apresentar a desnutrição já na admissão hospitalar, o que agrava ainda mais o desfecho clínico e torna necessária a atuação o mais precocemente possível.[1,7] Nos pacientes críticos, a perda de massa muscular é de cerca de 1-2% ao dia, podendo variar entre 17-30% nos primeiros 10 dias de internação em unidades de terapia intensiva (UTI).[7] Por isso, no ambiente hospitalar a principal preocupação quando se analisa a composição corporal é com relação à massa muscular.

São vários os fatores que causam a redução muscular no paciente crítico. Os mais importantes são: a disfunção multiorgânica, o tempo de ventilação mecânica, o tempo de permanência na UTI, a sepse, a hiperglicemia e a polifarmácia.[8]

O gráfico da Figura 4, de um estudo realizado com 20 pacientes, mostra que a perda de musculoesquelético em pacientes de UTI sofrida nos primeiros 10 dias de internação é bem mais intensa que a síntese proteica e que, apesar de esse desequilíbrio ser resolvido entre 30-40 dias de internação, a perda de massa muscular inicial não é reposta, gerando um balanço negativo que perdura posteriormente à recuperação do paciente.[9]

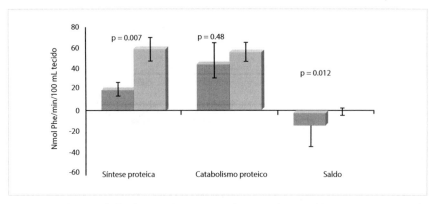

FIGURA 4 Rotatividade de proteínas mistas do musculoesquelético em pacientes de longa permanência em unidades de terapia intensiva. As medições nos dias 10-20 (barras escuras) são comparadas com as dos dias 30-40 (barras claras). (Veja imagem colorida no encarte.)
Fonte: Gamrin-Gripenberg L.[9]

Em estudo realizado por Puthucheary ZA et al.[10] com 63 pacientes, verifica-se que, quanto mais disfunções orgânicas os pacientes críticos apresentam, mais rápida é a perda de massa muscular; e que não só a quantidade de músculo, mas a qualidade, também é afetada, conforme demonstrado nas Figuras 5 e 6.

Existe um aumento crescente de pacientes graves sobreviventes. Devido à perda intensa de massa muscular (Figura 7) durante a internação, é observado que 50% desses pacientes podem ter diminuição significativa nas funções físicas e na qualidade de vida em relação à saúde, que persiste por anos.[11]

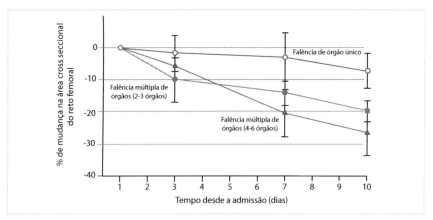

FIGURA 5 Medidas da perda de massa muscular em pacientes críticos com falência de órgão único *versus* falência múltipla de órgãos.
Fonte: Puthucheary ZA et al.[10]

CARACTERÍSTICAS DA COMPOSIÇÃO CORPORAL **19**

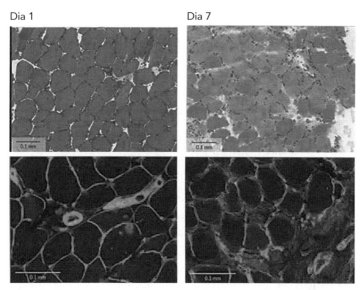

FIGURA 6 Amostras de biópsia muscular de um paciente nos dias 1 e 7. (Veja imagem colorida no encarte.)
Fonte: Puthucheary ZA et al.[10]

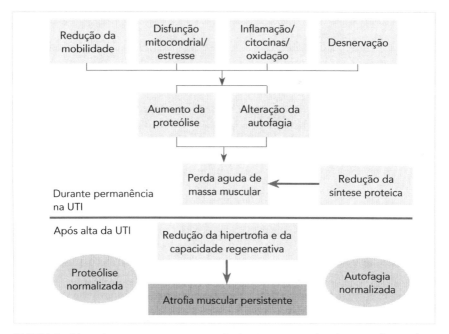

FIGURA 7 Mecanismos que causam a perda de massa muscular durante a hospitalização em UTI.
Fonte: Batt J.[11]

Em pacientes queimados, na UTI, o estado catabólico e o hipermetabólico podem persistir por mais de dois anos após a alta hospitalar.[12] Quando ocorre a recuperação do peso após internação na UTI, observa-se que grande parte desse peso é massa gorda e não massa muscular funcional.[13]

Além disso, ocorre aumento da taxa de mortalidade após um período de 5 anos da alta e também da incidência de doenças neuromusculares, comparados à população geral.[14]

Pacientes ambulatoriais

Quando realizamos o atendimento do paciente ambulatorialmente, o objetivo é prevenir ou minimizar a perda de massa muscular que ocorre ao longo dos anos, ou seja, a perda de massa muscular inerente à idade.

A partir dos 30 anos já existe um declínio da massa muscular. Sabe-se que entre 50-80 anos essa perda chega a 30%. A partir dos 70 anos, a cada década de vida existe uma redução de aproximadamente 15%, conforme mostra a Figura 8.[15,16]

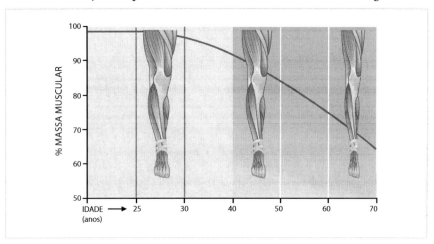

FIGURA 8 Perda de massa muscular ao longo das décadas de vida.
Fonte: Houston DK.[16]

Mudanças que ocorrem na massa muscular esquelética decorrente da idade são caracterizadas por diversas alterações estruturais e funcionais e estão associadas com aumento de limitações físicas e risco de desenvolvimento de doenças, como câncer, obesidade e diabetes. Existe uma redução na capacidade regenerativa das células, acompanhada de alterações neurológicas e vasculares que acabam comprometendo também a funcionalidade.[16,17]

A perda de massa muscular pode ocorrer devido ao envelhecimento primário, que corresponde às mudanças inevitáveis na estrutura e na função celular, que ocorrem independentemente do estilo de vida, influências ambientais ou doenças. Alterações envolvendo interações do envelhecimento primário associado às influências ambientais e doenças definem o envelhecimento secundário, conforme ilustra a Figura 9. Embora esforços consideráveis tenham sido feitos para identificar possíveis intervenções que previnam ou diminuam o envelhecimento primário, poucos estudos são conclusivos, porém é sabido que o estilo de vida saudável, que inclui hábitos alimentares adequados e realização de atividade física, impacta positivamente na melhora da massa muscular.[17]

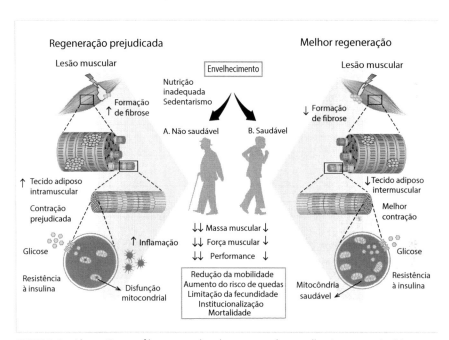

FIGURA 9 Alterações na fibra muscular decorrente do envelhecimento primário e secundário.
Fonte: Distefano G.[17]

Daí a importância do diagnóstico e monitoramento da massa muscular tanto do paciente ambulatorial quanto do hospitalizado (Figura 10), pois todas essas alterações sem a devida intervenção podem ter consequências mais graves para a funcionalidade e a qualidade de vida do paciente.

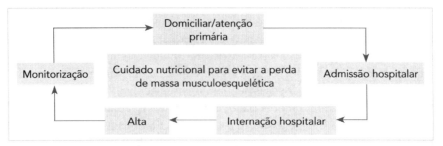

FIGURA 10 Acompanhamento holístico da massa musculoesquelética no cuidado nutricional.
Fonte: adaptada de Landi F et al.[18]

MASSA GORDA (MG)

O tecido adiposo é o principal depósito de armazenamento lipídico em nosso corpo e, como tal, exerce um papel crucial, tamponando a ingestão diária de gordura que entra na circulação.[19] O acúmulo de gordura que ocorre pode ser subcutâneo ou visceral, esta última sendo a que causa maiores prejuízos à saúde, conforme demonstrado na Figura 11.

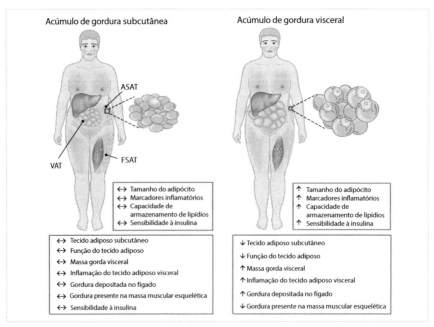

FIGURA 11 Diferenças na função do tecido adiposo e distribuição de massa gorda entre indivíduos obesos metabolicamente "saudáveis" (acúmulo subcutâneo) e "não saudáveis" (acúmulo visceral).
Fonte: Goossens GH.[19]

Pacientes hospitalizados

A quantidade de massa gorda em pacientes hospitalizados é analisada preferencialmente em quilos, já que a porcentagem é um número relativo e o aumento percentual de gordura pode não significar ganho de tecido adiposo, mas sim perda de massa muscular ou líquidos corporais. Ou seja, se o peso total diminui e a massa gorda mantém-se constante, a porcentagem de gordura irá consequentemente aumentar, conforme o exemplo a seguir:

Avaliação 1	Avaliação 2
Peso: 70 kg	Peso: 67 kg
MG: 25 kg (35,7%)	MG: 25 kg (37,3%)

Sabe-se que o maior foco durante a internação hospitalar é o monitoramento da massa muscular, porém estudos vêm sendo desenvolvidos mostrando também a influência da massa gorda em parâmetros clínicos que podem influenciar no tratamento do paciente.

Em estudo de Miyawaki et al.[20] no qual foi avaliada a relação dos valores de albumina glicada (que demonstram pior controle glicêmico) em dois grupos – pacientes diabéticos dialíticos e não dialíticos – com a composição corporal, observou-se que houve uma relação inversamente proporcional entre os níveis de albumina glicada e a massa gorda total, especialmente a localizada no tronco. Portanto, verifica-se que a massa gorda reduzida tem influência negativa no controle glicêmico desses pacientes.

Em estudo que analisou a composição corporal de 125 pacientes idosos hospitalizados relacionado a complicações (lesão por pressão e infecções) e mortalidade, após 6 meses, observou que a massa gorda normal (entre P30 e P70) foi um fator protetor para complicações e mortalidade, comparado aos pacientes que tinham tecido adiposo reduzido (P < 30).[21]

Ressalta-se aqui que a monitorização da composição corporal deve ser feita com o objetivo de que os pacientes mantenham a massa gorda também dentro do padrão de normalidade.

Pacientes ambulatoriais

Em pacientes ambulatoriais a porcentagem de gordura corporal se mostra um importante preditor de inúmeras doenças, como diabetes melito tipo 2 (DM2), hipertensão arterial sistêmica (HAS), doença hepática gordurosa não alcoólica (DHGNA), síndrome metabólica, doenças cardiovasculares e alguns tipos de câncer.[22]

Um estudo realizado por Grundy SM,[22] no qual se avaliou por meio de DEXA a massa gorda total, do tronco e apendicular, em 2.587 pacientes, mostrou que, quanto maior a porcentagem de gordura corporal, maiores os níveis de marcadores que predispõem a síndrome metabólica (Figura 12).

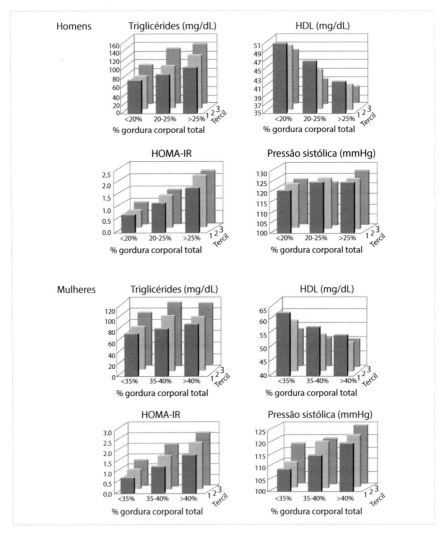

FIGURA 12 Distribuição de triglicérides, HDL-colesterol, HOMA-IR e pressão arterial, de acordo com a porcentagem de gordura corporal, em homens e mulheres.
Fonte: Grundy SM.[22]

Em outro estudo, verificou-se que a porcentagem de gordura corporal aumenta o risco de mortalidade por câncer; e ações que melhorem as condições clínicas do paciente (MET) – que incluem o uso de medicação para doenças crônicas e alterações no estilo de vida – têm um fator protetor na mortalidade, conforme mostra a Figura 13.[23]

Para pacientes em diálise peritoneal (DP), que apresentam maior acúmulo de tecido adiposo visceral devido à terapia substitutiva, o estudo de Choi,[24] que avaliou a composição corporal e gordura visceral e subcutânea de 117 pacientes, mostrou que pacientes com gordura visceral aumentada tiveram maior mortalidade, conforme ilustra a Figura 14.

Sabe-se também que o acúmulo de gordura visceral pode influenciar negativamente no ganho de massa muscular, devido ao estado inflamatório causado pelo acúmulo de tecido adiposo,[25] conforme demonstra a Figura 15.

Além do acúmulo de gordura visceral, outro mecanismo que pode ocorrer, e também impacta no ganho de massa muscular, é o acúmulo de tecido adiposo intra e intermuscular. Isso acontece quando a capacidade oxidativa do tecido adiposo é excedida, causando lipotoxicidade do musculoesquelético, que irá alterar a contratilidade e afetar também a qualidade muscular.[26] Portanto, quando observamos um paciente obeso, devemos atentar, além da quantidade de massa muscular também para como está a sua qualidade, o que pode ser detectado pelo acompanhamento da força muscular (para detalhes, consultar o capítulo sobre força de preensão palmar).

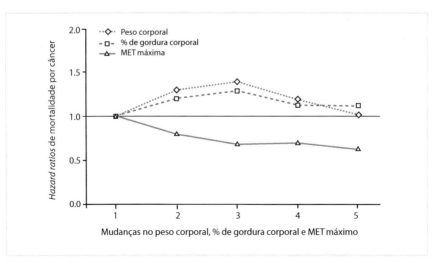

FIGURA 13 Mortalidade por câncer, de acordo com alterações no peso, porcentagem de gordura corporal e ações de intervenção (MET), em 13.930 homens.
Fonte: Zhang P et al.[23]

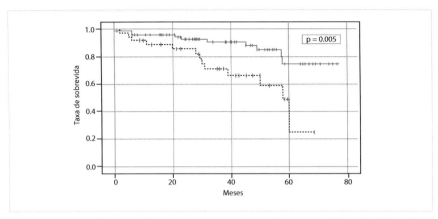

FIGURA 14 Taxa de sobrevida em pacientes com gordura visceral elevada (linha cheia) e sem gordura visceral elevada (linha pontilhada), que realizam diálise peritoneal.
Fonte: Choi SJ et al.[24]

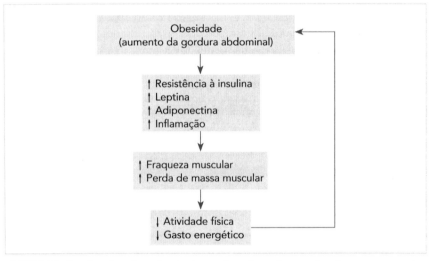

FIGURA 15 Implicações do acúmulo de gordura visceral no ganho de massa muscular.
Fonte: adaptado de Wannamethee SG.[25]

ÁGUA CORPORAL

A água é o principal componente do corpo humano. Representa aproximadamente 60% do peso corporal em homens e mulheres adultos. A água está presente em torno de 70% da massa magra e 10% da massa gorda. É distribuída em compartimentos intracelulares (AIC), que representam 60% da água corporal total (ACT), e extracelulares (AEC), que equivalem a 40%.[27]

Sabendo-se que a massa magra é composta em grande parte por água, podemos ilustrar, conforme a Figura 16, o padrão de água extra e intracelular de acordo com o biotipo.[28]

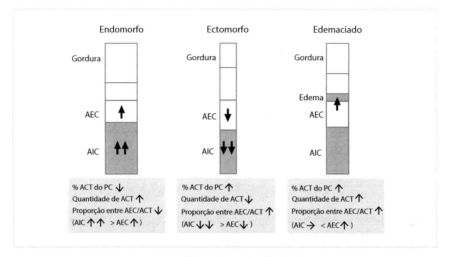

FIGURA 16 Balanço extra e intracelular dependendo do biotipo (endomorfo ou ectomorfo) e em situações de edema.
ACT: água corporal total; AEC: água extracelular; AIC: água intracelular; PC: peso corporal.
Fonte: Ohashi Y et al.[28]

Com o envelhecimento, ocorre um declínio progressivo da ACT e da AIC paralelamente à redução da massa e da força muscular. A AIC presente na massa muscular tem sido considerada um indicador da qualidade muscular e hidratação celular, que é relacionada com força, funcionalidade e fragilidade, considerando-se que a desidratação pode afetar a capacidade de contração muscular.[27]

Pacientes hospitalizados e ambulatoriais

O gerenciamento do balanço hídrico é necessário em diversas situações, desde o estresse causado durante exercícios intensos até alterações que ocorrem no desenvolvimento de doenças crônicas e agudas, como obesidade ou hipertensão, além de distúrbios em pacientes críticos.[29]

Tem como objetivo analisar se o peso corporal está alterado por distúrbios hídricos causados pelas condições clínicas e/ou tratamento a que o paciente está sendo submetido.[29]

Na Figura 17 vemos exemplos de alterações nos fluidos corpóreos que podem ocorrer em determinadas doenças.

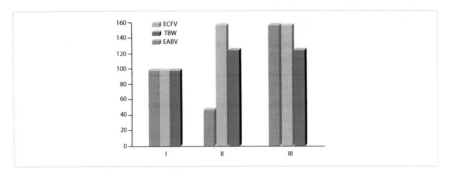

FIGURA 17 Porcentagem de alterações nos compartimentos de fluido corporal em estados hipervolêmicos. I: estado normal. II: insuficiência cardíaca congestiva, cirrose hepática, síndrome nefrótica com mecanismo insuficiente de retenção. III: síndrome nefrótica com mecanismo suficiente de retenção. (Veja imagem colorida no encarte.)
EABV: volume arterial sanguíneo eficaz; ECFV: volume extracelular; TBW: água corporal total.
Fonte: Roumeliot ME et al.[29]

Para pacientes críticos, a sobrecarga de líquidos tem sido associada ao agravamento da disfunção renal, a um aumento no tempo de permanência na UTI e a uma elevação no risco de mortalidade. Portanto, o controle hídrico do paciente renal agudo e crônico é considerado uma estratégia essencial para melhorar as taxas de sobrevivência.[30]

Quando realizada avaliação por bioimpedância nos pacientes renais, devemos considerar valores acima de 15% da água extracelular (AEC) como edema, pois nem sempre a relação água extracelular/água corporal total irá refletir a retenção hídrica, já que a água corporal total também pode estar aumentada e, dessa maneira, a relação fica dentro da normalidade.

Em pacientes que realizam hemodiálise, o *status* ideal do volume de fluidos geralmente é descrito como peso seco, definido como o menor peso pós-diálise tolerado, alcançado por sua alteração gradual, na qual existam sinais ou sintomas mínimos de hipovolemia ou hipervolemia, conforme demonstra a Figura 18.[31]

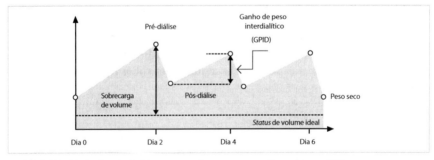

FIGURA 18 Variação de fluidos em pacientes que realizam hemodiálise.
Fonte: Kovesdy CP.[31]

Para o paciente com insuficiência cardíaca (IC) que tem como causa primária a diminuição do débito cardíaco e apresenta retenção de líquidos, a remoção incompleta de fluidos durante a internação, juntamente com as limitações de gerenciamento baseado em peso para identificar a recorrência de retenção de líquidos após a alta, pode levar a piores prognósticos e maior risco de reinternação. Por isso, na prática clínica, o monitoramento da AEC desses pacientes é importante para a sinalização da retenção hídrica do paciente.[29]

É importante saber sobre o papel de cada compartimento corporal e seu impacto na saúde e desenvolvimento de doenças para que a utilização dos dados da avaliação da composição corporal seja utilizada de forma efetiva na manutenção ou recuperação do estado nutricional do paciente.

 REFERÊNCIAS BIBLIOGRÁFICAS

1. Deutz NEP, Ashurst I, Ballesteros MD, Bear DE, Cruz-Jentoft AJ, Genton L, et al. The underappreciated role of low muscle mass in the management of malnutrition. J Am Med Dir Assoc. 2019;20(1):22-7.
2. Silva BR, Mialich MS, Albuquerque de Paula FJ, Jordao AA. Comparison of new adiposity indices for the prediction of body fat in hospitalized patients. Nutrition. 2017;42:99-105.
3. Carvalho AS, Alves TC, Abdalla PP, Venturini ACR, Leite PDL, DRL Machado. Composição corporal funcional: breve revisão. Phys Educ Sport J. 2018;16(1):235-46.
4. Tipton KD, Hamilton DL, Gallagher IJ. Assessing the role of muscle protein breakdown in response to nutrition and exercise in humans. Sports Med. 2018;48(1):S53-S64.
5. Wolfe RR. The underappreciated role of muscle in health and disease. Am J Clin Nutr. 2006;84:475-82.
6. Argilés JM, Campos N, Lopez-Pedrosa JM, Rueda R, Rodriguez-Mañas L. Skeletal muscle regulates metabolism via interorgan crosstalk: roles in health and disease. J Am Med Dir Assoc. 2016;17:789-96.
7. Mundi MS, Patel JJ, Martindale R. Body composition technology: implications for the ICU. Nutr Clin Pract. 2019;34:48-58.
8. González JCM, Sánchez-Bayton M, García GO, García LO. Papel del músculo en el paciente crítico. Nutr Hosp. 2019;36(2):12-7.
9. Gamrin-Gripenberg L, Sundström-Rehal M, Olsson D, Grip J, Wernerman J, Rooyackers O. An attenuated rate of leg muscle protein depletion and leg free amino acid efflux over time is seen in ICU long-stayers. Crit Care. 2018;22(1):13-20.
10. Puthucheary ZA, Rawal J, McPhail M, Connolly B, Ratnayake G, Chan P, et al. Acute skeletal muscle wasting in critical illness. J Am Med Dir Assoc. 2013;310(15):1591-600.
11. Batt J, Herridge M, Santos C. Mechanism of ICU-acquired weakness: skeletal muscle loss in critical illness. Inten Care Med. 2017;43:1844-6.
12. Wischmeyer P, Puthucheary Z, San Millán I, Butz D, Grocott M. Muscle mass and physical recovery in ICU: innovations for targeting of nutrition and exercise. Curr Opin Crit Care. 2017;23(4):269-78.
13. Wischmeyer P. Are we creating survivors… or victims in critical care? Delivering targeted nutrition to improve outcomes. Curr Opin Crit Care. 2016;22(4):279-84.
14. Joskova V, Patkova A, Havel E, Najpaverova S, Uramova D, Kovarik M, et al. Critical evaluation of muscle mass loss as a prognostic marker of morbidity in critically ill patients and methods for its determination. J Rehabil Med. 2018;50:696-704.

15. Fitschen PJ, Wilson GJ, Wilson JM, Wilund KR. Efficacy of b-hydroxy-b-methylbutyrate supplementation in elderly and clinical populations. Nutrition. 2013;29:29-36.
16. Houston DK, Nicklas BJ, Ding J, Harris TB, Tylavsky FA, Newman AB, et al. Dietary protein intake is associated with lean mass change in older, community-dwelling adults: the Health, Aging, and Body Composition (Health ABC) Study. Am J Clin Nutr. 2008;87:150-5.
17. Distefano G, Goodpaster BH. Effects of exercise and aging on skeletal muscle. Cold Spring Harb Perspect Med. 2018;8(3):a029785.
18. Landi F, Camprubi-Robles M, Bear DE, Cederholm T, Malafarina V, Welch AA, et al. Muscle loss: the new malnutrition challenge in clinical practice. Clin Nutr. 2019;38(5):2113-20.
19. Goossens GH. The metabolic phenotype in obesity: fat mass, body fat distribution, and adipose tissue function. Obes Facts. 2017;10:207-15.
20. Miyawakia J, Okunoa S, Morib K, Nishioa E, Noriminea K, Kurajohc M, et al. Inverse association of fat mass, but not lean mass, with glycated albumin in hemodialysis patients with or without diabetes mellitus. Renal Failure. 2019;41(1):808-13.
21. Bouillanne O, Dupont-Belmont C, Hay P, Hamon-Vilcot B, Aussel LC, Aussel C. Fat mass protects hospitalized elderly persons against morbidity and mortality. Am J Clin Nutr. 2009;90:505-10.
22. Grundy SM, Adams-Huet B, Vega GL. Variable contributions of fat content and distribution to metabolic syndrome risk factors. Metab Syndrome Related Disord. 2008;6(4):281-8.
23. Zhang P, Sui X, Hand GA, Hébert JR, Blair SN. Association of changes in fitness and body composition with cancer mortality in men. Med Sci Sports Exerc. 2014;46(7):1366-74.
24. Choi SJ, Kim EJ, Park MY, Kim JK, Hwang SD. Does body fat mass define survival in patients starting peritoneal dialysis? Perit Dial Int. 2014;34(4):376-82.
25. Wannamethee SG, Atkins JL. Muscle loss and obesity: the health implications of sarcopenia and sarcopenic obesity. Proc Nutr Soc. 2015;74:405-12.
26. Carter CS, Justice JN, Thompson LD. Lipotoxicity, aging, and muscle contractility: does fiber type matter? GeroScience. 2019;41:297-308.
27. Lorenzo I, Serra-Prat M, Yébenes JC. The role of water homeostasis in muscle function and frailty: a review. Nutrients. 2019;(11):1857-72.
28. Ohashi Y, Otani T, Tai R, Tanaka Y, Sakai K, Aikawa A. Assessment of body composition using dry mass index and ratio of total body water to estimated volume based on bioelectrical impedance analysis in chronic kidney disease patients. J Renal Nutrition. 2013;23(1):28-36.
29. Roumelioti ME, Glew RH, Khitan ZJ, Rondon-Berrios H, Argyropoulos CP, Malhotra D, et al. Fluid balance concepts in medicine: principles and practice. World J Nephrol. 2018;7:11-28.
30. Jhee JH, Lee HA, Kim S, Kee YK, Lee JE, Lee S, et al. The interactive effects of input and output on managing fluid balance in patients with acute kidney injury requiring continuous renal replacement therapy. Critical Care. 2019;23(1):329-40.
31. Kovesdy CP, Sumida K. Treatment considerations inconventional HD: what we know. Dry weight targeting: the art and science of conventional hemodialysis. Semin Dial. 2018;31:551-6.

CAPÍTULO 3

Sarcopenia

Jeane da Silva Sepúlveda Neta
Natalia Golin
Silmara Rodrigues Machado

SARCOPENIA NO PACIENTE IDOSO

O envelhecimento ocorre ao longo da vida de maneira progressiva. Embora seja natural, submete o organismo a diversas alterações fisiológicas, biológicas, culturais e sociais, como na composição corporal, em que se observa um declínio da massa muscular e um aumento da adiposidade.[1]

Entre as principais síndromes geriátricas está a sarcopenia, um termo derivado da expressão grega "pobreza de carne". Descrito pela primeira vez na década de 1980 como um declínio na massa corporal magra relacionado à idade, afeta a mobilidade, o estado nutricional e a independência.[1]

Por décadas, o termo foi usado para descrever o desperdício muscular (baixa massa muscular) sozinho, sem referência à função. No entanto, em 2010, o European Working Group on Sarcopenia in Older People (EWGSOP) definiu a sarcopenia como perda de massa muscular, força muscular e desempenho físico.[1] Em 2019, O EWGSOP atualizou sua definição como provável sarcopenia quando o indivíduo apresenta apenas baixa força muscular; e como sarcopenia confirmada quando há também baixa quantidade ou qualidade muscular, e o desempenho físico foi utilizado para avaliar a gravidade da condição.[2]

Desde 2016, a Classificação Estatística Internacional de Doenças e Problemas de Saúde Relacionados (CID), da Organização Mundial da Saúde (OMS), reconhece a sarcopenia como uma condição independente, com o código CID-10-CM (M62.84), que pode ser usado para cobrar pelos cuidados.[3]

Estima-se que a prevalência mundial de sarcopenia seja de aproximadamente 6-22% em adultos com 65 anos ou mais, com uma variação na prevalência nos ambientes de saúde, aumentando com o avanço da faixa etária.[4] No Brasil, a prevalência de sarcopenia em pessoas com 60-70 anos é relatada em 5-13%, enquanto aumenta para 11-50% em pessoas maiores de 80 anos, a depender dos critérios utilizados para o diagnóstico.[5]

O número de idosos com sarcopenia continuará a crescer juntamente com o rápido aumento no número de proporção de idosos em todo o mundo.[1]

Estima-se que, em 2025, o Brasil seja o sexto país com maior percentual de idosos no mundo. Assim, a manutenção da qualidade de vida, da saúde e do bom estado nutricional torna-se mais desafiadora.[6]

Para triagem e diagnóstico de sarcopenia, o EWGSOP recomenda seguir o caminho: *Find cases-Assess-Confirm-Severity* (F-A-C-S – Figura 1).[1,2]

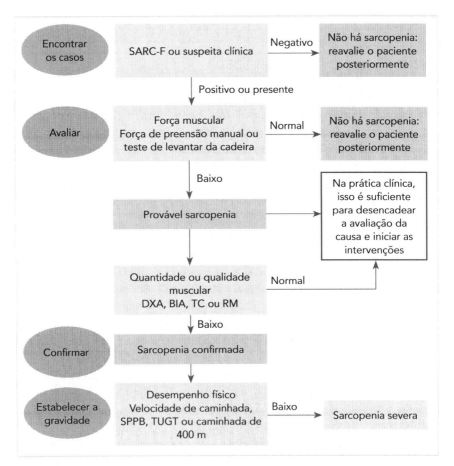

FIGURA 1 Algoritmo para triagem e diagnóstico de sarcopenia.
BIA: bioimpedância; DXA: densitometria óssea; RM: ressonância magnética; SPPB: *short physical performance battery*; TC: tomografia computadorizada; TUG: *timed up and go*.
Fonte: Cruz-Jentoft AJ et al.;[1] Cruz-Jentoft AJ et al.[2]

ENCONTRAR OS CASOS

Visando pré-selecionar os indivíduos que estão sob maior risco de apresentar sarcopenia, foi desenvolvida uma ferramenta brasileira constituída pela circunferência da panturrilha como marcador da massa muscular, associada ao questionário SARC-F, que avalia a função muscular por meio de cinco perguntas objetivas associadas à medida antropométrica da circunferência da panturrilha (o escore SARC-CalF – Tabela 1).[1]

TABELA 1 Escore SARC-CalF

Componente	Pergunta	Pontuação
Força	Qual a sua dificuldade para levantar e carregar 5 kg?	Nenhuma = 0 Alguma = 1 Muita, ou não consegue = 2
Ajuda para caminhar	Qual a sua dificuldade para atravessar um cômodo?	Nenhuma = 0 Alguma = 1 Muita; usa apoios; ou é incapaz = 2
Levantar da cadeira	Qual a sua dificuldade para se levantar de uma cama ou cadeira?	Nenhuma = 0 Alguma = 1 Muita; ou não consegue sem ajuda = 2
Subir escadas	Qual sua dificuldade para subir um lance de escadas de 10 degraus?	Nenhuma = 0 Alguma = 1 Muita; ou não consegue = 2
Quedas	Quantas vezes você caiu no último ano?	Nenhuma = 0 1-3 quedas = 1 4 ou mais quedas = 2
Circunferência da panturrilha: Meça a circunferência da panturrilha direita exposta do paciente em pé, com as pernas relaxadas e com os pés afastados 20 cm um do outro	–	Mulheres: > 33 cm = 0 ≤ 33 cm = 10 Homens: > 34 cm = 0 ≤ 34 cm = 10

Somatório (0-20 pontos)

0-10: sem sinais sugestivos de sarcopenia no momento (cogitar reavaliação periódica).

11-20: sugestivo de sarcopenia (prosseguir com investigação diagnóstica completa).

Fonte: Cruz-Jentoft et al.[2]

AVALIAR

Para avaliar a força muscular e evidenciar a sarcopenia, pode-se aplicar a técnica da força de preensão palmar (FPP) ou *handgrip*, amplamente utilizada devido ao baixo custo, disponibilidade, facilidade de uso e forte correlação com os membros inferiores.[1]

Outra técnica é o teste de levantar da cadeira, que mensura o tempo consumido para levantar-se cinco vezes, o mais rapidamente possível, a partir de uma posição sentada, considerada inadequada quando maior de quinze segundos para cinco subidas.[7]

Vale ressaltar que, segundo EWGSOP2, na prática clínica, caso a força muscular esteja reduzida nesse momento, tal critério é suficiente para desencadear a avaliação de causas e iniciar intervenção.[2]

CONFIRMAR

A confirmação da sarcopenia se realiza pela detecção de baixa quantidade e qualidade muscular. Aconselha-se DXA (densitometria óssea) e a BIA (bioimpedância elétrica) na prática clínica e DXA, BIA, TC (tomografia computadorizada) ou RM (ressonância magnética) em estudos de pesquisa.[1,2]

ESTABELECER A GRAVIDADE

A gravidade pode ser avaliada por medidas de desempenho, por meio do teste de caminhada ($\leq 0,8$ m/s), do *short physical performance battery* (SPPB) (pontuação ≤ 8), do teste *timed up and go* (TUG) (≥ 20 s) ou do teste de caminhada de 400 m (não concluído ou ≥ 6 min para conclusão).[1,2]

SARCOPENIA PRIMÁRIA E SECUNDÁRIA

A sarcopenia é considerada primária (ou relacionada à idade) quando nenhuma outra causa específica é evidente, enquanto é considerada secundária quando são evidentes outros fatores causais além do envelhecimento, como secundária a uma doença sistêmica, conforme ocorre nos pacientes críticos e oncológicos, por exemplo.[8]

A sarcopenia primária pode se desenvolver como resultado da ingestão inadequada de energia ou proteína, que pode ser causada por anorexia, má absorção, acesso limitado a alimentos saudáveis ou capacidade limitada de comer, além da inatividade física, que também contribui para seu desenvolvimento, seja em decorrência de um estilo de vida sedentário ou da imobilidade ou incapacidade relacionada à doença.[8]

A perda de massa muscular acarreta maior fragilidade e perda da *performance* física, agrava o declínio cognitivo e, por fim, eleva a taxa de infecções e mortalidade.[8]

Estudos apontam até mesmo uma associação entre a sarcopenia e distúrbios da deglutição, definida como disfagia sarcopênica, quando o idoso apresenta declínio da massa muscular e força do musculoesquelético, ainda raramente diagnosticada, pois não existem critérios de diagnóstico definidos, nem métodos de avaliação padronizados.[9]

Para prevenção e tratamento da sarcopenia, recomenda-se exercitar-se fisicamente e seguir uma dieta equilibrada com orientação profissional.[10]

A necessidade energética diária indicada para pacientes idosos é de 30-35 kcal por quilo de peso corporal. Essa quantidade deve ser individualizada e é uma estimativa aproximada das necessidades totais de energia. Em idosos com baixo peso (IMC < 22 kg/m^2), as necessidades energéticas variam entre 32-38 kcal por kg/dia[11]. Já a recomendação atual de proteínas para os idosos saudáveis deve ser de 1-1,2 g/kg/dia; e, para os pacientes idosos com doença aguda ou crônica, a necessidade proteica é maior, variando entre 1,2-1,5 g/kg/dia, podendo chegar a 2 g/kg/dia, na presença de doença grave cuja perda proteica é maior devido ao elevado catabolismo proteico.[12]

Fator que contribui de forma determinante para o anabolismo proteico do musculoesquelético no envelhecimento é a qualidade da proteína[10]. Para melhora ou manutenção da massa muscular no idoso, a melhor fonte proteica é aquela com maior digestibilidade e absorção e com maior disponibilidade de aminoácidos pós-prandial[13]. A proteína do soro do leite (*whey protein*) preenche esses critérios e, ainda, por ser rica em leucina, torna-se um potente ativador da sinalização anabólica no musculoesquelético.[13]

Estudos com idosos saudáveis confirmam que a adição de leucina a uma refeição proteica melhora a síntese muscular, e que aproximadamente 2,5 g de leucina por refeição são suficientes para gerar o efeito.[13] Uma proporção maior de leucina é necessária para estimular a taxa de síntese de proteínas musculares em idosos, em comparação com adultos mais jovens.[10]

Um metabólito ativo da leucina é o beta-hidroximetilbutirato (b-HMB), que tem sido utilizado em associação à alimentação rica em proteína em pacientes com ou em risco de desnutrição, com o objetivo de diminuir o catabolismo proteico e aumentar a massa magra. Alguns estudos que combinaram exercícios físicos associados à ingestão de HMB com uma dieta hiperproteica demonstraram melhora da mobilidade, da força e da qualidade de vida.[14]

No entanto, permanece a necessidade de mais estudos, em diversas situações clínicas, para identificar as populações que mais se beneficiam dessa intervenção especializada.[14]

Quanto aos exercícios, nenhum tipo isoladamente parece abordar adequadamente todos os requisitos do exercício terapêutico na sarcopenia relacionada à idade. Portanto, recomenda-se que sejam preferidos programas de exercícios completos.[15]

Exercícios multicomponentes, que consistem em treino resistido, treino aeróbico e treino de equilíbrio, parecem ser a melhor estratégia para melhorar a massa e a força muscular, a marcha e o equilíbrio, além de reduzir a taxa de quedas.[15]

SARCOPENIA NO PACIENTE ONCOLÓGICO

O câncer é uma doença complexa que surge de múltiplas interações entre os genes e o meio ambiente, considerado o principal problema de saúde pública global e a segunda principal causa de morte na maioria dos países.[16,17] As estimativas mais recentes apontam 9,6 milhões de óbitos por doença maligna no mundo em 2018.[16] Globalmente, cerca de 1 em cada 6 mortes é decorrente do câncer.[16]

O número de novos casos deve aumentar significativamente nas próximas décadas. No Brasil, a estimativa para cada ano, entre 2020-2022, aponta que ocorrerão 625 mil casos novos de câncer no país.[17]

Ao mesmo tempo, as opções de tratamento contra o câncer, como cirurgia, radioterapia e quimioterapia, estão se tornando mais aprimoradas e precisas. Assim, embora muitos tipos de câncer ainda não sejam passíveis de cura, eles podem ser convertidos em doenças crônicas. Entretanto, todos esses tratamentos são dificultados pelo aumento frequente de desnutrição e distúrbios metabólicos em pacientes com câncer, induzidos pelo tumor ou pelo seu tratamento.[18]

Alterações metabólicas e nutricionais podem influenciar os resultados do tratamento, a sobrevida e a recuperação de pacientes com câncer.[18] Estima-se que 40-80% de todos os pacientes com câncer sejam desnutridos durante o curso da doença, sendo que 15-40% dos pacientes relatam perda de peso já no diagnóstico.[18,19]

A piora progressiva do estado nutricional é uma característica comum dos pacientes oncológicos e está associada a rápida e ampla perda de peso, incluindo uma significativa deterioração da massa muscular.[18,19] A degradação muscular leva à morbidade significativa, incluindo progressão tumoral, aumento da incidência de toxicidade relacionada à quimioterapia e tempo prolongado de internação, sendo um preditor significativo de eventos adversos relacionados ao tratamento.[19]

Entre os pacientes com câncer, a perda muscular pode ser relacionada a sarcopenia e/ou caquexia e/ou aumento das exigências, alterações na absorção, transporte ou utilização de nutrientes.[20] A identificação da etiologia da perda muscular em pacientes com câncer é essencial, uma vez que o tratamento é distinto.

A sarcopenia é definida como perda progressiva e generalizada da massa e função do musculoesquelético associada ao aumento da probabilidade de resultados adversos, incluindo quedas, fraturas, incapacidade física e mortalidade, podendo estar relacionada à idade (sarcopenia primária) ou a outras causas, como doenças, desnutrição ou inatividade (sarcopenia secundária).[21] O câncer é uma das principais causas de sarcopenia secundária, sendo associada a piores desfechos no tratamento, como maiores complicações no pós-operatório, toxicidades induzidas por quimioterapia/radioterapia, maiores taxas de sintomas de depressão e menor qualidade de vida.[21]

Já a caquexia, derivada do grego *kakos* (coisas ruins) e *hexus* (estado de ser), é definida como síndrome multifatorial caracterizada por perda involuntária de peso, com perda contínua de massa musculoesquelética, com ou sem perda de massa gorda, considerada uma forma de desnutrição relacionada à doença com inflamação sistêmica como um importante fator contribuinte.[20,21]

A caquexia é mediada pela resposta inflamatória. Consequentemente, atinge aproximadamente 50% dos pacientes oncológicos devido à inflamação sistêmica profunda associada à doença.[20,21] A caquexia pode estar presente no diagnóstico do câncer, mas provavelmente piorará à medida que o câncer progride ou durante o tratamento.[21]

Na declaração do consenso de caquexia, Fearon et al.[22] definiram-na como uma síndrome multifatorial caracterizada por uma perda contínua de massa muscular esquelética (com ou sem perda de massa gorda) que não pode ser totalmente revertida pelo suporte nutricional convencional. Isso leva ao comprometimento funcional progressivo. Sua fisiopatologia é caracterizada por um balanço negativo de proteínas e energia, impulsionado por uma combinação variável de ingestão reduzida de alimentos e metabolismo anormal.[22] Propuseram três critérios para diagnosticar a caquexia do câncer:

- Perda de peso > 5% nos últimos 6 meses (na ausência de fome simples).
- Índice de massa corporal < 20 kg/m^2 e qualquer grau de perda de peso > 2%.
- Índice de musculoesquelético apendicular consistente com sarcopenia (homens < 7,26 kg/m^2, mulheres < 5,45 kg/m^2).

A síndrome da caquexia do câncer pode ser classificada de acordo com sua gravidade (grau de depleção de reservas de energia e proteínas corporais) em pré-caquexia, caquexia e caquexia refratária (Figura 2). Enquanto pacientes com caquexia refratária são menos propensos a responder à terapia nutricional, os estágios de pré-caquexia e caquexia representam janelas de oportunidade para intervenção nutricional com impacto mensurável nos resultados clínicos, incluindo a sobrevida.[18,23]

Em pacientes com câncer, os achados comprovam a relevância do uso de métodos como BIA e TC usando imagens transversais no nível da terceira vértebra lombar (L3), densitometria por emissão de raios X de dupla energia (DXA), a força de pressão palmar e o SACR-F para avaliar a sarcopenia e a caquexia.[23] No futuro, o ultrassom de quadríceps ou técnicas de diluição de creatina podem ser abordagens tão boas ou mais precisas para estimar a massa muscular.[24]

Além do estado nutricional, a própria doença, as cirurgias e os agentes antineoplásicos têm impacto significativo nas complicações, relacionado ao tratamento. A maioria dos medicamentos quimioterápicos é administrada com base na área da superfície corporal (peso e altura). Essa prática não leva em consideração a variabilidade individual da massa muscular onde ocorre o metabolismo da droga.[25]

Estudos sugerem a atuação direta e indireta dos quimioterápicos no catabolismo proteico dos pacientes oncológicos por meio de diversos mecanismos.[25]

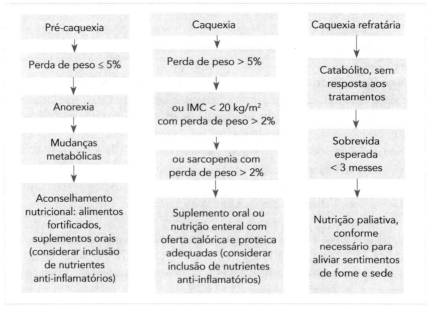

FIGURA 2 Classificação da caquexia conforme sua gravidade e progressão.
IMC: índice de massa corporal.
Fonte: adaptada de Arends et al.[18]

A cisplatina, o irinotecano, a doxorrubicina e o etoposídeo provocam perda muscular direta por meio da ativação do fator de transcrição NF kappa B, que regula enzimas (ubiquitina e proteassomas) e as citocinas inflamatórias (IL1, IL6 e TNF-alfa) que atuam no aumento da proteólise.[21]

No geral, a quimioterapia induz o estresse oxidativo e aumenta as espécies reativas de oxigênio no músculo, causa redução da microvasculatura muscular por meio da antiangiogênese e aumenta as proteínas beta do fator de crescimento tumoral que regula positivamente a miostatina, alterando a homeostase do metabolismo muscular em direção ao catabolismo.[21,25]

Como descrito, em pacientes oncológicos, a etiologia da perda de massa muscular na sarcopenia e na caquexia é derivada de mecanismos distintos. Apesar das etiologias diferentes, cada estado é potencialmente exacerbado pelo outro durante o tratamento do câncer. Assim sendo, um paciente sarcopênico com câncer pode desenvolver caquexia, induzindo a depleção de massa muscular já baixa. Por outro lado, um paciente oncológico caquético pode também perder massa muscular com o aumento da idade (sarcopenia primária).

Em resumo, além de o câncer ser uma condição catabólica que leva à perda muscular, o próprio tratamento do câncer, e seus efeitos colaterais, podem afetar a massa muscular.

TERAPIA NUTRICIONAL

A intervenção nutricional em pacientes oncológicos tem o objetivo de identificar, prevenir e tratar a desnutrição, com o intuito de promover melhores resultados terapêuticos, na sobrevida e no prognóstico dos pacientes, por meio de aconselhamento nutricional com ou sem suplementos nutricionais orais, terapia nutricional enteral ou parenteral.[26]

A nutrição artificial deve ser considerada, quando a ingestão oral for insuficiente, de acordo com os seguintes critérios:[26]

- Ingestão alimentar < 50% das necessidades nutricionais por mais de 7-14 dias, ou por mais de 10 dias tendo como causa quimioterapia/radioterapia ou cirurgia.
- Pacientes desnutridos com previsão de ingestão insuficiente por longo período devido a tratamentos antineoplásicos.
- Se a progressão alimentar pelo gastrointestinal for superior ou a ingestão oral for prejudicada pela localização da massa tumoral.

Deve-se salientar que é necessário ponderar a localização e a extensão do tumor, complicações, plano e perspectivas terapêuticas, prognóstico, estado físico geral do paciente e a duração do suporte nutricional, na decisão entre nutrição enteral (NE) e nutrição parenteral (NP).

No cenário do câncer, a baixa ingestão de energia e proteínas associada com o tratamento pode exacerbar a perda muscular. Adequada ingestão de nutrientes é necessária para evitar futuras perdas musculares e promover síntese musculoesquelética.

Na Tabela 2 está disposto o resumo das recomendações nutricionais, para pacientes com câncer. Além da ingestão diária total de proteínas, o efeito da oferta fracionada ao longo das refeições emerge nas pesquisas sobre sarcopenia.[27] A distribuição igualitária de proteínas ao longo do dia leva em consideração o alcance do limiar anabólico por refeição. Estudos concordaram com uma dose de 25-30 g de proteína de alto valor biológico por refeição, fornecendo ≥ 15 g de aminoácidos essenciais, os principais responsáveis por estimular a síntese de proteínas musculares.[28]

TABELA 2 Recomendação nutricional para pacientes oncológicos com depleção de massa muscular

Necessidades proteicas	1,2-1,5 g/kg/dia
Necessidades calóricas	25-30 kcal/kg/dia
Óleo de peixe EPA DHA	2,0-2,2 g/dia EPA 1,5 g/dia DHA
Vitamina D	600-800 UI/dia
Leucina HMB	2-4 g/dia 3 g/dia

DHA: ácido docosa-hexaenoico; EPA: ácido eicosapentaenoico; HMB: hidroximetilbutirato; UI: unidades internacionais.
Fonte: adaptada de Padro et al.[27]

A suplementação com leucina ou seu metabólito, hidroximetilbutirato (HMB), um aminoácido essencial de cadeia ramificada que possui ações regulatórias nos músculos, tem sido estudado com o objetivo de aumentar a massa muscular.[26,29] A leucina modula o *turnover* proteico, promove o anabolismo e reduz a degradação proteica nos musculoesqueléticos.[29] Além disso, a leucina atua na estimulação da liberação de insulina pelas células betapancreáticas, o que pode melhorar a captação de glicose no musculoesquelético, aumentando a síntese proteica e contribuindo para a manutenção da massa muscular.[29] Contudo, estudos clínicos com pacientes sarcopênicos mostram apenas pequenos efeitos na recuperação muscular, com resultados conflitantes.[26]

Os ácidos graxos poli-insaturados ômega 3 derivados do óleo de peixe são um nutriente promissor com benefícios clínicos relevantes demonstrados em estudos clínicos.[26] Há vários mecanismos de ação propostos para elucidar o potencial do ômega 3 na composição corporal, como sua atuação na inibição de estímulos catabólicos, na modulação da produção de citocinas pró-inflamatórias, o que contribui para o aumento da sensibilidade à insulina e induz o anabolismo proteico, com efeito na redução da inflamação sistêmica e no potencial para modular o estado nutricional, composição corporal, melhora do apetite, da ingestão calórica e proteica, peso corporal, massa muscular, inibição da proliferação de células cancerígenas e diminuição da toxicidade da quimioterapia.[26]

Diante das evidências que sugerem efeito positivo dos ácidos graxos ômega 3 na massa muscular, é plausível que essa seja uma intervenção nutricional para prevenir a perda de músculo sem efeitos colaterais significativos.[30]

A vitamina D é um nutriente essencial na saúde musculoesquelética. Contudo, a eficácia da suplementação de vitamina D para melhorar a sarcopenia ainda é controversa.[30] A suplementação de vitamina D com 600-800 UI/dia (valores da RDA) em pacientes com câncer pode ser benéfica no contexto da prevenção da perda de massa muscular.[27]

Estudos incipientes discorrem sobre o uso de agentes farmacêuticos direcionados à inflamação e vias metabólicas específicas do músculo para tratamento da sarcopenia.[21,26,27] Atualmente, não há medicamento aprovado para o tratamento da sarcopenia, sendo recomendada como abordagem mais promissora a associação entre as estratégias de suplementação nutricional e exercícios.

O treinamento com exercícios de resistência mostrou aumentar a massa e a força muscular, melhorando o acúmulo de proteínas musculares, o que reforça as vantagens do exercício no tratamento da sarcopenia.[21] A nutrição é outro pilar importante a considerar, mas há escassez de estudos clínicos com intervenções padronizadas para recomendações robustas.

SARCOPENIA NO PACIENTE CRÍTICO

A doença crítica refere-se a amplo espectro de condições clínicas ou cirúrgicas que apresentam risco à vida e que, na maior parte das vezes, exigem internação em UTI.[31] O cenário engloba pacientes com distintas doenças, com alterações metabólicas diversas e que, em virtude de grave disfunção sistêmica, necessitam de suporte terapêutico ativo. As alterações mais importantes incluem hipercatabolismo, hiperglicemia com resistência à insulina, lipólise acentuada e aumento do catabolismo proteico.[31] A interseção de uma população que rapidamente envelhece com crescente fragilidade e a necessidade de serviços de cuidados intensivos apresentam grande relevância. Muitos dos mesmos mecanismos subjacentes à sarcopenia estão presentes e amplificados na miopatia da doença crítica. Crises inflamatórias agudas desencadeadas por eventos, como sepse, descompensação pulmonar, cirurgia de emergência e trauma provavelmente resultam em profundo desperdício muscular devido a catabolismo mediado por fator de necrose tumoral alfa (TNF-alfa), disfunção mitocondrial e redução de síntese proteica muscular.[32]

No ambiente hospitalar, o paciente crítico é caracterizado pelo comprometimento de um ou mais dos principais sistemas fisiológicos, perda da autorregulação, necessidade de substituição artificial de funções e assistência contínua. Idosos que se encontram nesse contexto têm uma preocupação adicional com o desenvolvimento da sarcopenia, uma vez que há vulnerabilidade fisiológica relacionada à idade,[33] resultante da deterioração da homeostase biológica e da capacidade do organismo de se adaptar às novas situações de estresse.[33] É também uma condição multifatorial, especialmente nessa população, e inclui perda de unidades motoras, diminuição da síntese de proteínas musculares e dos níveis hormonais e está associada também ao estilo de vida.[33] Ao analisar a etiologia da sarcopenia, o contribuinte mais importante é a perda de unidades motoras alfa da medula espinhal. A observação microscópica direta revelou que o número de neurônios motores na medula espinhal reduz com o envelhecimento.[33]

Segundo estudos observacionais, a prevalência de sarcopenia em pacientes hospitalizados sob ventilação mecânica nas UTI é de até 60%.[33-35] Pacientes críticos em ventilação mecânica têm 25% maior risco de mortalidade hospitalar quando comparados àqueles que apresentam adequada massa muscular.[35] Além disso, cabe ressaltar que a sarcopenia resulta em morbidade significativa, ou seja, perda de independência funcional, em pacientes que sobrevivem à alta hospitalar.[35] Em outro estudo realizado na Austrália, 68% dos pacientes internados na UTI foram categorizados como sarcopênicos.[36]

Um olhar convergente para a doença crítica revela que a fraqueza neuromuscular é uma sequela com incidência estimada de 25-50%, dependendo da permanência e do instrumento utilizado na avaliação.[37] Associada a esses dois fatores, a desnutrição continua a ser um problema significativo em UTI, a sarcopenia e a desnutrição pré-hospitalar quase certamente compõem esses problemas em tal contexto.[37] A disfunção mitocondrial tem sido associada a maus resultados no choque séptico. Da mesma forma, a resposta ao estresse cirúrgico também tem sido associada a um estado hiperinflamatório e disfunção mitocondrial.[38] Assim, pacientes idosos gravemente enfermos, sarcopênicos, estão em desvantagem, dada a redução no conteúdo de proteínas mitocondriais e na capacidade de produção de energia. Nesse cenário de sobrevivência, a gliconeogênese dependente de aminoácidos utiliza preferencialmente as fibras musculares tipo II.[38]

A ingestão inadequada de calorias e/ou proteínas para sustentar a massa muscular juntamente com a diminuição da capacidade do organismo de sintetizar proteínas é comum nesse cenário. Com o avançar da idade e o prolongamento da internação, o aumento de proteínas oxidadas no musculoesquelético, a presença de lipofuscina e proteínas reticuladas são acumuladas à medida que são inadequadamente removidas pelo sistema de proteólise. Esse acúmulo de proteína disfuncional não contrátil nos musculoesqueléticos diminui severamente a força muscular e contribui para a sarcopenia.[39]

O manejo da sarcopenia envolve a identificação de outras comorbidades, atividade física, farmacoterapia e intervenções nutricionais. Quando associada com outras condições médicas, como osteoporose, osteopenia, *diabetes mellitus* tipo II, obesidade e câncer de mama,[39] a sarcopenia pode ser considerada uma consequência secundária de uma condição patológica coexistente. Em um estudo, realizado por Baggerman et al.,[40] com pacientes gravemente enfermos com sepse abdominal, as comorbidades associadas à perda de massa muscular, como câncer, insuficiência renal crônica, em vez da sarcopenia, foram fatores de risco para mortalidade hospitalar. Portanto, o adequado tratamento dessas condições coexistentes é crucial, e isso pode incluir redução do estado inflamatório, melhor controle glicêmico ou restrição energética para perda de peso. Destaca-se assim que, além do diagnóstico correto, o tratamento da sarcopenia envolve outros domínios e também o trabalho em conjunto com a equipe multiprofissional.

A literatura é escassa em propor diagnóstico e intervenções práticas e, muitas vezes, complexas, com elevados custos. No entanto, diminuir e evitar que pacientes críticos percam massa muscular nesse período e garantir uma melhor qualidade de vida pós-internação se faz necessário.

Uma revisão da literatura realizada por Trethewey et al.[41] sugeriu que a combinação entre estimulação elétrica neuromuscular e exercício físico é promissora na intervenção da sarcopenia em pacientes idosos com longa permanência em UTI. No entanto, os autores reforçam que é preciso cautela em relação à padronização de técnicas de aferição da massa/tamanho e à função muscular em UTI.

As diretrizes do International Clinical Practice Guidelines for Sarcopenia (ICFSR) sugerem o uso do questionário SARC-F ou velocidade da marcha como uma triagem rápida seguida por qualquer uma das ferramentas de diagnóstico de consenso aceitas. O manejo básico deve ser exercido com um componente principal do exercício resistido, provavelmente junto a uma suplementação proteica.[42] Esse grupo não encontrou evidências suficientes para apoiar o uso de vitamina D e hormônios anabólicos. Quanto ao uso do questionário SARC-F em pacientes críticos, foram comparados os valores da bioimpedância elétrica (BIA) com escores de gravidade, como *Simplified acute physiology score 3* (SAPS 3), *Sequential organ failure assessment* (SOFA) e *Acute physiology and chronic health disease classification system II* (APACHE II), e observou-se que o ângulo de fase, a resistência e a reatância determinados pela BIA, em pacientes gravemente doentes, estavam fortemente associados a desfechos de mortalidade. Sabe-se que é necessário intervir aumentando o aporte proteico em conjunto com a reabilitação motora. Outra ferramenta que pode ser utilizada à beira-leito é a ultrassonografia de músculos, como o quadríceps. O uso da ultrassonografia para avaliar a composição corporal aumentou nas práticas diárias, surgindo como um método fácil para quantificar a massa muscular e seu processo de recuperação. A técnica permite avaliar o paciente à beira-leito, de forma rápida e não invasiva. Além disso, tem boa confiabilidade e reprodutividade entre diferentes avaliadores.

Em relação às necessidades energéticas e proteicas para o paciente crítico com sarcopenia, é recomendável a utilização dos *guidelines* publicados por renomadas sociedades, como a Sociedade Americana de Nutrição Enteral Parenteral (Aspen), a Sociedade Europeia de Nutrição Clínica e Metabólica (Espen) e a Sociedade Brasileira de Nutrição Parenteral e Enteral (Braspen). O padrão-ouro para determinar a necessidade calórica do paciente crítico é a calorimetria indireta (CI), porém em sua indisponibilidade é sugerida a utilização de equações preditivas simples, baseadas no peso (Tabela 3). A utilização do VO_2 (volume de oxigênio) do cateter arterial pulmonar ou do VCO_2 (volume de dióxido de carbono) derivado do ventilador fornecerá uma melhor avaliação do gasto energético do que as equações preditivas. O cálculo do gasto energético em repouso (GER) do VCO_2 obtido apenas de ventiladores ($GER = VCO_2 \times 8{,}19$) demonstrou-se mais preciso do que as equações, mas ainda é inferior à calorimetria indireta. O VO_2 calculado a partir do cateter de artéria pulmonar também pode ser utilizado. Na ausência de calorimetria indireta e das medidas de VO_2 ou VCO_2, o uso de equações preditivas deve ser preconizado.[43]

TABELA 3 Recomendações energéticas e proteicas para paciente crítico

Aspen (2016)[44]	Espen (2018)[43]	Braspen (2018)[45]
Recomendações calóricas		
Calorimetria indireta		
CI	Fase aguda: ≤ 70% GE Após o 3° dia: 80-100% GE	Fase inicial: 50-70% GE
Equações preditivas		
Fase inicial: 10-20 mL/h ou 10-20 kcal/h ou até 500 kcal/dia Após 24-48 horas: > 80% da meta energética durante a 1ª semana (25-30 kcal/kg/d)	1ª semana: < 70% das NEE 20-25 kcal/kg/dia	Fase inicial: 15-20 kcal/kg/d Após o 4° dia: 25-30 kcal/kg/d
Recomendações proteicas		
1,2-2 g/kg/dia	≥ 1,3 g/kg/d	1,5-2 g/kg/d

CI: calorimetria indireta; GE: gasto energético; NEE: necessidade energética estimada.

Assim, a identificação de pacientes críticos sarcopênicos permanece crucial para fornecer intervenções apropriadas com o objetivo de recuperar a perda muscular característica dessa população.

 REFERÊNCIAS BIBLIOGRÁFICAS

1. Cruz-Jentoft AJ, Baeyens JP, Bauer JM, Boirie Y, Cederholm T, Landi F, et al. European Working Group on Sarcopenia in Older People. Sarcopenia: European consensus on definition and diagnosis: report of the European Working Group on Sarcopenia in Older People. Age Ageing. 2010;39(4):412-23.
2. Cruz-Jentoft AJ, Bahat G, Bauer J, Boirie Y, Bruyère O, Cederholm T, et al. Writing Group for the European Working Group on Sarcopenia in Older People 2 (EWGSOP2) and the Extended Group for EWGSOP2. Sarcopenia: revised European consensus on definition and diagnosis. Age Ageing. 2019;48(1):16-31.
3. WHO. ICD-10-CM Diagnosis Code M62.84: Sarcopenia. Available: https://www.icd10data.com/ICD10CM/Codes/M00-M99/M60-M63/M62-/M62.84 (acesso 24 jul 2020).
4. Dent E, Morley JE, Cruz-Jentoft AJ, Arai H, Kritchevsky SB, Guralnik J, et al. International clinical practice guidelines for sarcopenia (ICFSR): screening, diagnosis and management. J Nutr Health Aging. 2018;22(10):1148-61.
5. Pelegrini A, Mazo GZ, Pinto AA, Benedetti TRB, Silva DAS, Petroski EL. Sarcopenia: prevalence and associated factors among elderly from a Brazilian capital. Fisioter Mov. 2018;31:e003102.
6. Cabral RM, Ramos MNS, Costa NVL, Oliveira PTL. Sarcopenia e qualidade de vida em idosos: uma revisão de literatura. 2019.
7. Melo TA, Duarte ACM, Bezerra TS, Soares FFNS, Brito D. Teste de sentar-levantar cinco vezes: segurança e confiabilidade em pacientes idosos na alta da unidade de terapia intensiva. Rev Bras Ter Intensiva. 2019;31(1):27-33.
8. Mijnarends DM, Koster A, Schols JM, Meijers JM, Halfens RJ, Gudnason V, et al. Physical activity and incidence of sarcopenia: the population-based AGES-Reykjavik Study. Age Ageing. 2016;45(5):614-20.
9. Maeda K, Ishida Y, Nonogaki T, Shimizu A, Yamanaka Y, Matsuyama R, et al. Development and predictors of sarcopenic dysphagia during hospitalization of older adults. Nutrients. 2020.12(70).
10. Gonçalves TJM, Horie LM, Gonçalves SEAB, Bacchi MK, Bailer MC, Barbosa-Silva TG, et al. Diretriz Braspen de terapia nutricional no envelhecimento. Braspen J. 2019;34(Supl 3):2-58.
11. Volkert D, Beck AM, Cederholm T, Cruz-Jentoft A, Goisser S, Hooper L, et al. Espen guideline on clinical nutrition and hydration in geriatrics. Clin Nutr. 2019;38(1):10-47.
12. Bauer J, Biolo G, Cederholm T, Cesari M, Cruz-Jentoft AJ, Morley JE, et al. Evidence-based recommendations for optimal dietary protein intake in older people: a position paper from the PROTAGE Study Group. J Am Med Dir Assoc. 2013;14(8):542-59.
13. Van Loon LJ. Leucine as a pharmaconutrient in health and disease. Curr Opin Clin Nutr Metab Care. 2012;15(1):71-7.
14. Sanz-Paris A, Camprubi-Robles M, Lopez-Pedrosa JM, Pereira SL, Rueda R, Ballesteros-Pomar MD, et al. Role of oral nutritional supplements enriched with beta-hydroxybeta-methylbutyrate in maintaining muscle function and improving clinical outcomes in various clinical settings. J Nutr Health Aging. 2018;22(6):664-75.
15. Fragala MS, Cadore EL, Dorgo S, Izquierdo M, Kraemer WJ, Peterson MD, et al. Resistance training for older adults: position statement from the national strength and conditioning association. J Strength Cond Res. 2019;33(8):2019-52.

16. World Health Organization (WHO). Cancer [Internet]. Available: http://www.who.int/mediacentre/factsheets/fs297/en/ (acesso 18 jul 2020).
17. Instituto Nacional de Câncer José Alencar Gomes da Silva. Estimativa 2020: incidência de câncer no Brasil/Instituto Nacional de Câncer José Alencar Gomes da Silva. Rio de Janeiro: Inca; 2019.
18. Arends J, Baracos V, Bertz H, Bozzetti F, Calder PC, Deutz NEP, et al. Espen expert group recommendations for action against cancer-related malnutrition. Clinical Nutrition. 2017;36(5):1187-96.
19. Yalcin S, Gumus M, Oksuzoglu B, Ozdemir F, Evrensel T, Sarioglu AA, et al. Nutritional aspect of cancer care in medical oncology patients. Clin Ther. 2019;41(11):2382-96.
20. Muscaritoli M, Anker SD, Argilés J, Aversa Z, Bauer JM, Biolo G, et al. Consensus definition of sarcopenia, cachexia and pre-cachexia: joint document elaborated by Special Interest Groups (SIG) "cachexia-anorexia in chronic wasting diseases" and "nutrition in geriatrics". Clin Nutr. 2010;29(2):154-9.
21. Peixoto da Silva S, Santos JMO, Costa e Silva MP, Gil da Costa RM, Medeiros R. Cancer cachexia and its pathophysiology: links with sarcopenia, anorexia and asthenia. J Cachexia Sarcopenia Muscle. 2020;11(3):619-35.
22. Fearon K, Strasser F, Anker SD, Bosaeus I, Bruera E, Fainsinger RL, et al. Definition and classification of cancer cachexia: an international consensus. Lancet Oncol. 2011;12(5):489-95.
23. Aleixo GFP, Shachar SS, Nyrop KA, Muss HB, Battaglini CL, Williams GR. Bioelectrical impedance analysis for the assessment of sarcopenia in patients with cancer: a systematic review. Oncologist. 2020;25(2):170-82.
24. Cawthon PM, Orwoll ES, Peters KE, Ensrud KE, Cauley JA, Kado DM, et al. Strong relation between muscle mass determined by D3-creatine dilution, physical performance, and incidence of falls and mobility limitations in a prospective cohort of older men. J Gerontol A Biol Sci Med Sci. 2019;74(6):844-52.
25. Ryan AM, Prado CM, Sullivan ES, Power DG, Daly LE. Effects of weight loss and sarcopenia on response to chemotherapy, quality of life, and survival. Nutrition. 2019;67-8:110539.
26. de Las Peñas R, Majem M, Perez-Altozano J, Virizuela JA, Cancer E, Diz P, et al. SEOM clinical guidelines on nutrition in cancer patients (2018). Clin Transl Oncol. 2019;21(1):87-93.
27. Prado CM, Purcell SA, Laviano A. Nutrition interventions to treat low muscle mass in cancer. J Cachexia Sarcopenia Muscle. 2020;11(2):366-80.
28. Paddon-Jones D, Rasmussen BB. Dietary protein recommendations and the prevention of sarcopenia. Curr Opin Clin Nutr Metab Care. 2009;12(1):86-90.
29. Martínez-Arnau FM, Fonfría-Vivas R, Buigues C, Castillo Y, Molina P, Hoogland AJ, et al. Effects of leucine administration in sarcopenia: a randomized and placebo-controlled clinical trial. Nutrients. 2020;12(4):932.
30. Tessier AJ, Chevalier S. An update on protein, leucine, omega-3 fatty acids, and vitamin D in the prevention and treatment of sarcopenia and functional decline. Nutrients. 2018;10(8):1099.
31. ASPEN Board of Directors and the Clinical Guidelines Task Force. Guidelines for the use of parenteral and enteral nutrition in adult and pediatric patients. JPEN J Parenter Enteral Nutr. 2002;26:(1 Suppl):1SA-138SA. Erratum in: JPEN J Parenter Enteral Nutr. 2002;26(2):144.
32. Jackson MJ. Reactive oxygen species in sarcopenia: should we focus on excess oxidative damage or defective redox signalling? Mol Aspects Med. 2016;50:33-40.
33. Sousa AS, Guerra RS, Fonseca I, iche Fl, Amaral TF. Sarcopenia among hospitalized patients: a cross-sectional study. Clin Nutr. 2015;34(6):1239-44.
34. Sheean PM, Peterson SJ, Gomez Perez S, Troy KL, Patel A, Sclamberg JS, et al. The prevalence of sarcopenia in patients with respiratory failure classified as normally nourished using computed tomography and subjective global assessment. JPEN J Parenter Enteral Nutr. 2014;38(7):873-9.

35. Weijs PJ, Looijaard WG, Dekker IM, Stapel SN, Girbes AR, Oudemans-van Straaten HM, et al. Low skeletal muscle area is a risk factor for mortality in mechanically ventilated critically ill patients. Crit Care. 2014;18(2):R12.
36. Joyce PR, O'Dempsey R, Kirby G, Anstey C. A retrospective observational study of sarcopenia and outcomes in critically ill patient. Anaesthesia Intensive Care. 2020;48(3):229-35.
37. Puthucheary Z, Montgomery H, Moxham J, Harridge S, Hart N. Structure to function: muscle failure in critically ill patients. J Physiol. 2010;588(Pt23):4641-8.
38. Exline MC, Crouser ED. Mitochondrial dysfunction during sepsis: still more questions than answers. Crit Care Med. 2011;39(5):1216-7.
39. Reginster JY, Beaudart C, Buckinx F, Bruyère O. Osteoporosis and sarcopenia: two diseases or one? Curr Opin Clin Nutr Metab Care. 2016;19(1):31-6.
40. Baggerman MR, van Dijk DPJ, Winkens B, van Gassel RJJ, Bol ME, Schnabel RM, et al. Muscle wasting associated co-morbidities, rather than sarcopenia are risk factors for hospital mortality in critical illness. J Crit Care. 2020.
41. Trethewey SP, Brown N, Gao F, Turner AM. Interventions for the management and prevention of sarcopenia in the critically ill: a systematic review. J Crit Care. 2019;50:287-95.
42. Dent E, Morley JE, Cruz-Jentoft AJ, Arai H, Kritchevsky SB, Gualnik J, et al. International clinical practice guidelines for sarcopenia (ICFSR): screening, diagnosis and management. J Nutr Health Aging. 2018.
43. Singer P, Blaser AR, Berger MM, Alhazzani W, Calder PC, Casaer MP, et al. Espen guideline on clinical nutrition in the intensive care unit. Clin Nutrition. 2018;1-32.
44. McClave SA, Taylor BE, Martindale RG, Warren MW, Johnson DR, Braunschweig C, et al. Guidelines for the provision and assessment of nutrition support therapy in the adult critically ill patient: Society of Critical Care Medicine (SCCM) and American Society for Parenteral and Enteral Nutrition (ASPEN). JPEN J Parenter Enteral Nutr. 2016;40(2):159-211.
45. Castro MG, Ribeiro PC, Souza IAO, Cunha HFR, Silva MHN, Rocha EEM, et al. Diretriz brasileira de terapia nutricional no paciente grave. Braspen J. 2018;33(Supl.1)(2):36.

Seção III

Avaliação da composição corporal e qualidade muscular

CAPÍTULO 4

Métodos de avaliação da composição corporal

Grasiela Konkolisc Pina de Andrade
Juliana Bonfleur Carvalho
Ludiane Alves do Nascimento

INTRODUÇÃO

A avaliação da composição corporal é essencial em muitas investigações clínicas e contribui para estabelecer um diagnóstico do estado nutricional tanto individual como populacional. Técnicas avançadas para determinação da composição corporal têm sido cada vez mais utilizadas para avaliar o estado de saúde.

Por meio da avaliação da composição corporal é possível monitorar alterações associadas ao crescimento e condições de doenças, objetivando elaborar intervenções nutricionais precisas, preventivas e individualizadas. Logo, é de fundamental importância a escolha do método de avaliação a ser utilizado, levando em consideração gênero, idade, condições físicas do avaliado, uso de medicamentos e custos.

Neste capítulo serão abordados diferentes métodos de avaliação da composição corporal, assim como suas indicações, aplicabilidade e viabilidade na prática clínica e descritas pela literatura.

Os métodos de avaliação podem ser divididos em grupos como métodos diretos, indiretos e duplamente indiretos. Dentre os métodos indiretos destacam-se a hidrodensitometria, a pletismografia, a análise por ativação de nêutrons, a diluição de isótopos, o potássio corporal total, a análise urinária e a ressonância magnética (RM), assim como a tomografia computorizada, o ultrassom e a densitometria por emissão de raios X de dupla energia – DEXA. Os métodos constituídos duplamente indiretos são a bioimpedância elétrica, a interactância por infravermelho e a antropometria.[1]

O único método direto de análise da composição corporal é a dissecação de cadáveres, no qual ocorre a separação dos diversos componentes estruturais do corpo humano a fim de verificar sua massa isoladamente e estabelecer relações entre eles e a massa corporal total.[2]

Clarys et al.[2] desenvolveram aplicações de fórmulas e validação de métodos com o uso de dobras cutâneas para estimativa da composição corporal. Foram realizados dois estudos separados que permitiram a análise de dissecação de 32 cadáveres e 40 idosos *in vivo*. Os compartimentos pele e tecido subcutâneo foram retirados cuidadosamente e medidos, assim como circunferências, larguras e áreas de superfície da pele, além de pesagem hidrostática para determinar a densidade dos órgãos e tecidos. Dessa forma, as medidas das dobras cutâneas foram significativamente relacionadas à espessura do tecido adiposo subcutâneo. Concluiu-se que as medidas antropométricas e a composição corporal de cadáveres são similares às de pessoas vivas.

O método direto, apesar de apresentar elevada precisão, tem utilidade limitada, incluindo questões éticas, alta demanda de tempo, custo elevado e não deve ser utilizado para análise individual.[3]

PESAGEM HIDROSTÁTICA

A pesagem hidrostática ou hidrodensitometria é um método de avaliação da densidade corporal e fundamenta-se no princípio de Arquimedes, segundo o qual "A diferença do peso corporal no ar e na água é usada para calcular a densidade corporal".[4] Esse método foi desenvolvido principalmente como um meio de medir o volume corporal para determinar a porcentagem de massa gorda. Dessa maneira, a pesagem hidrostática consiste na medida do peso com o corpo submerso em água e no ar, e a diferença entre os dois valores é a densidade corporal, podendo ser aplicada a seguinte fórmula:[5]

$$\text{Densidade corporal (g/cm}^3\text{)} = \frac{\text{Massa (kg)}}{\text{Volume (L)}}$$

Ao determinar o volume corporal total, deve-se levar em conta a quantidade de ar remanescente nos pulmões, ou seja, o volume residual (VR) após a expiração máxima. Um indivíduo com VR aumentado flutuará mais (terá menor peso submerso) em relação a menor VR, por isso se recomenda que o VR seja medido antes da pesagem subaquática, com um espirômetro, e da análise de nitrogênio.[6]

Em relação ao volume do gás no trato gastrointestinal e ao ar presente nos seios paranasais, eles são em média menores que 100 mL e quase sempre estimados nesse valor.[5]

Uma vez calculada a densidade corporal, pode-se calcular a porcentagem de gordura total aplicando uma das seguintes fórmulas:[7]

Siri: % massa gorda (MG) = (4,95 ÷ densidade corporal) − 4,5
Brozek: % MG = (4,57 ÷ densidade corporal) − 4,142

Para a realização da pesagem hidrostática é necessário um tanque ou piscina com água suficiente para a submersão total do corpo. O avaliado deve estar em jejum e usar trajes de banho, é recomendado também o esvaziamento da bexiga e do intestino antes do exame. No momento da pesagem, o indivíduo senta-se em uma cadeira balanço subaquático preso a uma balança e com a água ao nível do pescoço. O avaliado deve fazer uma expiração máxima forçada e, após abaixar a cabeça sob a água, a respiração é bloqueada. As medições duraram 3-5 segundos. O procedimento deve ser repetido, sendo necessários vários ensaios, em média de 8-12 repetições. O peso fidedigno é obtido com base no maior peso estável, com o participante totalmente submerso no tanque.[8]

A pesagem hidrostática possui limitações. O método não é prático, exige profissionais altamente treinados e habilitados, requer treinamento do avaliado, adaptação ao meio líquido, não é indicado para indivíduos que não toleram ficar embaixo da água por longo período, desconfortável para obesos, enfermos, crianças e idosos. Requer alto investimento financeiro e demanda tempo. Além disso, mudanças na composição dos fluidos corpóreos podem interferir negativamente nos cálculos da massa magra[6].

PLETISMOGRAFIA

A pletismografia é um método para determinação da composição corporal pelo qual se estima o volume corporal a partir do deslocamento do ar, utilizando a relação inversa entre pressão (P) e volume (V) para determinar o volume corporal. Uma vez determinado, é possível estimar a composição corporal por meio do cálculo da densitometria corporal.[9]

A técnica aplica um modelo de câmara dupla. Atualmente o modelo mais utilizado é o Bod Pot® – *Body Composition System*. O aparelho é constituído com fibra de vidro e possui duas câmaras (frontal e traseira), sendo acoplado a um *software* que determina as variações no volume de ar e pressão ajustando a variação pulmonar por medição ou estimativa. Desse modo, o volume corporal é medido quando o indivíduo senta dentro da câmara e desloca um volume de ar igual ao volume do seu corpo; a diferença de pressão do ar é registrada. O volume corporal é calculado indiretamente, subtraindo o volume de ar restante dentro da câmara quando o indivíduo se encontra dentro do volume de ar na câmara sem o indivíduo.[10]

Durante a realização do exame, recomenda-se que o indivíduo esteja descalço, usando roupas de banho e touca. Objetos metálicos como adornos devem ser retirados.[9]

Esse método é relativamente rápido, preciso e seguro, porém apresenta limitações: a capacidade máxima é de 250 kg, não fornece dados de segmentos corporais e pode ocorrer erro ao determinar a composição corporal em obesos, pois pode superestimar o volume de gás torácico nesses pacientes. O custo também é um fator limitante, pois é relativamente alto. Outros parâmetros importantes a serem observados são a temperatura corporal e a umidade relativa do ar, que pode afetar a precisão do teste.[9]

A pletismografia é um método indicado também para crianças. O Bod Pod® abriga crianças com idade maior que 2 anos, enquanto o Pea Pod®, uma versão infantil da pletismografia, acomoda lactentes desde o nascimento até 6 meses de idade ou 8 kg.[11]

Recentemente, o Pea Pod® foi empregado para avaliar a composição corporal de bebês prematuros a partir de 30 semanas de gestação, podendo ser um método viável para monitorar de perto a composição corporal desses bebês. Porém, ainda existem poucos dados sobre a precisão do Pea Pod® e há falta de referências de composição corporal para esses bebês.[11] Dadas essas lacunas na literatura atual, sugerem-se linhas de pesquisas futuras para melhor acurácia do método em bebê pré-termo.

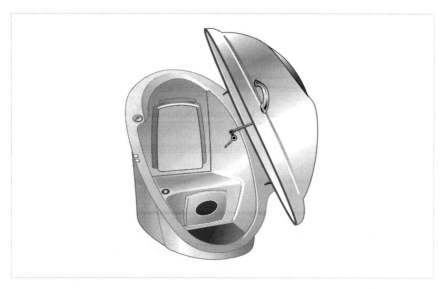

FIGURA 1 Aparelho utilizado para pletismografia.

ANÁLISE POR ATIVAÇÃO DE NÊUTRONS

Essa técnica é baseada nas reações nucleares e permite análise elementar direta do corpo humano *in vivo*, por meio da avaliação de conteúdos químicos, como hidrogênio, nitrogênio, carbono, sódio, cálcio, fósforo, cloro e potássio via ^{40}K.[12]

A física do método de ativação de nêutrons baseia-se no fato de que, quando um átomo é exposto a nêutrons, é transformado em outro estado nuclear do mesmo elemento químico. Esse novo átomo passa a liberar o excesso de energia sob a forma de radiação γ, que pode ser detectada usando um aparelho de monitoração equivalente àquele usado para a contagem do ^{40}K. Os elementos frequentemente medidos são o cálcio e o nitrogênio total corporal.[13] O nitrogênio é o principal componente do músculo, e o cálcio corporal total é importante para o diagnóstico de osteoporose, este último usado na ativação de nêutrons mais lentos, e o nitrogênio corporal total usado na ativação de nêutrons imediato.[5] A dose de radiação para a medição do nitrogênio corporal total é relativamente baixa, enquanto para a medição do cálcio corporal total é mais alta.[13]

As medidas de nitrogênio corporal total (medidas por ativação de nêutrons) servem como índices de proteína e conteúdo de massa muscular e, portanto, são úteis na avaliação da composição corporal. Por meio do nitrogênio corporal total, pode-se estimar a massa muscular e não muscular com seus respectivos conteúdos de proteína usando fórmulas matemáticas e, assim, calcular a gordura corporal por meio da diferença. O carbono pode ser utilizado para estimativa da gordura corporal total. O cálcio, o sódio, o cloro e o fósforo, por sua vez, podem ser utilizados para o cálculo da massa mineral óssea e do volume de líquido extracelular.[5]

Esse procedimento requer exposição à radiação, portanto é essencial ponderar os benefícios em relação aos riscos. É um método com alta acurácia e reprodutibilidade, eficaz na avaliação de indivíduos desnutridos e obesos, porém não indicado para gestantes. Também é bastante oneroso, pouco disponível e requer avaliador habilitado.[13]

Em decorrência da exposição à radiação, o método de análise por ativação de nêutrons não foi usado em pesquisa populacional em grande escala, e há poucos estudos recentes.

INTERACTÂNCIA DO INFRAVERMELHO

A interactância por infravermelho baseia-se nos princípios de absorção e reflexão do raio infravermelho para estimar a composição corporal. Avalia indiretamente a quantidade de gordura e água corporal. A absorção de luz é diferente na gordura e na massa magra.[14]

Para a realização do exame, utiliza-se um espectofotômetro de raios infravermelhos. O sensor é apoiado na pele do indivíduo na região do bíceps do braço dominante (não é necessário acesso vascular). Esse dispositivo atua como um transmissor e detector de infravermelho e a luz de dois comprimentos de onda é transmitida e infiltra na pele e nos tecidos subcutâneos em uma profundidade de até 4 cm.[5] É refletida pelo osso de volta ao detector, então as medidas da composição corporal realizadas pela interactância de raios infravermelhos são feitas a partir da densidade óptica. Os comprimentos de onda de 930 e 970 nm geralmente são identificados como os picos de absorção da luz para a gordura e água, respectivamente.[14]

O analisador usualmente utilizado é o Futrex®, aparelho portátil composto por um minicomputador, um protetor de luz e um sensor. Deve-se inserir no aparelho dados do paciente, como data de nascimento, gênero, peso e altura.[14]

É um método não invasivo, rápido, não radioativo e o custo é acessível comparado a outros métodos. Sua precisão ainda não foi bem definida, e a acurácia pode ser afetada por alguns fatores, como o instrumento utilizado e a prática do avaliador. Outro ponto fraco do método é que pode ocorrer uma superestimação da gordura corporal em relação a outras técnicas de avaliação da composição corporal, principalmente em indivíduos magros (com menos de 8% de gordura corporal). Além disso, subestima a gordura em obesos devido à dificuldade de penetração da luz por infravermelho. Essa técnica tem sido indicada para a medição direta da porcentagem de gordura corporal, portanto o instrumento não fornece a medida da espessura da gordura.[15]

Pajunen et al.[16] avaliaram o percentual de gordura corporal medido pelo dispositivo de interactância por infravermelho, que foi um preditor significativo de eventos para doenças cardiovasculares e doenças coronarianas em ambos os sexos, bem como de eventos de acidente vascular cerebral isquêmico entre homens, mas não forneceu qualquer poder preditivo adicional além das medidas mais simples da obesidade, como IMC ou relação circunferência do quadril.

Elia et al.[17] avaliaram indivíduos saudáveis utilizando como método de avaliação a hidrodensitometria. De fato, a interactância do infravermelho mostrou uma tendência à subestimação das medidas de gordura corporal especialmente em indivíduos com maior reserva de tecido adiposo. Quando os autores avalia-

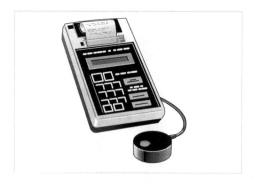

FIGURA 2   Aparelho utilizado para interactância por infravermelho.

ram separadamente um grupo de mulheres com IMC maior que 50 kg/m², cuja composição corporal foi avaliada pelo potássio corporal total, bem como por densitometria, a subestimação foi considerada acentuada, aproximadamente 16% do peso corporal.

DILUIÇÃO DE ISÓTOPOS

A diluição de isótopos com óxido de deutério (D_2O) é um método de referência para estimar a massa magra por meio da quantificação da água corporal total (ACT). Esse método é também conhecido como hidrometria.[18]

A água é o principal componente do corpo humano. Ela compreende aproximadamente 60% do peso corporal total e está presente sobretudo na massa magra em torno de 73,2 % em indivíduos saudáveis.[19]

O princípio da hidrometria usa a concentração e o volume de um isótopo estável, que é uma substância marcadora administrada por via oral ou parenteral para estimar a ACT e, portanto, a massa magra. A medida da ACT define a hidratação da massa magra, que permite calcular a massa de gordura total por meio da seguinte fórmula:[5]

Gordura corporal total = peso corporal (kg) − (ACT ÷ 0,732)

Entre as substâncias marcadoras mais utilizadas estão o trítio, o deutério ou isótopo estável de oxigênio. O trítio é um marcador radioativo, por isso tem suas limitações, não podendo ser utilizado em crianças e mulheres em idade fértil.[13]

Para a execução dessa técnica são coletadas duas amostras de fluido corporal (sangue, saliva ou urina). Essas amostras são coletadas antes da administração da dose e após a administração do isótopo, devendo-se aguardar o tempo de 3-4 horas para que haja um equilíbrio do isótopo na água corporal total. Amostras de sangue, saliva ou urina são coletadas novamente até atingir um platô.[20]

A concentração máxima de água enriquecida com o isótopo pode ser assim calculada:[20]

ACT (kg) = dose diluição de deutério (mg) ÷
concentração final do deutério na urina/saliva (mg)

A concentração do isótopo nas amostras de fluidos pode ser medida por espectroscopia de massa, absorção de infravermelho, cromatografia gasosa ou massa e espectroscopia para deutério.[21]

Embora seja preciso e não invasivo em caso de coleta de amostras de saliva e urina, alguns fatores podem contribuir para fontes de erro nesse método, como variações do tipo de fluido medido, tempo de equilíbrio dos isótopos e método de análise. Necessita de avaliador treinado e experiente, tem custo relativamente alto e não é válido em indivíduos com aumento da água extracelular, como indivíduos edemaciados, catabólicos e desnutridos.[19]

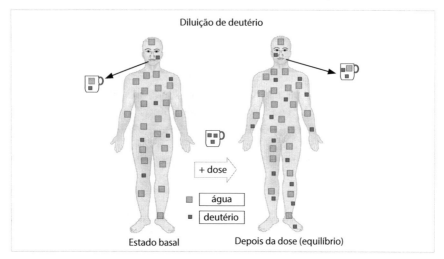

FIGURA 3 Estimativa da água corporal total (ACT) por diluição de deutério. (Veja imagem colorida no encarte.)
Fonte: International Atomic Energy Agency, 2010.[20]

POTÁSSIO CORPORAL TOTAL

O potássio é um componente presente no corpo humano, e o ^{40}K é um isótopo radioativo natural que é eliminado pelo organismo.[22]

O método potássio corporal total mede a atividade do corpo inteiro de potássio por meio do ^{40}K. Esse método é independente do estado de hidratação e livre de exposição à radiação.[22] A análise segue o modelo de dois componentes, estimando a massa muscular e a massa de gordura corporal total.[13] Atribui-se que a eliminação de ^{40}K é proporcional à quantidade de massa magra, então determina-se a quantidade de massa magra e, por diferença, a massa gorda.[22]

O método consegue medir com precisão a massa celular corporal metabolicamente ativa (BCM),[23] pois contém mais de 98% de potássio corporal. Por isso há eficiência do método em medir com precisão esse compartimento. Sabe-se que o BCM não é afetado em condições de alteração do estado de hidratação, por isso é uma medida eficaz para gestantes, lactentes e em situações como desnutrição aguda grave, nas quais o *status* de hidratação é presumido pelo edema, tornando-se uma mensuração útil em condições clínicas especiais.[24]

O potássio corporal total é estimado usando uma proporção constante de ^{40}K para os princípios isótopos estáveis. A partir daí o nitrogênio corporal total pode ser calculado, assumindo uma relação: potássio corporal total/nitrogênio de 2,15 mmol K/g/N.[25] A proteína corporal total pode ser estimada em 6,25 × nitrogênio total corporal (g), a partir da qual o BCM pode ser calculado como BCM (kg) = 0,0092 × potássio corporal total (mmol).[26]

A massa muscular tem conteúdo de potássio constante. A concentração de potássio corporal total na massa magra é em média 59,6 mmol/kg e 64,8 mmol/kg para mulheres e homens, respectivamente.[27] Existe uma relação diretamente proporcional entre potássio corporal total e o peso corporal. Supostamente os obesos tendem a ter uma quantidade menor de potássio na massa muscular em decorrência da camada mais espessa de gordura, pobre em potássio; portanto o método pode levar à subestimativa do potássio corporal total e à superestimativa da quantidade de gordura em obesos. A água corporal total também tende a diminuir com a idade.[13]

A análise do potássio corporal total requer um medidor especial, contador de corpo inteiro, ajustado com múltiplos detectores de raios gama, interligados a um computador para a coleta e processamento dos dados.[13]

Durante a realização das medidas de potássio corporal, o indivíduo deve ficar em decúbito dorsal em uma cama entre duas matrizes de detectores por aproximadamente 30 minutos. O corpo é medido por inteiro (do superior ao inferior) em três segmentos, com um intervalo de 10 minutos para cada. A quantidade de potássio corporal total no corpo humano pode variar de acordo com o grupo étnico, o gênero e a idade.[28]

Apesar de ser um método não invasivo, rápido e de não necessitar de esforços do avaliado, há poucos contadores de ^{40}K disponíveis em virtude de seu alto custo. A técnica também não é indicada em condições de doenças em que ocorrem alterações do nível de potássio corporal.[22]

O estudo de Kuriyan[28] teve como um dos objetivos estimar a necessidade de proteínas na gravidez, obtidas por meio do acúmulo de potássio, usando um contador de potássio no corpo inteiro. Esse estudo encontrou valores semelhantes para as necessidades médias estimadas de proteínas no segundo e terceiro semestres comparados com as recomendações da OMS/FAO/UNU, de 2007.

O direcionamento para pesquisas futuras de potássio corporal total não deve concentrar seu uso para estimar a gordura corporal, mas sim medidas de BCM. Uma combinação de técnicas como potássio corporal total e DEXA pode ser interessante em situações de doenças, especialmente aquelas em que o indivíduo apresente alterações de fluidos, função endócrina alterada ou perfis hormonais irregulares.[13]

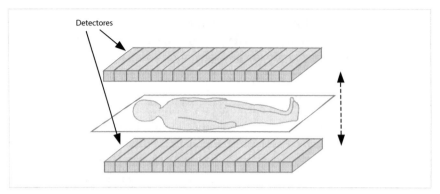

FIGURA 4 Contador de corpo inteiro projetado para monitorar o potássio corporal total.
Fonte: adaptada de Ellis e Shypailo.[29]

ANÁLISE URINÁRIA

Creatinina urinária

Estimativas da composição corporal podem ser obtidas também a partir de metabólitos endógenos do musculoesquelético, como a creatinina urinária, a 3-metil-histidina e D3-creatina. O método baseia-se no fato de que esses metabólitos são produtos finais do metabolismo muscular esquelético e serve como método físico-químico para avaliação da composição corporal com estimativa de massa muscular esquelética e massa magra.[30]

A creatina é sintetizada endogenamente pelo fígado, rins e pâncreas e transportada para outros órgãos, como músculo e cérebro. A creatina é convertida em creatinina no musculoesquelético e excretada inalterada na urina. A 3-metil-histidina deriva do produto final catabólico da destruição da actinomiosina[31].

A excreção de creatinina fornece uma avaliação direta do tamanho do *pool* de creatina de todo o corpo e, como resultado a massa muscular.[32]

Índice creatinina-altura (ICA)

O índice de creatinina-altura (ICA) é a medida indireta da massa muscular e do nitrogênio corporal, sendo utilizado para estimar a massa muscular e como um indicador de catabolismo proteico.[33]

A relação entre a quantidade de creatinina urinária excretada em 24 horas está relacionada com a altura dos indivíduos. O ICA estima a massa muscular por comparação do valor encontrado com aquele normal para a mesma altura e gênero, expresso em porcentagem.[33] De modo geral, a excreção urinária de creatinina em 24 horas pode variar de acordo com o gênero e a idade. A média normal é de 23 mg/kg de peso para homens e 18 mg/kg/de peso para mulheres. Esses valores padrão baseados na altura foram projetados para uma população de adultos jovens saudáveis. É sabido que com o envelhecimento ocorre perda de massa muscular, então a excreção de creatinina será menor.[34]

A fórmula para calcular o ICA e as classificações dos resultados estão apresentadas a seguir:[34]

$$ICA \% = \frac{\text{excreção de creatinina na urina em 24 horas}}{\text{creatinina padrão em 24 horas}} \times 100$$

TABELA 1 Classificação do índice creatinina-altura

Porcentagem (%)	Classificação
90-100	Normal
60-89	Depleção leve
40-59	Depleção moderada
< 40	Depleção grave

Metil-histidina

A metil-histidina (MH) é um metabólito urinário correlacionado à massa muscular. Esse metabólito é formado pela síntese de proteínas de grupos metil na histidina presente na actina e na miosina. A MH é liberada na circulação durante a degradação muscular e não é reutilizada para a síntese proteica, sendo excretada na urina de forma inalterada,[35] por isso serve como indicador de degradação de proteína muscular no humano.

A taxa de excreção urinária de 3-metil-histidina é um método não invasivo para estimar a massa muscular. É também um indicador de catabolismo proteico, porém pode ser influenciado pela ingestão de alimentos fonte de creatina. O consumo desses alimentos pode superestimar a massa muscular.[35]

A confiabilidade do método de análise urinária depende da precisão da coleta durante as 24 horas. Uma das vantagens do método é não ser invasivo, não utilizar radiação e o custo ser relativamente acessível. Amostras perdidas e o tempo inexato reduzem a precisão do teste, assim como o esvaziamento não completo da bexiga na amostra final.[34] Outros fatores que podem influenciar o resultado são idade, dieta, exercícios físicos, infecção e uso de alguns fármacos. Além disso, existem limitações para certos grupos de pacientes, como aqueles com insuficiência renal e pacientes com politrauma internados em UTI com redução da mobilidade e atrofia muscular. Essas situações podem diminuir a produção de creatina.[30]

D3-creatina

O método de diluição D3-creatina (D_3-Cr) usa suposições semelhantes às da avaliação da excreção de creatinina de 24 horas para estimar a massa muscular. No entanto, como já visto, este último possui alguns fatores que podem influenciar o valor da creatinina, e isso limita sua precisão.

A diluição de D_3-Cr fornece medição direta e precisa do tamanho do *pool* de creatina e da massa muscular esquelética. A suposição adicional da diluição de D^3-Cr é a de que uma dose oral de creatinina deuterada é 100% biodisponível e, uma vez absorvida, é transportada através do sarcolema e sequestrada nos sarcômeros.[32]

Diferentemente da coleta de urina de 24 horas, a medição com D_3-Cr não requer dieta prévia com exclusão de alimentos fonte de creatina. A amostra de urina depende de um único ponto: urina colhida em jejum, 48 e 96 horas após a administração da dosagem. Para a realização do exame, o indivíduo ingere uma cápsula e depois produz uma amostra de urina em jejum.[36]

O enriquecimento da urina com D_3-Cr atinge o estado estacionário isotópico cerca de 48 horas após a dosagem e permanece estável por cerca de 48 horas. A D_3-Cr pode ser medida por espectrometria de massa por cromatografia líquida.[37] Em alguns indivíduos, uma pequena quantidade da dose do marcador oral pode ser perdida na urina e não transportada para o músculo. No entanto, a quantidade perdida na urina pode ser estimada e corrigida com um algoritmo baseado nos níveis de creatina e creatinina na urina.[36]

No estudo de Clark et al.[37] foram avaliados idosos saudáveis. A massa muscular aferida pelo enriquecimento da urina com D_3-Cr correlacionou-se fortemente com a ressonância magnética do corpo inteiro, com menor viés em comparação com a avaliação da massa corporal magra por absorciometria de raio X de dupla energia, que superestimou a massa muscular em comparação com a ressonância magnética. A medição de 3-metil-histidina e D3-creatina podem ser uma alternativa simples e menos dispendiosa à ressonância magnética ou absorciometria de raio X de dupla energia para calcular a massa muscular corporal total.

A avaliação do tamanho do *pool* de creatina fornece um indicador de massa muscular funcional independente de tecido adiposo e fibrótico, que aumenta com o avanço da idade.[32]

Estudo de Cawthon et al.[38] avaliou a capacidade funcional e a incapacidade em idosos. Esse estudo mostrou que indivíduos com menor massa muscular avaliados pela D_3-Cr têm maior risco de limitação de mobilidade, quedas com lesões e pior desempenho físico que aqueles com maior massa muscular. No mesmo estudo, as medidas de massa magra baseadas em DEXA tiveram associações muito fracas com esses resultados. Isso se deve ao fato de que a D_3-Cr fornece uma avaliação direta da massa muscular funcional que não está disponível quando avaliada pelo DEXA de massa magra de corpo inteiro ou massa magra apendicular. A massa muscular D_3-Cr é menos influenciada pela obesidade e envelhecimento quando comparada com o DEXA.

RESSONÂNCIA MAGNÉTICA

A ressonância magnética é uma técnica que permite a visualização direta e a estimativa de imagens relacionadas à composição corporal, como o tecido adiposo, o mineral ósseo e os músculos.[31]

A técnica fundamenta-se no mapeamento da intensidade do sinal que ocorre quando núcleos, principalmente de hidrogênio, em consequência de uma alteração do campo magnético, modificam seu alinhamento, liberando a energia retida, ou seja, a técnica produz imagens com base nas variações na frequência da energia absorvida e liberada. A energia liberada é detectada por um receptor na forma de um sinal de radiofrequência usada para medir o número de núcleos de hidrogênio do tecido, mapeando todo o corpo até produzir imagens de corpo inteiro ou regionais.[13]

A diferença entre os tecidos e órgãos está relacionada à densidade dos átomos de hidrogênio e tempo de relaxamento. Este último ocorre em tempos diferentes, sendo o tempo de relaxamento dos prótons na gordura menor que os prótons na água.[13] Os dados coletados são transformados em imagens de alta resolução, usando um *software* de análise, o que permite a quantificação corporal total ou a composição corporal regional. A área em cada imagem é computada automaticamente em cm^2, o volume em cm^3, de cada tecido, cada corte, é calculado, então, multiplicando-se a área do tecido pela espessura do corte, que é de 1 cm. A massa do tecido (kg) pode ser calculada com base nos valores de densidade constante assumidos para o musculoesquelético (1,04 g/cm^3) e o tecido adiposo (0,92 g/cm^3). Para a avaliação do corpo inteiro, o indivíduo deve permanecer deitado e inicia-se o exame a partir do espaço intervertebral entre a 4ª e a 5ª vértebras lombares. São obtidas imagens transversas de 10 mm de espessura, a cada 40 mm, da mão até o pé, resultando em média 40 imagens para cada paciente. O tempo de exame é aproximadamente de 25 minutos.[39]

As vantagens do método são: indicado para lactentes, crianças e gestantes, por ser um método não invasivo; utiliza radiação não ionizante; oferece imagens de alta qualidade e possui alta acurácia e reprodutibilidade; também possibilita a quantificação da gordura total, subcutânea e intra-abdominal;[40] além disso, uma pequena quantidade de movimento do corpo tem pouco efeito na medição, vantagem significativa sobre as técnicas pletismografia e DEXA (que exigem imobilidade completa para medições de alta qualidade).[41] É considerado padrão-

-ouro de avaliação da composição corporal, porém apresenta alto custo e sua disponibilidade ainda é muito limitada.[5]

O método tem sido usado principalmente para avaliar o tecido adiposo, seguido pela massa muscular esquelética, assim como tamanhos individuais de órgãos.[40]

A técnica Dixon é um método de ressonância que está ganhando importância na prática clínica, pois combina com a precisão da espectroscopia e fornece imagens de alta resolução de água e gordura, facilitando assim a separação dos compartimentos adiposo e de tecido magro. A digitalização de todo o corpo com resolução espacial suficiente é alcançável em 6-8 minutos em sistemas modernos de escâner. Essa técnica está sendo cada vez mais utilizada para quantificação de gordura intramuscular.[42]

ESCÂNER 3D

O escâner para avaliação da composição corporal é um dispositivo não invasivo normalmente usado para avaliar o índice de volume corporal.[43] O 3D utiliza o sistema de varredura corporal baseado em *laser,* que faz medidas automatizadas de circunferências, superfícies e comprimento de todo o corpo.[44]

Medina-Inojosa et al.,[43] em seu estudo, analisaram as medidas de composição corporal obtidas pelo escâner de índice de volume corporal, que seriam comparáveis às medidas obtidas pela Bod Pod®. Os participantes foram indivíduos saudáveis com mais de 18 anos. O estudo demonstrou que as medidas obtidas pelo escâner 3D conseguem estimar com precisão o volume corporal total e a massa gorda. O autor não comparou os resultados com métodos considerados padrão-ouro, como DEXA ou RM.

Ng et al.[44] realizaram um estudo transversal em adultos saudáveis, em que as medidas de varredura 3D foram comparadas com medidas antropométricas, DEXA e pletismografia de deslocamento de ar. Equações preditivas foram derivadas para estimar a composição corporal de DEXA usando medidas de varredura 3D. As medições de área e volume da superfície com o escâner 3D mostraram alta precisão. Encontrou-se forte associação com as medidas antropométricas automatizadas realizadas por 3D com as circunferências da cintura e do quadril medidos manualmente.

O dispositivo geralmente consiste em uma plataforma rotativa e uma câmera de código óptico 3D montada em uma torre a 2 m do centro da plataforma. No momento do exame, o indivíduo deve segurar as alças ajustáveis montadas na plataforma, de modo que seus braços estejam retos e relaxados. Os pés devem ficar em pontos de referência padrão. O avaliado deve usar roupas de ginástica e uma touca de natação elástica para reduzir a quantidade de ar entre os cabelos e permitir que a circunferência do pescoço seja mensurável.[43] Quando os botões nas alças do escâner são pressionados pelo usuário, uma imagem 3D de 360° é adquirida enquanto a plataforma gira uma vez em aproximadamente 40 segundos. Em geral, cabeça, mãos e pés são excluídos de todos os cálculos de circunferência, área de superfície e volume. Os dados computados são transferidos para um *software*.[44]

O escâner 3D é um método não invasivo, não emite radiação ionizante, possui custo acessível, é tecnicamente simples de executar, porém não é uma máquina portátil que possa ser transportada até o paciente. O sistema também não engloba o mecanismo fisiológico. Estudos de acompanhamento maiores são necessários para entender melhor as relações da forma e composição corporal 3D em vários grupos com diferentes IMC, gênero, idade e etnia, bem como em populações especiais com condições metabólicas e composição corporal potencialmente anormal.[44]

Atualmente no mercado existem algumas marcas de escâner 3D, como FIT3D®, Styku® e Shape Scale®. Alguns modelos do sistema de escâner 3D já estão disponíveis para o público em academias de ginástica nos EUA.[44]

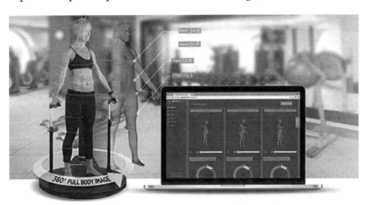

FIGURA 5 Escâner 3D – FIT3D®. (Veja imagem colorida no encarte.)

TECNOLOGIAS MÓVEIS

Outro método que vem sendo explorado para análise de composição corporal são os aplicativos para telefones inteligentes (*smartphone*), que se mostra promissor para monitorar a gordura corporal. O método é simples: utiliza-se uma câmera embutida no *smartphone* para obter imagens digitais de corpo inteiro a fim de estimar a composição corporal, sendo o custo acessível.

Para a realização do teste, o indivíduo deve estar usando roupa de banho. Deve ficar em pé, a cabeça no plano horizontal, estender totalmente os braços para baixo ao longo do corpo com os pés e as pernas alinhados sagitalmente à câmera para fornecer um perfil lateral do corpo. Recomenda-se ficar em frente a um fundo branco homogêneo para obter contraste. Um segundo indivíduo direciona a câmera do *smartphone* portátil com a lente no meio da altura do avaliado para condicionar uma imagem lateral de fotografia digital. Posteriormente, usa-se um *software* para caracterizar a forma do corpo.[45]

Existem diversas técnicas disponíveis de avaliação da composição corporal. Portanto, para a escolha do método é importante avaliar aspectos como viabilidade, praticidade, custo, precisão e validação para a população a ser utilizada.

A análise dos dados deve ser feita por profissional capacitado, e intervenções nutricionais devem ser realizadas a fim de garantir a recuperação ou a manutenção do estado nutricional, melhorando a capacidade funcional e a qualidade de vida.

 REFERÊNCIAS BIBLIOGRÁFICAS

1. Carvalho AS, Alves TC, Abdalla PP, Venturini ACR, Leites PDL, Machado DRL, et al. Composição corporal funcional: breve revisão. Phys Ed Sport J. 2018;16(1):235-46.
2. Clarys JP, Martin AD, Drinkwater DT, Marfell-Jones MJ. The skinfold: myth and reality. J Sports Sci. 1987;5(1):3-33.
3. Ackland TR, Lohman TG, Sundgot-Borgen J, Maughan RJ, Meyer NL, Stewart AD, et al. Current status of body composition assessment in sport: review and position statement on behalf of the ad hoc research working group on body composition health and performance, under the auspices of the I.O.C. Medical Commission. Sports Med. 2012;42(3):227-49.
4. Borga M, West J, Bell JD, Harvey NC, Romu T, Heymsfield SB, et al. Advanced body composition assessment: from body mass index to body composition profiling. J Investig Med. 2018;66:887-95.
5. Lukaski HC. Methods for the assessment of human body composition: traditional and new. Am J Clin Nutr. 987;46(4):537-56.
6. Brodie DA. Techniques of measurement of body composition. Part I. Sport Med. 1988;5(1):11-40.
7. Siri WE. Body composition from fluid spaces and density: analysis of methods. 1961. Nutrition. 1993;9(5):480-92.
8. Houska CL, Kemp JD, Niles JS, Morgan AL, Tucker RM, Ludy MJ. Comparison of body composition measurements in lean female athletes. Int J Exerc Sci. 2018;11(4):417-24.
9. McCrory MA, Gomez TD, Bernauer EM, Molé PA. Evaluation of a new air displacement plethysmograph for measuring human body composition. Med Sci Sports Exerc. 1995;27(12):1686-91.
10. Fieis DA, Goran MI, McCory MA. Body composition assessment via air displacement plethysmography in adults and children: a review. Am J Clin Nutr. 2002;75:453-67.
11. MazaheryH ,Von Hurst PR, McKinlay CJD, Cormack BE, Conlon CA. Air displacement plethysmography (pea pod) in full-term and pre-term infants: a comprehensive review of accuracy, reproducibility, and practical challenges. Maternal Health Neonatol Perinatol. 2018;4:12.
12. Wang J, Dilmanian FA, Thornton J, Russell M, Burastero S, Mazariegos M, et al. In vivo neutron activation analysis for body fat: comparisons by seven methods. Basic Life Sci. 1998;60:31-4.
13. Ellis KJ. Human body composition: in vivo methods. Physiol Rev. 2000;80(2):649-80.
14. Conway JM, Norris KH, Bodwell CE. A new approach for the estimation of body composition: infrared interactance. Am J ClinNutr. 1984;40:1123-30.

15. Brooke-Wavell K, Jones PRM, Norgan NG, Hardman AE. Evaluation of near infra-red interactance for assessment of subcutaneous and total body fat. Eur J Clin Nutr. 1995;49:57-65.
16. Pajunen P, Jousilahti P, Borodulin K, Harald K, Tuomilehto J, Salomaa V. Body fat measured by a near-infrared interactance device as a predictor of cardiovascular events: the FINRISK'92 cohort. Obesity. 2011;19(4):848-52.
17. Elia M, Parkinson SA, Diaz E. Evaluation of near infra-red interactance as a method for predicting body composition. Eur J Clin Nutr. 1990;44:113-21.
18. Alemán-Mateo H, Esparza Romero J, Macias Morales N, Salazer G, Hernández Trian M, Valencia ME. Body composition by three-compartment model and relative validity of some methods to assess percentage body fat in Mexican healthy elderly subjects. Gerontology. 2004;50:366-72.
19. Kuriyan R. Body composition techniques. Indian J Med Res. 2018;148(5):648-58.
20. International Atomic Energy Agency. Introduction to body composition assessment using the deuterium dilution technique with analysis of saliva samples by Fourier transform infrared spectrometry. Vienna: IAEA; 2010.
21. Baur LA, Allen JR, Waters DL, Gaskin KJ. Total body nitrogen in prepubertal children. Basic Life Sci. 1993;60:139-42.
22. Forbes GB. Human body composition, growth, aging, nutrition, and activity. New York: Springer-Verlag; 1987.
23. Naqvi S, Bhat KG, Preston T, Devi S, Joseph J, Sachdev HS, et al. The development of a whole-body potassium counter for the measurement of body cell mass in adult humans. Asia Pac J Clin Nutr. 2018;27(6):1190-7.
24. Murphy AJ, Ellis KJ, Kurpad AV, Preston T, Slater C. Total body potassium revisited. Eur J Clin Nutr. 2014;68:153-4.
25. King JC, Calloway DH, Margen S. Nitrogen retention, total body 40 K and weight gain in teenage pregnant girls. J Nutr. 1973;103:772-85.
26. Wang Z, St. Onge MP, Lecumberri B, Pi-Sunyer FX, Heshka S, Wang J, et al. Body cell mass: model development and validation at the cellular level of body composition. Am J Physiol Endocrinol Metab. 2004;286:123-8.
27. Ellis KJ. Whole-body counting and neutron activation analysis. In: Heymsfield SB, Lohman TG, Wang ZM, Going SB. Human body composition. 2 ed. Champaign: Human Kinetics; 2005.
28. Kuriyan R, Naqvi S, Bhat KG, Thomas T, Thomas A, George S, et al. Estimation of protein requirements in Indian pregnant women using a whole-body potassium counter. Am J Clin Nutr. 2019;109(4):1064-70.
29. Ellis KJ, Shypailo RJ. Whole-body potassium measurements independent of body size. In: Human body composition: in vivo methods, models, and assessment. New York: Plenum; 1993. p.371-5.
30. Joskova V, Patkova A, Havel E, Njpaverova S, Uramova D, Kovarik M, et al. Critical evaluations of muscle mass loss as a prognostic marker of morbidity in critically patients and methods for its determination. J Rehabil Med. 2018;50:696-704.
31. Lukaski HC. Estimation of muscle mass. In: Roche AF, Heymsfield SB, Lohman TG. Human body composition. Champaign: Human Kinetics Press; 1996. p.109-28.
32. Evans WJ, Hellerstein M, Orwoll E, Cummings S, Cawthon PM. D3-creatine dilution and the importance of accuracy in the assessment of skeletal muscle mass. J Cachexia Sarcopenia Muscle. 2019;10(1):14-21.
33. Sampaio LR, Silva MCM, Oliveira NA, Souza CLS. Avaliação bioquímica do estado nutricional. In: Sampaio LR. Avaliação nutricional. Salvador: EDUFBA; 2012. p.49-72.
34. Vannucchi H, Unamuno MRDL, Marchini JS. Avaliação do estado nutricional. Medicina Ribeirão Preto. 1996;29:5-18.
35. Long CL, Haverberg LN, Young VR, Kinney JR, Munro HN, Geiger JW. Metabolism of 3-methylhistidine in man. Metabolism. 1975;24(8):929-35.

36. Shankaran M, Czerwieniec G, Fessler C, Wong PA, Killion S, Turner SM, et al. Dilution of oral D3-creatine to measure creatine pool size and estimate skeletal muscle mass: development of a correction algorithm. J Cachexia Sarcopenia Muscle. 2018;9:540-6.

37. Clark RV, Walker AC, Miller RR, O'Connor-Semmes RL, Ravussin E, Cefalu WT. Creatine (methyl-d3) dilution in urine for estimation of total body skeletal muscle mass: accuracy and variability vs. MRI and DXA. J Appl Physiol. 2018;124(1):1-9.

38. Cawthon PM, Orwoll ES, Peters KE, Ensrud KE, Cauley JA, Kado DM, et al. Strong relation between muscle mass determined by D3-creatine dilution, physical performance, and incidence of falls and mobility limitations in a prospective cohort of older men. J Gerontol A BiolSci Med Sci. 2019;74(6):844-52.

39. Prado CM, Heymsfield SB. Lean tissue imaging: a new era for nutritional assessment and intervention. JPEN J Parenter Enteral Nutr. 2014;38(8):940-53.

40. Most J, Marlatt KL, Altazan AD, Redman LM. Advances in assessing body composition during pregnancy. Eur J Clin Nutr. 2018;72(5):645-56.

41. Chen LW, Tint MT, Fortier MV, Aris IM, Shek LPC, Tan KH, et al. Body composition measurement in young children using quantitative magnetic resonance: a comparison with air displacement plethysmograph. Pediatr Obes. 2018;13(6):365-73.

42. Manini TM, Clark BC, Nalls MA, Good Paster BH, Ploutz-Snyder LL, Harris TB. Reduced physical activity increases intermuscular adipose tissue in healthy young adults. Am J Clin Nutr. 2007;85:377-85.

43. Medina-Inojosa J, Somers V, Jenkins S, Zundel J, Johnson L, Grimes C, et al. Validation of a white-light 3D body volume scanner to assess body composition. Obes Open Access. 2017;3(1):10.16966/2380-5528.127.

44. Ng BK, HintonBJ, Fan B, Kanaya AM, Shepherd JA. Clinical anthropometrics and body composition from 3D whole body surface scans. Eur J Clin Nutr. 2016;70(11):1265-70.

45. Farina GL, Spataro F, De Lorenzo A, Lukaski H. A smartphone application for personal assessments of body composition and phenotyping. sensors (Basel). 2016;16(12):2163.

CAPÍTULO 5

Avaliação da composição corporal por antropometria

Grasiela Konkolisc Pina de Andrade
Juliana Bonfleur Carvalho
Ludiane Alves do Nascimento

A antropometria é definida como o estudo das medidas de tamanho e proporções do corpo humano. Mede de maneira estática diversos compartimentos corporais, como massa óssea, muscular e adiposa. Inclui medidas de peso, estatura, dobras cutâneas e circunferências dos membros.[1,2] A avaliação da composição corporal é importante para determinar e monitorar:

- Diagnóstico do estado nutricional (desnutrição, excesso de peso e obesidade).
- Avaliação dos riscos para algumas doenças, como *diabetes mellitus* (DM), cardiopatias, hipertensão arterial sistêmica (HAS), síndrome da apneia obstrutiva do sono (SAOS).

Esse método de avaliação tem como vantagens o baixo custo, a simplicidade do equipamento, a confiabilidade quando realizado e interpretado por pessoas experientes e o fato de poder ser aferido em crianças, adultos, gestantes e idosos.[1-3]

Os compartimentos corporais são divididos conforme ilustra a Figura 1.

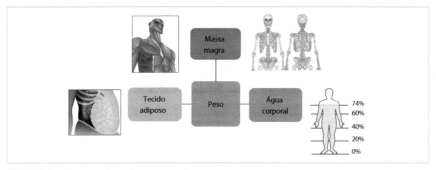

FIGURA 1 Compartimentos corporais.
Fonte: elaborada pelas autoras.

A perda de massa muscular está associada ao envelhecimento, presença de doenças agudas e crônicas que impactam em menor capacidade de realização de atividade física e mobilidade. Pode ocorrer também atrofia muscular, aumento do tecido adiposo e sua redistribuição das extremidades para o tronco, além de perda de massa óssea.[4]

SITUAÇÕES QUE IMPACTAM NA AVALIAÇÃO POR ANTROPOMETRIA

O paciente edemaciado apresenta alterações dos compartimentos corporais. O acúmulo de líquido pode ocorrer nos membros superiores e inferiores e na região abdominal, denominado ascite.[1]

Nessas condições os resultados ficam comprometidos, não refletindo a real condição da composição corporal. O acúmulo de líquidos mascara o peso e as medidas corporais, podendo, por exemplo, resultar em diagnóstico de eutrofia ou até mesmo sobrepeso quando o paciente se encontra desnutrido. Assim, as circunferências e pregas cutâneas não devem ser usadas como parâmetro para classificar o estado nutricional do paciente, a não ser em membros que não estiverem edemaciados.[1]

Observa-se quais membros apresentam edema e, em casos de ascite e edema de membros inferiores, a circunferência do braço e a prega cutânea subescapular podem ser avaliadas. No caso de edema em membros superiores, a medida da circunferência da panturrilha pode ser considerada como parâmetro.[1]

Experiência prática do time de avaliação (HSL): a mensuração das medidas corporais em pacientes com obesidade extrema pode ser dificultada em relação às dobras cutâneas, devido à abertura do adipômetro.[1] Nesse caso, realizar as medidas possíveis (circunferências) e, conforme haja redução do peso, avaliar também as dobras cutâneas. Em pacientes idosos o excesso de pele pode alterar as medidas. Padronizar se a medida será feita pressionando a pele ou não.

PESO

O peso é uma das medidas mais importantes para a realização da avaliação nutricional. É utilizado para cálculos de estimativas de gasto energético e nos índices de composição corporal.[5] Conforme demonstrado na Figura 2, a balança de chão é indicada para pacientes que conseguem deambular; a cama-balança e a maca-balança podem ser utilizadas para pacientes acamados ou com dificuldade de mobilidade.

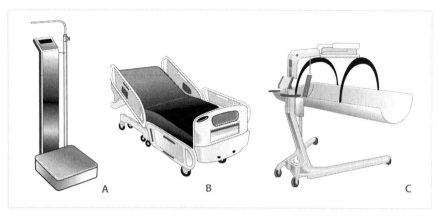

FIGURA 2 Modelos de balança. A: balança de chão; B: cama-balança; C: maca-balança.

Como realizar a medida?

O paciente deve estar em pé, sem sapatos, no centro da balança, com os calcanhares alinhados e em posição ereta (Figura 3).[1,5]

Existem considerações importantes sobre a mensuração do peso,[1,5] conforme demonstrado a seguir:

- Peso usual: referência nas mudanças recentes de peso e em casos de impossibilidade de medir o peso atual.

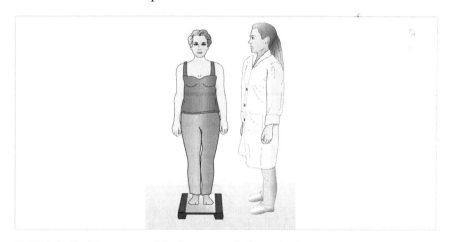

FIGURA 3 Posição para medida do peso em balança de chão.

- Peso ideal:

$$\text{IMC desejado} \times \text{estatura (m)}^2$$

- Adequação de peso (%): serve para comparar o peso ideal com o peso atual.

$$\frac{\text{Peso atual} \times 100}{\text{peso ideal}}$$

- Peso ajustado: é o peso ideal corrigido para determinação da necessidade energética quando a adequação de peso for inferior a 95% ou superior a 115%:

$$(\text{Peso ideal} - \text{peso atual}) \times 0,25 + \text{peso atual}$$

Quando for superior a 130% (obesidade):

$$(\text{Peso atual} - \text{peso ideal}) \times 0,25 + \text{peso ideal}$$

- Estimativa de peso: quando não é possível aferir o peso na balança de chão ou maca-balança, podemos utilizar as equações a seguir:[6,7]

Homens:
$$\text{Peso (kg)} = (1,73 \times CB) + (0,98 \times CP) + (0,37 \times DCSE) + (1,16 \times AJ) - 81,69$$

Mulheres:
$$\text{Peso (kg)} = (0,98 \times CB) + (1,27 \times CP) + (0,4 \times DCSE) + (0,87 \times AJ) - 62,35$$

AJ: altura do joelho; CB: circunferência do braço; CP: circunferência da panturrilha; DCSE: dobra cutânea subescapular.

$$\text{Peso (kg)} = 0,5759 \, (CB) + 0,5263 \, (CA) + 1,2452 \, (CP) - 4,8689 \, (G) - 32,9241$$

CA: circunferência abdominal; CB: circunferência do braço; CP: circunferência da panturrilha; G: gênero (gênero masculino = 1; gênero feminino = 2).

ESTATURA

A estatura avalia o crescimento e contribui para a determinação das dimensões corporais.[5] Pacientes idosos e homens tendem a superestimar essa medida.

Como realizar a medida?

O paciente deve ficar em pé, ereto, com calcanhares alinhados se tocando, braços estendidos ao longo do corpo. Ombros e nádegas em contato com a parede (Figura 4). Manter a cabeça na posição de Frankfurt (Figura 5), ou seja, erguida, olhando para um ponto fixo na altura dos olhos.[3,5]

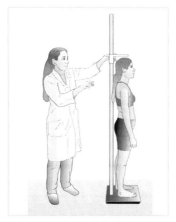

FIGURA 4 Posição para realização da medida da estatura.

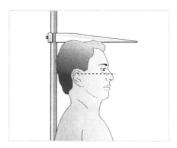

FIGURA 5 Posição de Frankfurt.

Se não for possível aferir a medida da estatura devido ao fato de o paciente estar acamado ou ter alterações na curvatura espinhal, equações preditivas podem ser utilizadas,[5,8] conforme demonstrado a seguir:

- Altura do joelho: o indivíduo deve estar sentado o mais próximo possível da extremidade da cadeira, com o joelho esquerdo flexionado em ângulo de 90° (Figura 6). O comprimento entre o calcanhar e a superfície anterior da perna na altura do joelho deve ser medido.[5,8]

Após a medição da altura do joelho, o valor deve ser utilizado na fórmula a seguir:

Homens: [64,19 − (0,04 × idade) + (2,02 × altura do joelho em cm)]
Mulheres: [84,88 − (0,24 × idade) + (1,83 × altura do joelho em cm)]

Fonte: Chumlea WC.[6]

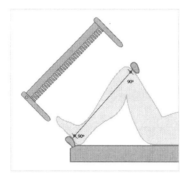

FIGURA 6 Medida da altura do joelho.

- Extensão dos braços: os braços devem ficar estendidos, formando um ângulo de 90° com o corpo. Mede-se a distância entre os dedos médios das mãos utilizando-se uma fita métrica flexível (Figura 7).[5,8] A medida obtida corresponde à estimativa de estatura do indivíduo.

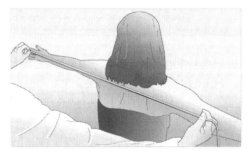

FIGURA 7 Medida da extensão do braço.

- Estatura recumbente: o indivíduo deve estar em posição supina e com o leito na posição horizontal. Marcar o lençol na altura da extremidade da cabeça e da base do pé no lado direito do indivíduo com o auxílio de um triângulo, e medir a distância entre as marcas (Figura 8).[5,8]

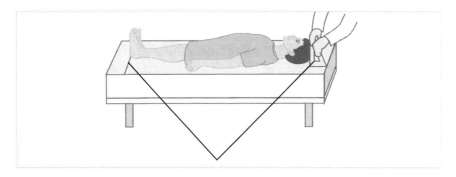

FIGURA 8 Medida da estatura recumbente.

- Semienvergadura (SE): o paciente deve estar com o braço formando um ângulo de 90° com o corpo. Dessa forma, localizar a ponta da clavícula direita, na incisura esternal. O paciente deve estender o braço esquerdo em posição horizontal, alinhado com os ombros e com o pulso reto. Com a fita métrica, passando paralelamente à clavícula, medir a distância entre a linha mediana na incisura esternal até a ponta do dedo médio (Figura 9).[8] A medida deve ser aplicada na fórmula a seguir:

$$63,525 - 3,237 \text{ (gênero)} - 0,06904 \text{ (idade)} + 1,293 \text{ (SE)}[7]$$

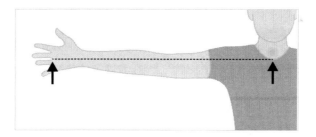

FIGURA 9 Medida da semienvergadura.

O peso e estatura reais são essenciais, pois irão influenciar na decisão e no monitoramento do tratamento. Essas medidas incorretas podem resultar em erros no cálculo das necessidades calóricas e proteicas e consequente oferta inadequada da dieta ou suplementação, além de superdosagem ou subdosagem de medicamentos, que estão associadas ao aumento do risco de diversos eventos adversos.[9]

ÍNDICE DE MASSA CORPORAL

O índice de massa corporal (IMC) é determinado por meio da fórmula:[1]

$$\frac{\text{Peso atual (kg)}}{\text{estatura (m)}^2}$$

É utilizado para obtenção de um diagnóstico nutricional, conforme a classificação nas tabelas a seguir, de acordo com a faixa etária:

TABELA 1 Classificação do índice de massa corporal para adultos

Índice de massa (kg/m²)	Classificação
< 18,5	Baixo peso
18,5-24,9	Eutrofia
25-29,9	Sobrepeso
30-34,9	Obesidade grau I
34,9-39,9	Obesidade grau II
> 39,9	Obesidade grau III

Fonte: OMS.[10]

TABELA 2 Classificação do índice de massa para idosos

Índice de massa (kg/m²)	Classificação
< 23	Baixo peso
23-28	Eutrofia
28-30	Sobrepeso
> 30	Obesidade

Fonte: OPAS.[11]

TABELA 3 Índices antropométricos utilizados para classificação final do estado nutricional para pediatria, segundo a faixa etária

Faixa etária	Índice antropométrico	Ponto de corte (escore-z)	Classificação nutricional
0-2 anos	P/E	< –3	Magreza acentuada
		≥ –3 e < –2	Magreza
		≥ –2 e < +1	Eutrofia
		≥ +1 e < +2	Risco de sobrepeso
		≥ +2 e ≤ +3	Sobrepeso
		> +3	Obesidade
2-19 anos	IMC/I	< –3	Magreza acentuada
		≥ –3 e < –2	Magreza

(continua)

TABELA 3   Índices antropométricos utilizados para classificação final do estado nutricional para pediatria, segundo a faixa etária (*continuação*)

Faixa etária	Índice antropométrico	Ponto de corte (escore-z)	Classificação nutricional
2-19 anos	IMC/I	≥ –2 e < +1	Eutrofia
		> +1 e < +2	Risco de sobrepeso
		≥ +2 e ≤ +3	Sobrepeso
		> +3	Obesidade

IMC/I: índice de massa corporal para idade; P/E: peso para estatura ou comprimento.
Fonte: OMS.[12,13]

O IMC pode ser utilizado tanto na prática clínica quanto em estudos populacionais.

Na prática clínica deve ser analisado com cautela e sempre associado a outras medidas, pois não estabelece a composição corporal. Pessoas com pernas curtas para sua altura terão valores de IMC aumentados, independentemente de sua massa gorda. Quando o indivíduo for atleta ou musculoso, o IMC pode ser classificado como obesidade, não refletindo sua real condição nutricional.[1]

Quando está elevado, correlaciona-se positivamente com morbidade e mortalidade por diversas doenças crônicas não transmissíveis, conforme demonstra estudo de Yu et al.[14] que investigou a relação entre indivíduos com IMC elevado e mortalidade em 225.072 homens e mulheres, com seguimento de 12,3 anos, e mostrou que participantes que apresentavam o IMC máximo do sobrepeso e obesidade graus I e II foram associados com aumento de mortalidade por todas as causas.

Em pacientes com câncer avançado pode ser um preditor de sobrevida, conforme mostra a Figura 10. A relação entre o IMC e a porcentagem de perda de peso prediz que, quanto menor o IMC associado a maior perda de peso, pior é o prognóstico (0: melhor e 4: pior).[15]

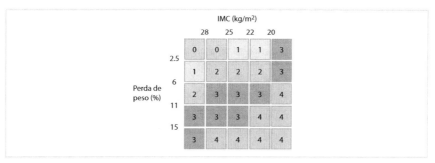

FIGURA 10   Esquema para avaliação de prognóstico de sobrevida em pacientes com câncer avançado.
Fonte: Arends J et al.[15]

CIRCUNFERÊNCIAS E DOBRAS CUTÂNEAS

As medidas das circunferências e dobras cutâneas são utilizadas para a estimativa de um ou mais componentes corporais.[16] Quando avaliadas isoladamente, as dobras cutâneas refletem a massa gorda e a porcentagem de gordura corporal. A circunferência muscular do braço indica a condição da massa muscular esquelética.[5,16]

Considerações sobre a mensuração das circunferências:[3,5]

- Devem ser realizadas preferencialmente do lado direito. Quando não for possível, anotar o lado mensurado para mantê-lo nas reavaliações.
- Identificar corretamente o local que será medido.
- Realizar duas medidas.
- Não deixar o dedo entre a pele e a fita inelástica.
- Não pressionar excessivamente ou deixar a fita frouxa.

Circunferência do braço (CB)

A circunferência do braço representa a soma das áreas constituídas pelos tecidos ósseo, muscular e adiposo do braço. Para determiná-la é necessário, antes, marcar o ponto médio do braço,[1,5] conforme demonstrado na Figura 11.

Como medir o ponto médio do braço?

Localizar o ponto médio entre a margem superior mais lateral do acrômio e a cabeça do rádio. O paciente deve ficar com o braço relaxado ao longo do corpo e com a palma da mão voltada para a coxa (Figura 11).[5,17]

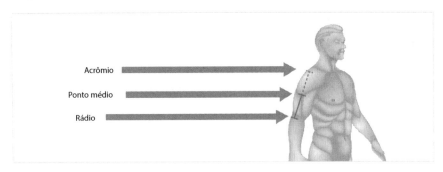

FIGURA 11 Localização do ponto médio do braço.

Como medir a CB?

O paciente deve ficar com os braços relaxados ao longo do tronco. Realizar a medida na marcação do ponto médio (Figura 12).[1,5]

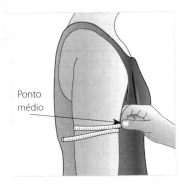

FIGURA 12 Realização da medida da circunferência do braço.

Para o diagnóstico nutricional deve ser realizado o cálculo da porcentagem de adequação, conforme a fórmula a seguir, e, após a classificação, conforme a Tabela 4.

$$\text{Adequação da CB (\%)}: \frac{\text{CB obtida (cm)}}{\text{CB percentil 50}} \times 100$$

CB percentil 50: ver Tabela 5 ou 6.

TABELA 4 Classificação do estado nutricional por meio da circunferência do braço, segundo a porcentagem de adequação

Desnutrição grave	Desnutrição moderada	Desnutrição leve	Eutrofia	Sobrepeso	Obesidade
< 70%	70-80%	80-90%	90-110%	110-120%	> 120%

Fonte: Blackburn GL et al.[18]

Para idosos também pode ser utilizada a tabela de referência do National Health and Nutrition Examination Survey III – Nhanes III (1988-1994), pois abrange idades superiores 80 anos.

80 AVALIAÇÃO DA COMPOSIÇÃO CORPORAL EM PACIENTES HOSPITALIZADOS

TABELA 5 Valores de percentis para circunferência do braço (cm)

Idade (anos)	Percentil – homens								
	5	10	15	25	50	75	85	90	95
1,0-1,9	14,2	14,7	14,9	15,2	16,0	16,9	17,4	17,7	18,2
2,0-2,9	14,3	14,8	15,5	16,3	17,1	17,9	18,6	17,9	18,6
3,0-3,9	15,0	15,3	155	16,0	16,8	17,6	18,1	18,4	19,0
4,0-3,9	15,1	15,5	15,8	16,2	17,1	18,0	18,5	18,7	19,3
5,0-5,9	15,5	16,0	16,1	16,6	17,5	18,5	19,1	19,5	20,5
6,0-6,9	15,8	16,1	16,5	17,0	18,0	19,1	19,8	20,7	22,8
7,0-7,9	16,1	16,8	17,0	17,6	18,7	20,0	21,0	21,8	22,9
8,0-8,9	16,5	17,2	17,5	18,1	19,2	20,5	21,6	22,6	24,0
9,0-9,9	17,5	18,0	18,4	19,0	20,1	21,8	23,2	24,5	26,0
10,0-10,9	18,1	18,6	19,1	19,7	21,1	23,1	24,8	26,0	27,9
11,0-11,9	18,5	19,3	19,8	20,6	22,1	24,5	26,1	27,6	29,4
12,0-12,9	19,3	20,1	20,7	21,5	23,1	25,4	25,1	28,5	30,3
13,0-13,9	20,0	20,8	21,6	22,5	24,5	26,6	28,2	29,0	30,8
14,0-14,9	21,6	22,5	23,2	23,8	25,7	28,1	29,1	30,0	32,3
15,0-15,9	22,5	23,4	24,0	25,1	27,2	29,0	30,2	31,2	32,7
16,0-16,9	24,1	25,0	25,7	26,7	28,3	30,6	32,1	32,7	34,7
17,0-17,9	24,3	25,1	25,9	26,8	28,6	30,8	32,2	33,3	34,7
18,0-24,9	26,0	27,1	27,7	28,7	30,7	33,0	34,4	35,4	37,2
25,0-29,90	27,0	28,0	28,7	29,8	31,8	34,2	35,5	36,6	38,3
30,0-34,9	27,7	28,7	29,3	30,5	32,5	34,9	34,9	36,7	38,2
35,0-39,9	27,4	28,6	29,5	30,7	32,9	35,1	36,2	36,9	38,2
40,0-44,9	27,8	28,9	29,7	31,0	32,8	34,9	36,1	36,9	38,1
45,0-49,9	27,2	28,6	29,4	30,6	32,6	34,9	36,1	36,9	38,2
50,0-54,9	27,1	28,3	29,1	30,2	32,3	34,5	35,8	36,8	38,2
55,0-59,9	26,8	28,1	29,2	30,4	32,3	34,3	35,6	36,6	37,8
60,0-64,9	26,6	27,8	28,6	29,7	32,0	34,0	35,1	36,0	37,5
65,0-69,9	25,4	26,7	27,7	29,0	31,1	33,2	34,5	35,3	36,6
70,0-74,9	25,1	26,2	27,1	28,5	30,7	32,6	33,7	34,8	36,0
Idade (anos)	Percentil – mulheres								
	5	10	15	25	50	75	85	90	95
1,0-1,9	13,6	14,1	14,4	14,8	15,7	16,4	17,0	17,2	17,8
2,0-2,9	14,2	14,6	15,0	15,4	16,1	17,0	17,4	18,0	18,5
3,0-3,9	14,4	15,0	15,2	15,7	16,6	17,4	18,0	18,4	19,0
4,0-4,9	14,8	15,3	15,7	16,1	17,0	18,0	18,5	19,0	19,5
5,0-5,9	15,2	15,7	16,1	16,5	17,5	18,5	19,4	20,0	21,0
6,0-6,9	15,7	16,2	16,5	17,0	17,8	19,0	19,9	20,5	22,0
7,0-7,0	16,4	16,7	17,0	17,5	18,6	20,1	20,9	21,6	23,3

(continua)

TABELA 5 Valores de percentis para circunferência do braço (cm) *(continuação)*

Idade (anos)	Percentil – mulheres								
	5	10	15	25	50	75	85	90	95
8,0-8,9	16,7	17,2	17,6	18,2	19,5	21,2	22,2	23,2	25,1
9,0-9,9	17,6	18,1	18,6	19,1	20,6	22,2	23,8	25,0	26,7
10,0-10,9	17,8	18,4	18,9	19,5	21,2	23,4	25,0	26,1	27,3
11,0-11,9	18,8	19,6	20,0	20,6	22,2	25,1	26,5	27,9	30,0
12,0-12,9	19,2	20,0	20,5	21,5	23,7	25,8	27,6	28,3	30,2
13,0-13,9	20,1	21,0	21,5	22,5	24,3	26,7	28,3	30,1	32,7
14,0-14,9	21,2	21,8	22,5	23,5	25,1	27,4	29,5	30,9	32,9
15,0-15,9	21,6	22,2	22,9	23,5	25,2	27,7	28,8	30,0	32,2
16,0-16,9	22,3	23,2	23,5	24,4	26,1	28,5	29,9	31,6	33,5
17,0-17,9	22,0	23,1	23,6	24,5	26,6	29,0	30,7	32,8	35,4
18,0-24,9	22,4	23,3	24,0	24,8	26,8	29,2	31,2	32,4	35,2
25,0-29,90	23,1	24,0	24,5	25,5	27,6	30,6	32,5	34,5	37,1
30,0-34,9	23,8	24,7	25,4	26,4	28,6	32,0	34,1	36,0	38,5
35,0-39,9	24,1	25,2	25,8	26,8	29,4	32,6	35,0	36,8	39,0
40,0-44,9	24,3	25,4	26,2	27,2	29,7	33,2	35,5	37,2	38,8
45,0-49,9	24,2	25,5	26,3	27,4	30,1	33,5	35,6	37,2	40,0
50,0-54,9	24,8	26,0	26,8	28,0	30,6	33,8	35,9	37,5	39,3
55,0-59,9	24,8	26,1	27,0	28,2	30,9	34,3	36,7	38,0	40,0
60,0-64,9	25,0	26,1	27,1	28,4	30,8	33,4	35,7	36,5	38,5
65,0-69,9	24,3	25,7	26,7	28,0	30,5	33,4	32,2	36,5	38,5
70,0-74,9	23,8	25,3	26,3	27,6	30,3	33,1	34,7	35,8	37,5

Fonte: Frisancho AR.[19]

TABELA 6 Valores de referência da circunferência do braço (cm) para idosos

Idade (anos)	Percentil						
	10	15	25	50	75	85	90
60-69	28,4	29,2	30,6	32,7	35,2	36,2	37,0
70-79	27,5	28,2	29,3	31,3	33,4	35,1	36,1
> 80	25,5	26,2	27,3	29,5	31,5	32,6	33,3

Fonte: Kuczmarski MF et al.[20]

Circunferência da cintura (CC)

A medida da circunferência da cintura indica o risco de doenças associadas à obesidade.[5]

Como realizar a medida?

O paciente deve ficar em pé com os braços relaxados. Realizar a mensuração na região mais estreita entre o tórax e o quadril no momento da expiração (Figura 13).[1,5]

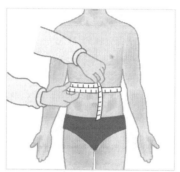

FIGURA 13 Realização da medida da circunferência da cintura.

A classificação da circunferência da cintura está demonstrada na Tabela 7.

TABELA 7 Valores de CC (cm) para risco de doenças associadas à obesidade

	Risco elevado	Risco muito elevado
Mulheres	≥ 80	≥ 88
Homens	≥ 94	≥ 102

Fonte: OMS.[10]

Para idosos deve-se considerar que a osteoporose ou alterações na coluna vertebral podem aumentar a CC devido ao aumento do tronco e ao encurtamento da altura.[21]

Além da circunferência da cintura, existe também a medida da circunferência abdominal. A circunferência abdominal é a medida realizada na cicatriz umbilical e indica a gordura subcutânea. Já a circunferência da cintura, que é mensurada conforme demonstrado anteriormente, reflete a gordura visceral e, portanto, é a mais indicada para avaliar o risco cardiovascular.[10]

Em estudo de Gu Z,[22] a circunferência da cintura aumentada indicou maior risco metabólico em um estudo que avaliou 5.685 idosos.

Circunferência do quadril

Como realizar a medida?

O paciente deverá ficar em pé. A medida é feita no maior perímetro entre a cintura e a coxa (Figura 14).[5]

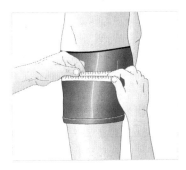

FIGURA 14   Realização da medida da circunferência do quadril.

Com base nas medidas da circunferência da cintura e do quadril é estabelecido o índice da relação cintura-quadril (RQC), com base na fórmula a seguir,[5] e a classificação, conforme demonstrado na Tabela 8.

$$RCQ = \frac{\text{circunferência da cintura (cm)}}{\text{circunferência do quadril (cm)}}$$

TABELA 8   Valores da relação cintura-quadril (cm) para risco de doenças associadas à obesidade, de acordo com idade e gênero

		Risco			
	Idade	Baixo	Moderado	Alto	Muito alto
Homens	20-29	< 0,83	< 0,83-0,88	0,89-0,94	> 0,94
	20-39	< 0,84	< 0,84-0,91	0,92-0,96	> 0,96
	40-49	< 0,88	< 0,88-0,95	0,96-1,00	> 1,00
	50-59	< 0,90	< 0,90-0,96	0,97-1,02	> 1,02
	60-69	< 0,91	< 0,91-0,98	0,99-1,03	> 1,03
Mulheres	20-29	< 0,71	< 0,71-0,77	0,78-0,82	> 0,82
	30-39	< 0,72	< 0,72-0,78	0,79-0,84	> 0,84
	40-49	< 0,73	< 0,73-0,79	0,80-0,87	> 0,87
	50-59	< 0,74	< 0,74-0,81	0,82-0,88	> 0,88
	60-69	< 0,76	< 0,76-0,83	0,84-0,90	> 0,90

Fonte: Bray e Gray.[23]

Ao utilizar a RCQ, deve-se considerar que indivíduos com IMC de eutrofia e obesidade podem ter a relação cintura-quadril igual (conforme o exemplo da Figura 15), com uma classificação que indica baixo risco (adequada), o que não quer dizer que os dois tenham a mesma quantidade de gordura abdominal.

Esse índice reflete uma relação de proporcionalidade e não de gordura corporal total. Portanto, deve ser avaliado em conjunto com outras medidas antropométricas, conforme o exemplo a seguir.

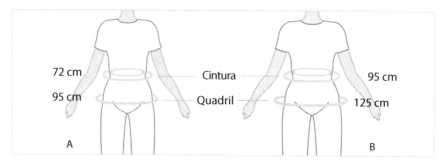

FIGURA 15 Exemplo de relação cintura-quadril em indivíduo eutrófico e obeso. A (eutrófico): relação cintura-quadril: 0,76; peso: 50 kg; cintura: 72 cm; IMC: 22 kg/m². B (obeso): relação cintura-quadril: 0,76; peso: 92 kg; cintura: 95 cm; IMC: 35 kg/m².

Outro índice de distribuição de gordura corporal utilizado é a relação cintura-estatura (RCE), obtida por meio da fórmula a seguir:[24]

$$RCE = \frac{\text{circunferência da cintura (cm)}}{\text{estatura (cm)}}$$

A RCE é um índice antropométrico alternativo para a obesidade central que contorna as limitações da CC devido à inclusão da estatura no índice, evitando potencial confusão da estatura no risco cardiometabólico.[24] Devido ao ajuste para estatura, o ponto de corte é um valor único, independentemente de idade ou gênero.

No Brasil, ainda não houve estudo de base populacional que estabelecesse o ponto de corte da RCE como indicador antropométrico de excesso de peso e preditor de agravos não transmissíveis para a população em geral,[24] porém utiliza-se a classificação determinada, conforme a Tabela 9.

TABELA 9 Valores de relação cintura-estatura (cm) para risco cardiometabólico

Ponto de corte	Classificação
< 0,5	Normal
0,5-0,6	Indicativo de risco
> 0,6	Risco aumentado

Fonte: Ashwell, 2012.[25]

Em estudo de Barroso TA[26] no qual se avaliou a associação da obesidade central com incidência de doenças e fatores de risco cardiovascular, a RCE apresentou associação significativa com hipertensão, o que não foi demonstrado pelo IMC e pela circunferência abdominal.

Circunferência da panturrilha

A medida da circunferência da panturrilha é considerada a que melhor reflete alterações de massa muscular em idosos, sendo mais sensível do que a circunferência muscular do braço para essa população.[10]

Como realizar a medida?

O paciente deve estar com a perna dobrada formando um ângulo de 90° com o joelho (Figura 16A). Caso não seja possível manter o paciente sentado, deixá-lo na posição supina e dobrar o joelho também em um ângulo de 90° (Figura 16B). A medida deve ser realizada na sua parte mais protuberante.[1,27]

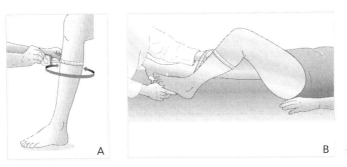

FIGURA 16 Realização da medida da circunferência da panturrilha no paciente sentado (A) e acamado (B).

O ponto de corte validado para a população brasileira, de acordo com estudo de Barbosa-Silva TG,[28] é definido conforme a Tabela 10.

TABELA 10 Valores de normalidade para circunferência da panturrilha em idosos

Gênero	Ponto de corte (cm)
Feminino	> 33
Masculino	> 34

Fonte: Barbosa-Silva et al.[28]

Em estudo realizado por Real GG,[29] no qual foram avaliados 161 pacientes para identificar fatores de risco para readmissão hospitalar, verificou-se que a circunferência da panturrilha reduzida foi um bom preditor para reinternações em 30 dias, mesmo após correção para sexo, idade, índice de comorbidade, presença de câncer e risco nutricional. Trata-se então de uma medida considerada rápida, fácil e de boa utilidade na prática clínica.

Circunferência do pescoço

A circunferência do pescoço, que representa da gordura subcutânea na parte superior do organismo, é um depósito único de gordura que confere risco cardiovascular, pois leva a um acúmulo de moléculas de gordura na parede das artérias carótidas.[30,31]

Como realizar a medida?

A fita métrica inelástica deve circundar o pescoço no ponto médio da coluna cervical e pescoço médio anterior (Figura 17). Quando o indivíduo apresentar proeminência laríngea, aferir a medida abaixo da proeminência.[32]

O ponto de corte é definido conforme a Tabela 11.

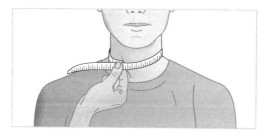

FIGURA 17 Realização da medida da circunferência do pescoço.

TABELA 11 Valores de circunferência do pescoço considerados elevados de acordo com o gênero

Masculino	> 37 cm
Feminino	> 34 cm

Fonte: Ben-Noun et al.[33]

Considerações sobre a realização de medidas das dobras cutâneas:

- Realizar três medidas não consecutivas e ordem rotacional, depois utilizar o valor médio das medidas.[3]
- Preferencialmente do lado direito, caso não seja possível anotar o lado realizado para manter nas reavaliações.

Técnicas para mensuração das dobras cutâneas:[3,5]

- Identificar corretamente o local a ser medido.
- Segurar a prega formada pela pele e pelo tecido adiposo, desprendendo-o do tecido muscular levemente, com os dedos polegar e indicador a 1 cm do local marcado, e aplicar o adipômetro formando um ângulo reto.
- Pinçar a dobra cutânea com o adipômetro exatamente no local marcado.
- Realizar a leitura em aproximadamente dois segundos (manter a prega entre os dedos e não retirar o adipômetro antes de finalizar a leitura).

Dobra cutânea tricipital (DCT)

Essa medida expressa a quantidade de tecido adiposo corporal localizado na região subcutânea.[5]

Como realizar a medida?

Paciente com braço pendente ao longo do corpo (Figura 18). Realizar a medida no ponto médio (visualizar a marcação do ponto médio na Figura 10).[3,27]

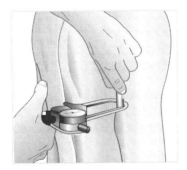

FIGURA 18 Realização da medida da dobra cutânea tricipital.

A porcentagem de adequação para determinação do diagnóstico nutricional é realizada conforme a fórmula a seguir, e a classificação de acordo com a Tabela 12:

$$\text{Adequação da CB (\%)}: \frac{\text{DCT obtida (cm)}}{\text{DCT percentil 50}} \times 100$$

DCT percentil 50: ver Tabelas 13 ou 14.

88 AVALIAÇÃO DA COMPOSIÇÃO CORPORAL EM PACIENTES HOSPITALIZADOS

TABELA 12 Classificação do estado nutricional com base na dobra cutânea tricipital, segundo a porcentagem de adequação

Desnutrição grave	Desnutrição moderada	Desnutrição leve	Eutrofia	Sobrepeso	Obesidade
< 70%	70-80%	80-90%	90-110%	110-120%	> 120%

Fonte: Blackburn e Thorton.[18]

TABELA 13 Valores de percentis para dobra cutânea tricipital (mm)

Idade (anos)	Percentil – homens								
	5	10	15	25	50	75	85	90	95
1,0-1,9	6,5	7,0	7,5	8,0	10,0	12,0	13,0	14,0	15,5
2,0-2,9	6,0	6,5	7,0	8,0	10,0	12,0	13,0	14,0	15,0
3,0-3,9	6,0	7,0	7,0	8,0	9,5	11,5	12,5	13,0	15,0
4,0-3,9	5,5	6,5	7,0	7,5	9,0	11,0	12,0	12,5	14,0
5,0-5,9	5,0	6,0	6,0	7,0	8,0	10,0	11,5	13,0	14,5
6,0-6,9	5,0	5,5	6,0	6,5	8,0	10,0	12,0	13,0	16,0
7,0-7,9	4,5	5,0	6,0	6,0	8,0	10,5	12,5	14,0	16,0
8,0-8,9	5,0	5,5	6,0	7,0	8,5	11,0	13,0	16,0	19,0
9,0-9,9	5,0	5,5	6,0	6,5	9,0	12,5	15,5	17,0	20,0
10,0-10,9	5,0	6,0	6,0	7,5	10,0	14,0	17,0	20,0	27,0
11,0-11,9	5,0	6,0	6,5	7,5	10,0	16,0	19,5	23,0	27,5
12,0-12,9	4,5	6,0	6,0	7,5	10,5	14,5	18,0	22,5	25,0
13,0-13,9	4,5	5,0	5,5	7,0	9,0	13,0	17,0	20,5	23,5
14,0-14,9	4,0	5,0	5,0	6,0	8,5	12,5	15,0	18,0	23,5
15,0-15,9	4,0	5,0	5,0	6,0	7,5	11,0	15,0	18,0	23,0
16,0-16,9	4,0	5,0	5,1	6,0	8,0	12,0	14,0	17,0	19,5
17,0-17,9	4,0	5,0	5,0	6,0	7,0	11,0	13,5	16,0	23,5
18,0-24,9	4,0	5,0	5,5	6,5	10,0	14,5	17,5	20,0	25,0
25,0-29,90	4,0	5,0	6,0	7,0	11,0	15,5	19,0	21,5	25,0
30,0-34,9	4,5	6,0	6,5	8,0	12,0	26,5	29,0	22,0	25,0
35,0-39,9	4,5	6,0	7,0	8,5	12,0	16,0	18,5	29,5	24,5
40,0-44,9	5,0	6,0	6,9	8,0	12,0	16,0	19,0	21,5	26,0
45,0-49,9	5,0	6,0	7,0	8,0	12,0	16,0	19,0	21,0	25,0
50,0-54,9	5,0	6,0	7,0	8,0	11,5	15,0	18,5	20,8	25,0
55,0-59,9	5,0	6,0	6,5	8,0	11,5	15,0	18,0	20,5	25,0
60,0-64,9	5,0	6,0	7,0	8,0	11,5	15,5	18,5	20,5	24,0
65,0-69,9	4,5	5,0	6,5	8,0	11,0	15,0	18,0	20,0	23,5
70,0-74,9	45	60	6,5	8,0	11,0	15,0	17,0	19,0	23,0

(continua)

TABELA 13 Valores de percentis para dobra cutânea tricipital (mm) (*continuação*)

Idade (anos)	Percentil – mulheres								
	5	10	15	25	50	75	85	90	95
1,0-1,9	6,0	7,0	7,0	8,0	10,0	12,0	13,0	14,0	16,0
2,0-2,9	6,0	7,0	7,5	8,5	10,0	12,0	13,5	14,5	16,0
3,0-3,9	6,0	7,0	7,5	8,5	10,0	12,0	13,0	14,0	16,0
4,0-4,9	6,0	7,0	7,5	8,0	10,0	12,0	13,0	14,0	15,5
5,0-5,9	5,5	7,0	7,0	8,0	10,0	12,0	13,5	15,0	17,0
6,0-6,9	6,0	6,5	7,0	8,0	10,0	12,0	13,0	15,0	17,0
7,0-7,9	6,0	7,0	7,0	8,0	10,5	12,5	15,0	16,0	19,0
8,0-8,9	6,0	7,0	7,5	8,5	11,0	14,5	17,0	18,0	22,5
9,0-9,9	6,5	7,0	8,0	9,0	12,0	16,0	19,0	21,0	25,0
10,0-10,9	7,0	8,0	8,0	9,0	12,5	17,5	20,0	22,5	27,0
11,0-11,9	7,0	8,0	8,5	10.0	13,0	18,0	21,5	24,0	29,0
12,0-12,9	7,0	8,0	9,0	11,0	14,0	18,5	21,5	24,0	27,5
13,0-13,9	7,0	8,0	9,0	11,0	15,0	20,0	24,0	25,0	30,0
14,0-14,9	8,0	9,0	10,0	11,5	16,0	21,0	23,5	26,5	32,0
15,0-15,9	8,0	9,5	10,5	12,0	16,5	20,5	23,0	26,0	32,5
16,0-16,9	10,5	11,5	12,0	14,0	18,0	23,0	26,0	29,0	32,5
17,0-17,9	9,0	10,0	12,0	13,0	18,0	24,0	26,0	29,0	34,5
18,0-24,9	9,0	11,0	12,0	14,0	18,5	24,5	28,5	31,0	36,0
25,0-29,90	10,0	12,0	13,0	15,0	20,0	26,5	31,0	34,0	38,0
30,0-34,9	10,5	13,0	15,0	17,0	22,5	29,5	33,0	35,5	41,4
35,0-39,9	11,0	13,0	15,5	18,0	23,5	30,0	35,0	37,0	41,0
40,0-44,9	12,0	14,0	16,0	19,0	24,5	30,5	35,0	37,0	41,0
45,0-49,9	12,0	14,5	16,5	19,5	25,5	32,0	35,5	38,0	42,5
50,0-54,9	12,0	15,0	17,5	20,5	25,5	32,0	36,0	38,5	42,0
55,0-59,9	12,0	15,0	17,0	20,5	26,0	32,0	36,0	39,0	42,5
60,0-64,9	12,5	16,0	17,5	20,5	26,0	32,0	35,5	38,0	42,5
65,0-69,9	12,0	14,5	16,5	19,0	25,0	30,0	33,5	36,0	40,0
70,0-74,9	11,0	13,5	15,5	18,0	24,0	29,5	32,0	35,0	38,5

Fonte: Frisancho AR.[19]

TABELA 14 Valores de referência da dobra cutânea tricipital (mm) para idosos

Idade (anos)	Percentil						
	10	15	25	50	75	85	90
60-69	7,7	8,5	10,1	12,7	17,1	20,2	23,1
70-79	7,3	7,9	9,0	12,4	16,0	18,8	20,6
> 80	6,6	7,6	8,7	11,2	13,8	16,2	18,0

Fonte: Kuczmarski MF et al.[20]

Dobra cutânea bicipital (DCB)

Como realizar a medida?

O paciente fica com a palma da mão voltada para fora. Realizar a medida no ponto médio, na parte anterior do braço.[3,27]

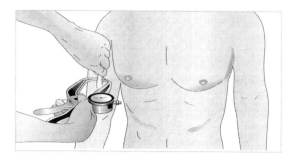

FIGURA 19 Realização da medida da dobra cutânea bicipital.

Dobra cutânea subescapular (DCSE)

Como realizar a medida?

O paciente deve estar com os braços relaxados. A dobra deve ser desprendida no sentido diagonal (45º de inclinação em relação ao plano horizontal natural). O pinçamento será exatamente abaixo do ângulo inferior da escápula[27] (Figura 20).

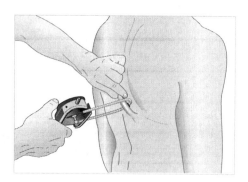

FIGURA 20 Realização da medida da dobra cutânea subescapular.

Dobra cutânea abdominal

Como realizar a medida?

O paciente fica em posição relaxada, com os braços estendidos ao lado do corpo. Marcar um ponto de 3-5 cm lateralmente à cicatriz umbilical. Nessa marca, realizar a medida verticalmente[35] (Figura 21).

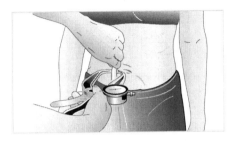

FIGURA 21 Realização da medida da dobra cutânea abdominal.

Dobra cutânea suprailíaca (DCSI)

Como realizar a medida?

Logo acima da crista ilíaca, a 1 cm anterior da linha média axilar, na direção diagonal, seguindo as linhas de divisão natural da pele[5,27] (Figura 22).

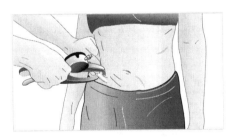

FIGURA 22 Realização da medida da dobra cutânea suprailíaca.

Dobra cutânea da panturrilha

Como realizar a medida?

O paciente deve estar sentado. A dobra fica localizada no ponto de maior circunferência da perna, em sua parte medial. A prega deverá ser pinçada verticalmente (Figura 23).[27,34-36]

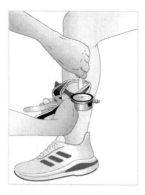

FIGURA 23 Realização da medida da dobra cutânea da panturrilha.

Em estudo recente, realizado por Abe T et al.,[37] questiona-se sobre a aplicação da medida da circunferência da panturrilha para avaliação da massa muscular. O autor considera que a massa muscular apendicular é composta também por células de gordura e portanto influencia a mensuração da massa muscular. Uma alternativa seria a utilização da dobra cutânea da panturrilha para estimar a área muscular, conforme a fórmula a seguir:[1]

$$\text{Área muscular da panturrilha (cm}^2\text{)}: \frac{[CMP - \pi \times (DCP)]^2}{4\pi}$$

CMP: circunferência média da panturrilha; DCP: dobra cutânea da panturrilha.

Porém, não existe uma classificação do estado nutricional com base nesse parâmetro, sendo útil apenas para comparação do indivíduo com ele mesmo, em um acompanhamento longitudinal.

Circunferência muscular do braço (CMB)

A circunferência muscular do braço é a medida recomendada pela OMS para estimativa da massa muscular esquelética,[1] conforme a fórmula a seguir:

$$CMB \text{ (cm)} = CB \text{ (cm)} - \pi \times [DCT \text{ (mm)}/10]$$

Após o cálculo deve-se proceder ao cálculo da porcentagem de adequação para classificação do estado nutricional (Tabela 15).

$$\text{Adequação da CMB (\%)}: \frac{CMB \text{ obtida (cm)}}{CMB \text{ percentil } 50} \times 100$$

CMB percentil 50: ver Tabelas 16 ou 17.

AVALIAÇÃO DA COMPOSIÇÃO CORPORAL POR ANTROPOMETRIA 93

TABELA 15 Classificação do estado nutricional com base na circunferência muscular do braço, segundo a porcentagem de adequação

Desnutrição grave	Desnutrição moderada	Desnutrição leve	Eutrofia
< 70%	70-80%	80-90%	90%

Fonte: Blackburn T.[18]

TABELA 16 Valores de percentis para circunferência muscular do braço (cm)

Idade (anos)	Percentil – homens						
	5	10	25	50	75	90	95
1,0-1,9	11,0	11,3	11,9	12,7	13,5	14,4	14,7
2,0-2,9	11,1	11,4	12,2	13,0	14,0	14,6	15,0
3,0-3,9	11,7	12,3	13,1	13,7	14,3	14,8	15,3
4,0-3,9	12,3	12,6	13,3	141	14,8	15,6	15,9
5,0-5,9	12,8	13,3	14,0	14,7	15,4	16,2	16,9
6,0-6,9	13,1	13,5	14,2	15,1	16,1	17,0	17,7
7,0-7,9	13,7	13,9	15,1	16,0	16,8	17,7	18,0
8,0-8,9	14,0	14,5	15,4	16,2	17,0	18,2	18,7
9,0-9,9	15,1	15,4	16,1	17,0	18,3	19,6	20,2
10,0-10,9	15,6	16,0	16,6	18,0	19,1	20,9	22,1
11,0-11,9	15,9	16,5	17,3	18,3	19,5	20,5	23,0
12,0-12,9	16,7	17,1	18,2	19,5	21,0	22,3	24,1
13,0-13,9	17,2	17,9	19,6	21,1	22,6	23,8	24,5
14,0-14,9	18,9	19,9	21,2	23,3	24,0	26,0	26,4
15,0-15,9	19,9	20,4	21,8	23,7	25,4	26,6	27,2
16,0-16,9	21,3	22,5	23,4	24,9	26,9	28,7	29,6
17,0-17,9	22,4	23,1	24,5	25,8	27,3	29,4	31,2
18,0-18,9	22,6	23,7	25,2	26,4	28,3	29,8	32,4
19,0-24,9	23,8	24,5	25,7	27,3	28,9	30,9	32,1
25,0-34,9	24,3	25,0	26,4	27,9	29,8	31,4	32,6
35,0-44,9	24,7	25,5	26,9	28,6	30,2	31,8	32,7
45,0-54,9	23,9	25,9	26,5	28,1	30,0	31,5	32,6
55,0-64,9	23,6	24,5	26,0	27,8	29,8	31,0	32,0
65,0-74,9	22,3	23,5	25,1	26,8	28,4	29,8	30,6
Idade (anos)	Percentil – mulheres						
	5	10	25	50	75	90	95
1,0-1,9	10,5	11,1	11,7	12,4	13,2	13,9	14,3
2,0-2,9	11,1	11,4	11,9	12,6	13,3	14,2	14,7
3,0-3,9	11,3	11,9	12,4	13,2	14,0	14,6	15,2

(continua)

TABELA 16 Valores de percentis para circunferência muscular do braço (cm) (*continuação*)

Idade (anos)	Percentil – mulheres						
	5	10	25	50	75	90	95
4,0-4,9	11,5	12,1	12,8	13,6	14,4	15,2	15,7
5,0-5,9	12,5	12,8	13,4	14,2	15,1	15,9	15,5
6,0-6,9	13,0	13,3	13,8	14,5	15,4	16,6	17,1
7,0-7,0	12,9	13,5	14,2	15,1	16,0	17,1	17,6
8,0-8,9	13,8	14,0	15,1	16,0	17,1	18,3	19,4
9,0-9,9	14,7	15,0	15,8	16,7	18,0	19,4	19,8
10,0-10,9	14,8	15,0	15,9	17,0	18,0	19,0	19,7
11,0-11,9	15,0	15,8	17,1	18,1	19,6	21,7	22,3
12,0-12,9	16,2	16,6	18,0	19,1	20,1	21,4	22,0
13,0-13,9	16,9	17,5	18,3	19,8	21,1	22,6	24,0
14,0-14,9	17,4	17,9	19,0	20,1	21,6	23,2	24,7
15,0-15,9	17,5	17,8	18,9	20,2	21,5	22,8	24,4
16,0-16,9	17,0	18,0	19,0	20,2	21,6	23,4	24,9
17,0-17,9	17,5	18,3	19,4	20,5	22,1	23,9	25,7
18,0-18,9	17,4	17,9	19,5	20,2	21,5	23,7	24,5
19,0-24,9	17,9	18,5	19,5	20,7	22,1	23,6	24,9
25,0-34,9	18,3	18,8	19,9	21,2	22,8	24,6	26,4
35,0-44,9	18,6	19,2	20,5	21,8	23,6	25,7	27,2
45,0-54,9	18,7	19,3	20,6	22,0	23,8	26,0	28,0
55,0-64,9	18,7	19,6	20,9	22,5	24,4	26,6	28,0
65,0-74,9	18,5	19,5	20,8	22,5	24,4	26,4	27,9

Fonte: Frisancho AR.[19]

TABELA 17 Valores de referência da circunferência muscular do braço (cm) para idosos

Idade (anos)	Percentil						
	10	15	25	50	75	85	90
60-69	24,9	25,6	26,7	28,4	30,0	30,9	31,4
70-79	24,4	24,8	25,6	27,2	28,9	30,0	30,5
> 80	22,6	23,2	24,0	25,7	27,5	28,2	28,8

Fonte: Kuczmarski MF et al.[20]

Área muscular do braço corrigida (AMBc)

Essa medida corrige a massa óssea da massa muscular, mostrando mais fielmente alterações de massa muscular quando comparado à CMB.[1,5]

A fórmula é definida de acordo com o gênero, conforme segue:

$$\text{Homens:} \quad \text{AMBc (cm}^2) = \frac{[CB(cm) - \pi \times DCT(mm)/10]^2}{4\pi} - 10$$

$$\text{Mulheres:} \quad \text{AMBc (cm}^2) = \frac{[CB(cm) - \pi \times DCT(mm)/10]^2}{4\pi} - 6,5$$

A classificação do estado nutricional considerando a área muscular do braço corrigida se dá por meio da avaliação por percentis, conforme a Tabela 18.

TABELA 18 Classificação do estado nutricional segundo a área muscular do braço, de acordo com percentis

Normal	Desnutrição leve/moderada	Desnutrição grave
P > 15	P 5-15	P < 5

Fonte: Kaminura et al.[5]

TABELA 19 Valores de percentis para a área muscular do braço corrigida para homens (cm²)

Idade (anos)	Percentil – homens								
	5	10	15	25	50	75	85	90	95
1,0-1,9	9,7	10,4	10,8	11,6	13,0	14,6	15,4	16,3	17,2
2,0-2,9	10,1	10,9	11,3	12,4	13,9	14,6	16,4	16,9	18,4
3,0-3,9	11,2	12,0	12,6	13,5	15,0	16,4	17,4	18,3	19,5
4,0-3,9	12,0	12,9	13,5	14,5	16,2	17,9	18,8	19,8	20,9
5,0-5,9	13,2	14,2	14,7	15,7	17,6	19,5	20,7	21,7	23,2
6,0-6,9	14,4	15,3	15,8	16,8	18,7	21,3	22,9	23,8	25,7
7,0-7,9	15,1	16,2	17,0	18,5	20,6	22,6	24,5	25,2	28,6
8,0-8,9	16,3	17,8	18,5	19,5	21,6	24,0	25,5	26,6	29,0
9,0-9,9	18,2	19,3	20,3	21,7	23,5	26,7	28,7	30,4	32,9
10,0-10,9	19,6	20,7	21,6	23,0	25,7	29,0	32,2	34,0	37,1
11,0-11,9	21,0	22,0	23,0	24,8	27,7	31,6	33,3	36,1	40,3
12,0-12,9	22,6	24,1	25,3	26,9	30,4	35,9	39,6	40,9	44,9
13,0-13,9	24,5	26,7	28,1	30,4	35,7	41,4	45,3	48,1	52,5
14,0-14,9	28,3	31,3	33,1	36,1	41,9	47,4	51,3	54,0	57,5
15,0-15,9	31,9	34,9	36,9	40,3	46,3	53,1	56,3	57,7	63,0
16,0-16,9	37,0	40,9	42,4	45,9	51,9	57,8	63,3	66,2	70,5
17,0-17,9	39,6	42,6	44,8	48,0	53,4	60,4	64,3	67,9	73,1
18,0-24,9	34,2	37,3	39,6	42,7	49,4	57,1	61,8	65,0	72,0
25,0-29,9	36,6	39,9	42,4	46,0	53,0	61,4	66,1	68,9	74,5
30,0-34,9	37,9	40,9	43,4	47,3	54,4	63,2	67,6	70,8	76,1
35,0-39,9	38,5	42,6	44,6	47,9	55,3	64,0	69,1	72,7	77,6

(continua)

96 AVALIAÇÃO DA COMPOSIÇÃO CORPORAL EM PACIENTES HOSPITALIZADOS

TABELA 19 Valores de percentis para a área muscular do braço corrigida para homens (cm^2) (*continuação*)

Idade (anos)	Percentil – homens								
	5	10	15	25	50	75	85	90	95
40,0-44,9	38,4	42,1	45,1	48,7	56,0	64,0	67,5	71,6	77,0
45,0-49,9	37,7	41,3	43,7	47,9	55,2	63,3	67,4	72,2	76,2
50,0-54,9	36,0	40,0	42,7	46,6	54,0	62,7	65,0	70,4	77,4
55,0-59,9	36,5	40,8	42,7	46,7	54,3	61,9	66,4	69,6	75,1
60,0-64,9	34,5	38,7	41,2	44,9	52,1	60,0	64,8	67,5	71,6
65,0-69,9	31,4	35,8	38,4	42,3	49,1	57,6	61,2	64,3	694
70,0-74,9	29,7	33,8	36,1	40,2	47,0	54	59,1	62,1	67,3

Fonte: Frisancho AR.[19]

TABELA 20 Valores de percentis para a área muscular do braço corrigida para mulheres (cm^2)

Idade (anos)	Percentil – mulheres								
	5	10	15	25	50	75	85	90	95
1,0-1,9	8,9	9,7	10,1	10,8	12,3	13,8	14,6	15,3	16,2
2,0-2,9	10,1	10,6	10,9	11,8	13,2	14,7	15,6	16,4	17,3
3,0-3,9	10,8	11,4	11,8	12,6	14,3	15,8	16,7	17,4	18,8
4,0-3,9	11,2	12,2	12,7	13,6	15,3	17,0	18,0	18,6	19,8
5,0-5,9	12,4	13,2	13,9	14,8	16,4	18,3	19,4	20,6	22,1
6,0-6,9	13,5	14,1	14,6	15,6	17,4	19,5	21,0	22,0	24,2
7,0-7,9	14,4	15,2	15,8	16,7	18,9	21,2	22,6	23,9	25,3
8,0-8,9	15,2	16,0	16,8	18,2	20,8	23,2	24,6	26,5	28,0
9,0-9,9	17,0	17,9	18,7	19,8	21,9	25,4	27,2	28,3	31,1
10,0-10,9	17,6	18,5	19,3	20,9	23,8	27,0	29,1	31,0	33,1
11,0-11,9	19,5	21,0	21,7	23,2	26,4	30,7	33,5	35,7	39,2
12,0-12,9	20,4	21,8	23,1	25,5	29,0	33,2	36,3	37,8	40,5
13,0-13,9	22,8	24,5	25,4	27,1	30,8	35,3	38,1	39,6	43,7
14,0-14,9	24,0	26,2	27,1	29,0	32,8	36,9	39,8	42,3	47,5
15,0-15,9	24,4	25,8	27,5	29,2	33,0	37,3	40,2	41,7	45,9
16,0-16,9	25,3	26,8	28,2	30,0	33,6	38,0	40,2	43,7	48,3
17,0-17,9	25,9	27,5	28,9	30,7	34,3	39,6	43,4	46,2	50,8
18,0-24,9	19,5	21,5	22,8	24,5	28,3	33,1	36,4	39,0	44,2
25,0-29,9	20,5	21,9	23,1	25,2	29,4	34,9	38,5	41,9	47,8
30,0-34,9	21,1	23,0	24,2	26,3	30,9	36,8	41,2	44,7	51,3
35,0-39,9	21,1	23,4	24,7	27,3	31,8	38,7	43,1	46,1	54,2
40,0-44,9	21,3	23,4	25,5	27,5	32,3	39,8	45,8	49,5	55,8
45,0-49,9	21,6	23,1	24,8	27,4	32,5	39,5	44,7	48,4	56,1

(*continua*)

TABELA 20 Valores de percentis para a área muscular do braço corrigida para mulheres (cm²) (*continuação*)

Idade (anos)	Percentil – mulheres								
	5	10	15	25	50	75	85	90	95
50,0-54,9	22,2	24,6	25,7	28,3	33,4	40,4	46,1	49,6	55,6
55,0-59,9	22,8	24,8	26,5	28,7	34,7	42,3	47,3	52,1	58,8
60,0-64,9	22,4	24,5	26,3	29,2	34,5	41,1	45,6	49,1	55,1
65,0-69,9	21,9	24,5	26,2	28,9	34,6	41,6	46,3	49,6	56,5
70,0-74,9	22,2	24,4	26,0	28,8	34,3	41,8	46,4	49,2	54,6

Fonte: Frisancho AR.[19]

Área de gordura do braço (AGB)

Além do uso das dobras cutâneas, podemos utilizar também o cálculo da área de gordura do braço para estimar a massa gorda, conforme a fórmula a seguir:

$$AGB(cm^2) = \frac{CMB(cm) \times [DCT\ (mm)/10]}{2} - \frac{\pi \times [DCT\ (mm)/10]^2}{4}$$

A classificação é definida como obesidade para percentil maior que 90 (ver Tabelas 21 e 22).[5]

TABELA 21 Valores de percentis para AGB para homens (cm²)

Idade (anos)	Percentil								
	5	10	15	25	50	75	85	90	95
1,0-1,9	4,5	4,9	5,3	5,9	7,4	8,9	9,6	10,3	11,7
2,0-2,9	4,2	4,8	5,1	5,8	7,3	8,6	9,7	10,6	11,6
3,0-3,9	4,5	5,0	5,4	5,9	7,2	8,8	9,8	10,6	11,8
4,0-3,9	4,1	4,7	5,2	5,7	6,9	8,5	9,3	10,0	11,4
5,0-5,9	4,0	4,5	4,9	5,5	6,7	8,3	9,8	10,9	12,7
6,0-6,9	3,7	4,3	4,6	5,2	6,7	8,6	10,3	11,2	15,2
7,0-7,9	3,8	4,3	4,7	5,4	7,1	9,6	11,6	12,8	15,5
8,0-8,9	4,1	4,8	5,1	5,8	7,6	10,4	12,4	15,6	18,6
9,0-9,9	4,2	4,8	5,4	6,1	8,3	11,8	15,8	18,2	21,7
10,0-10,9	4,7	5,3	5,7	6,9	9,8	14,7	18,3	21,5	27,0
11,0-11,9	4,9	5,5	6,2	7,3	10,4	16,9	22,3	26,0	32,5
12,0-12,9	4,7	5,6	6,3	7,6	11,3	15,8	21,1	27,3	35,0
13,0-13,9	4,7	5,7	6,3	7,6	10,1	14,9	21,2	25,4	32,1
14,0-14,9	4,6	5,6	6,3	7,4	10,1	15,9	19,5	25,5	31,8
15,0-15,9	5,6	6,1	6,5	7,3	9,6	14,6	20,2	24,5	31,3
16,0-16,9	5,6	6,1	6,9	8,3	10,5	16,6	20,6	24,8	33,5

(*continua*)

98 AVALIAÇÃO DA COMPOSIÇÃO CORPORAL EM PACIENTES HOSPITALIZADOS

TABELA 21 Valores de percentis para AGB para homens (cm²) (*continuação*)

Idade (anos)	Percentil								
	5	10	15	25	50	75	85	90	95
17,0-17,9	5,4	6,1	6,7	7,4	9,9	15,6	19,7	23,7	28,9
18,0-24,9	5,5	6,9	7,7	9,2	13,9	21,5	26,8	30,7	37,2
25,0-29,9	6,0	7,3	8,4	10,2	16,3	23,9	29,7	33,3	40,4
30,0-34,9	6,2	8,4	9,7	11,9	18,4	25,6	31,6	34,8	41,9
35,0-39,9	6,5	8,1	9,6	12,8	18,8	25,2	29,6	33,4	39,4
40,0-44,9	7,1	8,7	9,9	12,4	18,0	25,3	30,1	35,3	42,1
45,0-49,9	7,4	9,0	10,2	12,3	18,1	24,9	29,7	33,7	40,4
50,0-54,9	7,0	8,6	10,1	12,3	17,3	23,9	29,0	32,4	40,0
55,0-59,9	6,4	8,2	9,7	12,3	17,4	23,8	28,4	33,3	39,1
60,0-64,9	6,9	8,7	9,9	12,1	17,0	23,5	28,3	31,8	38,7
65,0-69,9	5,8	7,4	8,5	10,9	16,5	22,8	27,2	30,7	36,3
70,0-74,9	6,0	7,5	8,9	11,0	15,9	22,0	27,7	29,1	34,9

Fonte: Frisancho AR.[19]

TABELA 22 Valores de percentis para AGB para mulheres (cm²)

Idade (anos)	Percentil								
	5	10	15	25	50	75	85	90	95
1,0-1,9	4,1	4,6	5,0	5,6	7,1	8,6	9,5	10,4	11,7
2,0-2,9	4,4	5,0	5,4	6,1	7,5	9,0	10,0	10,8	12,0
3,0-3,9	4,3	5,0	5,4	6,1	7,6	9,2	10,2	10,8	12,2
4,0-3,9	4,3	4,9	5,4	6,2	7,7	9,3	10,4	11,3	12,8
5,0-5,9	4,4	5,0	5,4	6,3	7,8	9,8	11,3	12,5	14,5
6,0-6,9	4,5	5,0	5,6	6,2	8,1	10,0	11,2	13,3	16,5
7,0-7,9	4,8	5,5	6,0	7,0	8,8	11,0	13,2	14,7	19,0
8,0-8,9	5,2	5,7	6,4	7,2	9,8	13,3	15,8	18,0	23,7
9,0-9,9	5,4	6,2	6,8	8,1	11,5	15,6	18,8	22,0	27,5
10,0-10,9	6,1	6,9	7,2	8,4	11,9	18,0	21,5	25,3	29,9
11,0-11,9	6,6	7,5	8,2	9,8	13,1	19,9	24,4	28,2	36,8
12,0-12,9	6,7	8,0	8,8	10,8	14,8	20,8	24,8	29,4	34,0
13,0-13,9	6,7	7,7	9,4	11,6	16,5	23,7	28,7	32,7	40,8
14,0-14,9	8,3	9,6	10,9	12,4	17,7	25,1	29,5	34,6	41,2
15,0-15,9	8,6	10,0	11,4	12,8	18,2	24,4	29,2	32,9	44,3
16,0-16,9	11,3	12,8	13,7	15,9	20,5	28,0	32,7	37,0	46,0
17,0-17,9	9,5	11,7	13,0	14,6	21,0	29,5	33,5	38,0	51,6
18,0-24,9	10,0	12,0	13,5	16,1	21,9	30,6	37,2	42,0	51,6
25,0-29,9	11,0	13,3	15,1	17,7	24,5	34,8	42,1	47,1	57,5
30,0-34,9	12,2	14,8	17,2	20,4	28,2	39,0	46,8	52,3	64,5

(*continua*)

TABELA 22   Valores de percentis para AGB para mulheres (cm²) (*continuação*)

Idade	Percentil								
(anos)	5	10	15	25	50	75	85	90	95
35,0-39,9	13,0	15,8	18,0	21,8	29,7	41,7	49,2	55,5	64,9
40,0-44,9	13,8	16,7	19,2	23,0	31,3	42,6	51,0	56,3	64,5
45,0-49,9	13,6	17,1	19,8	24,3	33,0	44,4	52,3	58,4	68,8
50,0-54,9	14,3	18,3	21,4	25,7	34,1	45,6	53,9	57,7	65,7
55,0-59,9	13,7	18,2	20,7	26,0	34,5	46,4	53,9	59,1	69,7
60,0-64,9	15,3	19,1	21,9	26,0	34,8	45,7	51,7	58,3	68,3
65,0-69,9	13,9	17,6	20,0	24,1	32,7	42,7	49,2	53,6	62,4
70,0-74,9	13,0	16,2	28,8	22,7	31,2	41,0	46,4	51,4	57,7

Fonte: Frisancho AR.[19]

PORCENTAGEM DE GORDURA CORPORAL

O método das dobras cutâneas é bastante utilizado no estudo da composição corporal, com o objetivo de predizer a massa gorda baseando-se na porcentagem de gordura corporal.[36] Uma das formas de determinar a porcentagem de gordura corporal é com base no somatório das dobras cutâneas, conforme demonstrado a seguir.

Somatório de 4 dobras cutâneas:[1]

> Bíceps + tríceps + subescapular + supra ilíaca

Após o somatório das dobras, verifica-se a porcentagem de gordura corporal na Tabela 23.

TABELA 23   Porcentagem de gordura corporal de acordo com o somatório de 4 dobras cutâneas (bíceps, tríceps, subescapular, supra ilíaca)

Dobras	Homens (idade em anos)				Mulheres (idade em anos)			
cutâneas	17-29	30-39	40-49	≥ 50	16-29	30-39	40-49	≥ 50
15	48	–	–	–	10,5	–	–	–
20	8,1	12,2	12,2	12,6	14,1	17,0	19,8	21,4-
25	10,5	14,2	15,0	15,6	16,8	19,4	22,2	24,0
30	12,9	16,2	17,7	18,6	19,5	21,8	24,5	26,6
35	14,7	17,7	19,6	20,8	21,5	23,7	26,4	28,5
40	16,4	19,2	21,4	22,9	23,4	25,5	28,2	30,3
45	17,7	20,4	23,0	24,7	25,0	26,9	29,6	31,9
50	19,0	21,5	24,6	26,5	26,5	28,2	31,0	33,4
55	20,1	22,5	29,2	27,9	27,8	29,4	32,1	34,6

(*continua*)

TABELA 23 Porcentagem de gordura corporal de acordo com o somatório de 4 dobras cutâneas (bíceps, tríceps, subescapular, supra ilíaca) (*continuação*)

Dobras cutâneas	Homens (idade em anos)				Mulheres (idade em anos)			
	17-29	30-39	40-49	≥ 50	16-29	30-39	40-49	≥ 50
60	21,2	23,5	27,1	29,2	29,1	30,6	33,2	35,7
65	22,2	24,3	28,2	30,4	30,2	31,6	34,1	36,7
70	23,1	25,1	29,3	31,6	31,2	32,5	35,0	37,7
75	24,0	25,9	30,3	32,7	32,2	33,4	35,9	38,7
80	24,8	26,6	31,2	33,8	33,1	34,3	36,7	39,6
85	25,5	27,2	32,1	34,8	34,0	35,1	37,5	40,4
90	26,2	28,4	33,0	35,8	35,6	35,8	38,3	41,2
95	26,9	29,0	33,7	36,6	36,4	36,5	39,0	41,9
100	27,6	29,6	34,4	37,4	37,1	37,2	39,7	42,6
105	28,2	30,1	35,5	38,2	37,8	37,9	40,4	43,3
110	28,8	30,6	35,8	39,0	38,4	38,6	41,0	43,9
115	29,4	31,1	36,4	39,7	39,0	39,1	41,5	44,5
120	30,0	31,5	37,0	40,4	39,6	39,6	42,0	45,1
125	30,5	31,9	37,6	41,1	40,2	40,1	42,5	45,7
130	31,0	31,3	38,2	41,8	40,8	40,6	43,0	46,2
135	31,5	32,3	32,7	42,4	41,3	41,1	43,5	46,7
140	32,0	32,7	39,2	43,0	41,8	41,6	44,0	47,2
145	32,5	33,1	39,7	43,6	42,3	42,1	44,5	47,7
150	32,9	33,5	40,2	44,1	42,8	42,6	45,0	48,2
155	33,3	33,9	40,7	44,6	43,3	43,1	45,4	48,7
160	33,7	34,3	41,2	45,1	43,7	43,6	45,8	49,2
165	34,1	34,6	41,6	45,6	44,1	44,0	46,2	49,6
170	34,5	34,8	42,0	46,1	–	44,4	46,6	50,0
175	34,9	–	–	–	–	44,8	47,0	50,4
180	35,3	–	–	–	–	45,2	47,4	50,8
185	35,6	–	–	–	–	45,6	47,8	51,2
190	35,9	–	–	–	–	45,9	48,2	51,6
195	–	–	–	–	–	46,2	48,5	52,0
200	–	–	–	–	–	46,5	48,8	52,4
205	–	–	–	–	–	–	49,1	52,7
210	–	–	–	–	–	–	49,4	53,0

Fonte: Durnin e Womersley.[38]

Outro método que utiliza medidas antropométricas para verificação da porcentagem de gordura corporal é o índice de adiposidade corporal (IAC). Foi desenvolvido por Bergman et al.[39] e validado para as populações americana e mexicana. Obteve resultados que se correlacionaram positivamente com a avaliação por DEXA.

Esse índice, que reflete a porcentagem de gordura corporal, utiliza a medida da circunferência do quadril e da estatura, conforme a fórmula a seguir:

$$IAC (\% \text{ gordura corporal})^{39} = \frac{\text{circunferência do quadril (cm)}}{\text{estatura}^{1,5}} - 18$$

TABELA 24 Classificação da porcentagem de gordura corporal, de acordo com o gênero

Classificação	Masculino (%)	Feminino (%)
Risco de doenças associadas ao baixo peso	≤ 5	≤ 8
Abaixo da média	6-14	9-22
Média	15	23
Acima da média	16-24	24-31
Elevado	≥ 25	≥ 32

Fonte: adaptada de Lohmann TG.[27]

Não existem valores de classificação validados de acordo com a faixa etária, porém trabalho realizado por Bjorntorp e Evans[40] verificou que para idosos a normalidade foi de até 38% para homens e 43% para mulheres, considerando assim a alteração da composição corporal que ocorre com o envelhecimento e causa aumento da massa gorda e redução de massa muscular.

Espessura do músculo adutor do polegar (EMAP)

A utilização da medida EMAP é relativamente recente. Estudos mostram correlação fraca ou moderada com a massa muscular total. Diversos fatores podem influenciar o resultado obtido, como a lateralidade, pois sabe-se que a mão dominante apresenta maior desenvolvimento muscular, e a prática do avaliador, para que consiga a medição no ponto correto. Sugere-se que ela seja utilizada de modo complementar na avaliação nutricional, não constituindo um parâmetro único de diagnóstico e monitoramento.[41]

Como realizar a medida?

Realizar a medida na mão dominante. O paciente deve estar com a mão relaxada e formando um ângulo de 90º (Figura 24).[42]

A seguir, o cálculo para realizar a porcentagem de adequação:

$$\% \text{ de adequação: } \frac{\text{EMAP aferido} \times 100}{\text{EMAP mediano}}$$

EMAP: espessura do músculo adutor do polegar.

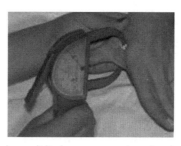

FIGURA 24 Realização da medida da espessura do músculo adutor do polegar.
Fonte: Lameu et al.[42]

TABELA 25 Valores medianos (mm) da EMAP de acordo com idade e gênero

Idade (anos)	Masculino (mm)	Feminino (mm)
< 25	12	10
26-45	12,25	10
46-65	13	12
> 65	12	10

EMAP: espessura do músculo adutor do polegar.
Fonte: Lameu et al.[42]

TABELA 26 Classificação do estado nutricional de acordo com a porcentagem de adequação da EMAP

Ausência de depleção	Desnutrição Leve	Desnutrição moderada	Desnutrição grave
100%	90-99%	60-90%	< 60%

EMAP: espessura do músculo adutor do polegar.
Fonte: Lameu et al.[42]

Em estudo de Rosario et al.,[43] no qual foram avaliados pacientes com insuficiência cardíaca, correlacionando os resultados da EMAP com parâmetros da avaliação por bioimpedância, incluindo o ângulo de fase e também outros parâmetros antropométricos como CMB e AMB, observou-se que 70% dos pacientes avaliados obtiveram correlação positiva com esses parâmetros, mostrando que pode ser utilizado junto a outras medidas para avaliar o prognóstico de pacientes cardiopatas.

Conclui-se que a antropometria é um método de avaliação que auxilia na identificação de alterações da composição corporal de forma fácil e rápida, contribuindo assim para o diagnóstico nutricional e a avaliação de risco para algumas doenças. Porém, há necessidade de conhecimento e prática na realização das técnicas de medidas e de uma interpretação correta para que a conduta nutricional seja assertiva e possa ser monitorada de forma eficaz.

REFERÊNCIAS BIBLIOGRÁFICAS

1. Dias MCG, Horie LM, Waitzberg DL. Exame físico e antropometria. In: Nutrição oral, enteral e parenteral na prática clínica. São Paulo: Atheneu; 2017.
2. Tur JA, Biblioni MDM. Anthropometry, body composition and resting energy expenditure in human. Nutrients. 2019;11:1891-4.
3. Araujo GT. Antropometria. Catanduva: Associação Brasileira de Nutrologia (ABRAN); 2015.
4. Pereira PMG, Silva GA, Santos Jr GM, Petroski EL. Development and validation of anthropometric equations to estimate appendicular muscle mass in elderly women. Nutr J. 2013;12(92):1-12.
5. Kamimura MA, Baxmann A, Sampaio LR, Cuppari L. Avaliação nutricional. In: Guias de medicina ambulatorial e hospitalar: nutrição clínica no adulto. Barueri: Manole; 2019.
6. Chumlea WC, Guo S, Roche AF, Steinbaugh ML. Prediction of body weight for the nonambulatory elderly from anthropometry. J Am Diet Assoc. 1988;88(5):564-8.
7. Rabito EI, Vannuchi GB, Suen VMM, Castilho Neto LL, Marchini JS. Weight and height prediction of immobilized patients. Rev Nutr. 2006;19(6):655-61.
8. Santos EA, Camargo RN, Paulo AZ. Análise comparativa de fórmulas de estimativa de peso e altura para pacientes hospitalizados. Rev Bras Nutr Clin. 2012;27(4):218-25.
9. García-Martínez MA, Cherednichenkoa T, Encinas YH, Espinosa AIC, Llanes AA, Escribano JAA. Calidad de la medición antropométrica en las unidades de medicina intensiva espanolas (Estudio CAMIES). Med Intensiva. 2018;42(6):329-36.
10. World Health Organization. Physical status: the use and interpretation of anthropometry. 1998. Available: http://apps.who.int/iris/bitstream/10665/37003/1/WHO_TRS_854.pdf?ua (acesso 12 mar 2020).
11. Organización Panamericana de la Salud. División de Promoción y Protección de la Salud (HPP). Encuesta Multicentrica salud beinestar y envejecimiento (SABE) en América Latina el Caribe: Informe Preliminar. In: XXXVI Reunión del Comité asesor de investigaciones em Salud; 2001. Kingston, Jamaica: OPAS; 2002. Available: www.opas.org/program/sabe.htm (acesso 13 mar 2020).
12. World Health Organization. Child growth standards: length/height-for-age, weight-for-age, weight-for-length, weight-for-height and body mass index-for-age: methods and development. Geneva: WHO, 2006.
13. De Onis M, Onyango AW, Borghi E, Siyam A, Nishida C, Siekmann J. Development of a WHO growth reference for school-aged children and adolescents. Bull World Health Organ. 2007;85(9):660-7.
14. Yu E, Strokes AC, Ley SH, Manson JE, Willett W, Satija A, et al. Weight history, all-cause and cause-specific mortality in three prospective cohort studies. Ann Intern Med. 2017;166(9):613-20.
15. Arends J, Bachmann P, Baracos V, Barthelemy N, Bertz H, Bozzetti F, et al. Espen guidelines on nutrition in cancer patients. Clinical Nutrition. 2017;36:11-48.
16. Costa RF. Composição corporal: avaliação prática. In: Nutrição esportiva: uma visão prática. 2 ed. Barueri: Manole; 2008.
17. Stewart A, Marfell-Jones M, Olds T, Ridder H. Padrões internacionais para avaliação antropométrica. Glasgow, Scotland: The International Society for the Advancement of Kinanthropometry (ISAK); 2011.
18. Blackburn GL, Thornton PA. Nutritional assessment of the hospitalized patients. Med Clin North Am. 1979;63:1103-15.
19. Frisancho AR. Anthropometrics standarts for the assessment of growth and nutritional status. Michigan: University of Michigan; 1990.
20. Kuczmarski MF, Kuczmarski RJ, Najjar M. Descriptive anthropometric reference data for older Americans. J Am Diet Assoc. 2000;100(1):59-66.
21. Vitolo MR. Nutrição: da gestação ao envelhecimento. Rio de Janeiro: Ed. Rubio; 2008.

22. Gu Z, Li D, He H, Wang J, Hu X, Zhang P, et al. Body mass index, waist circumference and waist-to-height ratio for prediction of multiple metabolic risk factors in Chinese elderly population. Scientific Reports. 2018;(8):385.
23. Bray G.A, Gray DS. Obesity. Part I: pathogenesis. West J Med. 1988;149:429-41.
24. Correa MM, Tomasi E, Thumé E, Oliveira ERA, Facchini LA. Razão cintura-estatura como marcador antropométrico de excesso de peso em idosos brasileiros. Cad Saúde Pública. 2017;33(5):e00195315.
25. Ashwell M, Gunn P, Gibson S. Waist-to-height ratio is a better screening tool than waist circumference and BMI for adult cardiometabolic risk factors: systematic review and metaanalysis. Obes Rev. 2012;13:275-86.
26. Barroso TA, Marins LB, Alves R, Gonçalves ACR, Barroso SG, Rocha GS. Associação entre a obesidade central e incidência de doenças e fatores de risco cardiovascular. Int J Cardiovas Sci. 2017;30(5):416-24.
27. Lohman TG. Advances in body composition assessment: current issues in exercise science. Monograph 3. Champaign, Illinois: Human Kinetics Publishers; 1992.
28. Barbosa-Silva TG, Bielemann RM, Gonzalez MC, Menezes AMB. Prevalence of sarcopenia among community-dwelling elderly of a medium-sized South American city: results of the COMO VAI? study. J Cachexia Sarcopenia Muscle. 2015;7(2):136-43.
29. Real GG, Fruhauf IR, Sedrez JHK, Dall'Acqua EJF, Gonzalez MC. Calf circumference: a marker of muscle mass as a predictor of hospital readmission. JPEN. 2018;00:1-8.
30. Kuçuk U, Kuçuk HO, Cuce F, Balta S. Relação entre circunferência do pescoço e espessura da gordura epicárdica em uma população de homens saudáveis. Arq Bras Cardiol. 2016;107(3):266-70.
31. Frizon V, Boscaini C. Circunferência do pescoço, fatores de risco para doenças cardiovasculares e consumo alimentar. Rev Bras Cardiol. 2013;26(6):426-34.
32. World Health Organization. Measuring obesity: classification and distribution of anthropometric data. Denmark: WHO; 1989.
33. Ben-Noun L, Sohar E, Laor A. Neck circumference as a simple screening measure for identifying overweight and obese patients. Obes Res. 2001;9(8):470-7.
34. Ross WD, Carr RV, Carter JEL. Antropometry illustrated: a browser ased interactive textbook and learning system. The Human Animal Series. 2000;1.
35. Jackson AS, Pollock ML. Pratical assessment of body composition. Physician Sportsmed. 1985;13:256-62.
36. Machado, AF. Dobras cutâneas: localização e procedimentos. Rev Desporto Saúde. 2008;4(2):41-5.
37. Abe T, Dankel SJ, Bell ZW, Fujita E, Yaginuma Y, Akamine T, et al. Impact of fat-free adipose tissue on the prevalence of low muscle mass estimated using calf circumference in middle-aged and older adults. J Frailty Aging. 2020;9(2):90-3.
38. Durnin JVGA, Womersley JVGA. Body fat assessed from total body density and its estimation from skinfold thickness: measurements on 481 men and women aged from 16 to 72 years. Br J Nutrit. 1974;32(1):77-97.
39. Bergman RN, Stefanovski D, Buchanan TA, Sumner AE, Reynolds JC, Sebring NG, et al. A better index of body adiposity. Obesity. 2011;19(5):1083-9.
40. Bjorntorp P, Evans W. The effect of exercise on body composition. In: Waltkins J, Roubenoff R, Rosemberg IH. Body composition the measure and meaning of changes with aging. Boston: Foundation for Nutritional Advancement; 1992.
41. Pereira PML, Neves FS, Bastos MG, Candido APC. Espessura do músculo adutor do polegar para avaliação nutricional: uma revisão sistemática. Rev Bras Enferm. 2018;71(6):3270-80.
42. Lameu EB, Gerude MF, Corrêa RC, Lima KA. Adductor pollicis muscle: a new anthropometric parameter. Rev Hosp Clin Fac Med São Paulo. 2004;59(2):57-62.
43. Rosario FS, Gianinni DT, Leal VO, Mourilhe-Rocha R. Adductor pollicis muscle thickness as a marker of nutritional status in heart failure. Int J Cardiovas Sci. 2019;32(3):253-60.

CAPÍTULO 6

Avaliação da composição corporal por bioimpedância elétrica

Grasiela Konkolisc Pina de Andrade
Juliana Bonfleur Carvalho
Ludiane Alves do Nascimento

DEFINIÇÃO

A análise por bioimpedância elétrica (BIA) é uma abordagem amplamente aplicada em medidas de composição corporal e sistemas de avaliação em saúde. Existe um amplo espectro de utilização da bioimpedância em unidades de saúde, como para avaliação da composição corporal, prognóstico da doença e monitoramento da integridade celular.[1]

É um método indireto de avaliação realizado por meio da medida da resistência total do corpo à passagem de correntes elétricas de baixa amplitude e alta frequência.[1-3] Essa corrente fraca, imperceptível e inofensiva passa pelo corpo através de pares de eletrodos.[4]

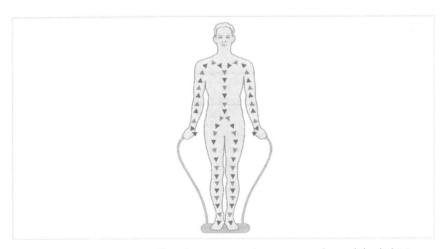

FIGURA 1 Representação gráfica da passagem de corrente pela medida de bioimpedância elétrica.

O método fundamenta-se no princípio de que os tecidos corporais oferecem diferentes oposições à passagem da corrente elétrica: tecidos magros apresentam resistência baixa, pois são altamente condutores de corrente elétrica por sua grande quantidade de água e eletrólitos; já os ossos, pele e gordura são meios de baixa condutividade.[1,2]

Essa oposição à corrente é chamada impedância (Z) e tem dois vetores, denominados resistência (R) e reactância (Xc).[5] A reactância está relacionada ao balanço hídrico extra e intracelular e à capacidade de os tecidos magros conduzirem a corrente elétrica. A resistência (R) refere-se aos compartimentos de gordura e ossos, que, por não serem bons condutores de energia, oferecem maior resistência à passagem dessa corrente.[1]

Além disso, no corpo humano, as membranas celulares podem armazenar a energia por um pequeno período, "atrasando" a corrente. Esse "atraso" no fluxo da corrente elétrica, causado pela capacitância, gera uma queda na tensão da corrente ou uma mudança de fase, que é definida como ângulo de fase (AF), ou, ainda, como arco tangente da relação Xc e R. O ângulo de fase e suas aplicações serão mais bem discutidos ainda neste capítulo.[6]

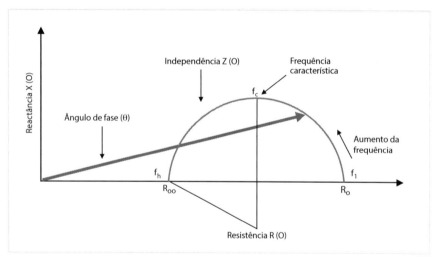

FIGURA 2 Demonstração da derivação gráfica do ângulo de fase, resistência, reactância, impedância e frequência da corrente aplicada com base no gráfico de Cole.
Fonte: Eickemberg et al.[6]

TIPOS DE FREQUÊNCIA

Os principais tipos de frequência que os aparelhos de bioimpedância (BIA) operam são:

- Frequência única ou simples (50kHz) (FU-BIA): baseia-se na hipótese de que o corpo é um condutor cilíndrico, de lados iguais e com diâmetro uniforme. Prevê o volume de água corporal total (ACT), que é composto por porcentagens flutuantes de água extracelular (AEC) que perfazem aproximadamente 75% da ACT, e água intracelular (AIC), que representa o restante. Basicamente fornece medidas de ACT e estima a massa livre de gordura (MLG) com base no uso de equações, para indivíduos com hidratação normal, por isso não é válido para condições corporais com hidratação significativamente alterada.[1,4,7]
- Multifrequência (MF-BIA): são modelos mais recentes de tecnologia, nos quais é usada corrente elétrica de frequência múltipla (duas ou mais frequências). No geral operam com 5, 50 e 100 kHz. São capazes de estimar a MLG e a ACT, diferenciando água intra e extracelular, com base na medida da água extracelular pelas correntes de baixa frequência (1 ou 5 kHz) e da água corporal total pelas frequências altas (100 ou 500 kHz).[1,4,7]
- BIA segmentada ou por espectroscopia (BIS): é uma variação da BIA de multifrequência, geralmente medida sob um grande espectro de frequências que podem operar entre 0-1.000 kHz. Estima gordura corporal e massa magra (MM) por região corporal, e diferencia fluidos corporais em diferentes patologias.[1,4,7]

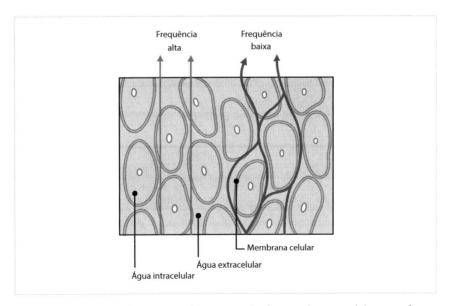

FIGURA 3 Passagem da corrente elétrica através das membranas celulares conforme as frequências.
Fonte: adaptada de Mundi et al.[8]

Em geral, a impedância multifrequência não melhora a estimativa da composição corporal em comparação com a impedância de frequência única, mas pode fornecer uma estimativa mais precisa de água corporal total e água extracelular, que é limitada quando se usa um instrumento com uma única frequência.[9]

VANTAGENS E DESVANTAGENS

Na Tabela 1 estão listadas as principais vantagens e desvantagens do uso da BIA:

TABELA 1 Vantagens e desvantagens do uso da bioimpedância

Vantagens	Desvantagens
▪ Barato, seguro e não invasivo.	▪ O resultado é afetado pelo estado de hidratação (edema).
▪ Técnica simples e de fácil aplicação.	
▪ Equipamento portátil de aplicação rápida.	▪ Necessidade de manter a posição.
	▪ Compartimentos corporais estimados por equações (que varia de acordo com os aparelhos, etnia e idade).
▪ Pode ser realizada à beira-leito.	
▪ Permite a medição do ângulo de fase.	
▪ Não requer pessoal altamente treinado.	▪ Sem acurácia para extremos de IMC (< 16 ou > 34).

Fonte: adaptado de Deutz et al.;[10] Joskova et al.;[11] Wischmeyer et al.;[12] Norman et al.[13]

As principais contraindicações para o uso da BIA são:

▪ Pacientes com grandes próteses metálicas: a prótese pode ser confundida com massa muscular no momento da mensuração e superestimar a quantidade de tecido magro. O ideal é medir o lado do corpo não afetado.[5]
▪ Gestantes: alguns estudos já foram realizados, entretanto ainda é contraindicada para utilização rotineira, principalmente devido às diferenças de hidratação e geometria corporal nesta fase, que podem interferir nos resultados.[4,5]
▪ Uso de marca-passo ou outro dispositivo movido a bateria: embora não haja relatos de incidentes conhecidos como resultado de medições da BIA, não é possível eliminar a possibilidade de que o campo induzido de corrente durante a medição altere a atividade do marca-passo, desfibrilador ou outro aparelho.[5]

Em pacientes monitorizados, a indicação ou não do uso varia entre as diversas marcas e aparelhos existentes no mercado. Nesse caso, o ideal é seguir a recomendação do fabricante.

Outro desafio para o uso da BIA refere-se à sua aplicação na avaliação da composição corporal em crianças e adolescentes, pois, de acordo com o estágio de crescimento e maturação biológica, há uma grande variação nos vários componentes corporais (água, proteínas, minerais etc.) desde o nascimento até a idade adulta. Essa variação pode afetar significativamente a estimativa de massa gorda (MG) e de massa livre de gordura (MLG), especialmente nos modelos bicompartimentais.[14] Nesse caso, vale a mesma recomendação de seguir a orientação do fabricante quanto à indicação do uso do aparelho na infância e na adolescência.

Nos métodos de BIA, é assumido que as pessoas estejam em estado normal de hidratação, por isso para pacientes ambulatoriais orienta-se um preparo prévio para a realização da avaliação, com o objetivo de prevenir situações que possam interferir nos resultados de composição obtidos:[4,9]

- Não consumir nenhum alimento ou bebida (4 horas).
- Não fazer exercícios extenuantes (12 horas).
- Urinar 30 minutos antes do teste.
- Não consumir álcool (24 horas).
- Não fazer uso de diuréticos 7 dias antes.
- Não estar retendo líquido – ciclo menstrual.

Na Tabela 2 estão descritos alguns estudos que analisaram o impacto de diferentes situações na variação dos valores de composição corporal:

TABELA 2 Impacto de diferentes situações na variação dos valores de massa livre de gordura e massa de gordura mediante a técnica de bioimpedância

Situação experimental	Variações nos valores de resistência	Impacto na MLG e na MG
Uso de diferentes tipos de ohmímetros	± 21 ΩW	Alterações nos valores de MLG e MG
Abdução das extremidades de 30 para 90°	↓ 12 ΩW	Redução em torno de 1,5% na MG
Troca dos eletrodos do lado direito para esquerdo	7-18 ΩW	Alterações nos valores de MLG e MG
Ingestão prévia de água (700 mL)	↑ 9 ΩW	Aumento de até 3% na MG
Ingestão de alimentos sólidos	– 4 a 14 ΩW	Redução entre 8-10% na MG
Realização de exercício físico moderado	↓ 3%	Não se normaliza antes de 60 minutos
Após 60 minutos em decúbito supino	↑ 17 ΩW	Aumento em torno de 2% na MG
Diminuição da temperatura ambiente de 35 para 14 °C	↑	Redução na MLG e aumentos na MG
Elevação da temperatura ambiente de 15 para 35 °C		
Uso de anticoncepcional oral	↓	Nenhum impacto significativo

MG: massa gorda; MLG: massa livre de gordura.
Fonte: adaptado de Guedes.[15]

Em pacientes internados esse preparo não é realizado por inúmeras razões: não é viável principalmente para casos graves, os pacientes não são expostos à maioria dos requisitos de preparo e principalmente porque os pacientes mantêm condições semelhantes de ingestão alimentar, atividade física e uso de medicamentos (principalmente soroterapia e diuréticos) durante a permanência hospitalar, ou seja, entre uma avaliação e outra.

Já em relação às características corporais, as que mais influenciam a medida e que podem ser consideradas limitantes são divididas em duas categorias: determinantes biológicos, como etnia, idade e gênero, e condições clínicas, como alterações de hidratação (edema, hiper-hidratação, desidratação), obesidade extrema ou desnutrição severa, além da presença de ascite intensa, miopatias e doenças degenerativas.[9,10]

Além dessas, em nossa prática clínica houve dificuldade de mensuração de pacientes com tumores sólidos abdominais extensos e na ocorrência de alguns tipos de GVHD, principalmente de pele. Nessas circunstâncias, o ideal é avaliar cada caso e verificar a eficácia e a precisão da mensuração.

Para outras situações, como lipodistrofia, mixedema, síndromes de alterações metabólicas, entre outros, quando o indivíduo apresenta distribuição irregular da composição corporal, uma alternativa é usar equações de correção e avaliação segmentar.[9]

TABELA 3 Características corporais, sua influência na avaliação e recomendações para a execução e interpretação dos resultados

	Características que podem influenciar a avaliação	Recomendações
Determinantes biológicos		
Etnia	Diferenças estruturais entre tronco e membros e sobre hidratação da massa magra	Use equações específicas da etnia
Idade	Variações etárias na hidratação dos tecidos e no segmento composição	Use equações específicas da idade
Gênero	Diferenças estruturais entre os gêneros	Use equações específicas de gênero
Condições clínicas		
Situações anormais de hidratação	Alteração na precisão da medição	Use BIA segmentar
Obesidade	Variações na hidratação, aumento da massa gorda	Atenção reforçada para pacientes com IMC > 35; use BIA segmentar

(continua)

TABELA 3 Características corporais, sua influência na avaliação e recomendações para a execução e interpretação dos resultados (*continuação*)

	Características que podem influenciar a avaliação	Recomendações
	Condições clínicas	
Desnutrição grave ou anorexia nervosa	Variações na hidratação	Atenção reforçada para pacientes com IMC < 16
Distúrbios neurológicos	A condutividade da corrente pode ser prejudicada por irregularidade do tecido e/ou malformações	Use BIA segmentar; mantenha o acompanhamento longitudinal

BIA: bioimpedância; IMC: índice de massa corporal.
Fonte: adaptado de Mialich et al.[9]

A acurácia da estimativa da composição corporal é dependente não somente da validade da equação usada, mas também da padronização das condições durante o teste. O procedimento padrão para a realização do teste deve seguir, de maneira geral, esses passos:[1,4,9]

- Medir a estatura e pesar o avaliado (quando o aparelho não fizer a pesagem durante a medição).
- Seguir a recomendação do fabricante quanto à posição em que será realizada a mensuração (em pé, sentado ou deitado).
- Os braços e pernas devem estar afastados do corpo em um ângulo de 45° e sem adornos de metal (relógio, pulseiras, aliança etc.), pois eles podem interferir nas medições de impedância.
- A temperatura da sala deve estar normal (sem extremos de calor e frio).
- Os eletrodos devem ser alocados a uma distância de cerca de 5 cm e não pode haver lesões cutâneas no local. Observação: em situações em que há alguma condição ou característica que limitaria a colocação dos eletrodos na superfície do corpo, como amputação, malformação, atrofia e hemiplegia, os eletrodos devem ser fixados em uma parte do corpo não afetada.
- Limpar a pele com álcool nos pontos anatômicos onde serão alocados os eletrodos.
- Alimentar o aparelho com os dados pessoais do paciente: no geral sexo, idade, estatura e peso.
- Conectar os eletrodos pretos e vermelhos conforme a orientação do fabricante do aparelho.
- Realizar a medida e conferir se os critérios de confiança da medição foram atingidos (eles variam de aparelho para aparelho).

- Caso não tenham sido atingidos, realizar a medida novamente (pode ser realizada até 3 vezes).

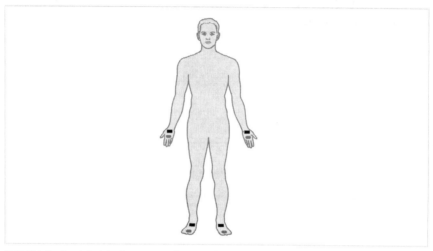

FIGURA 4 Posição ideal para a realização da mensuração da bioimpedância. (Veja imagem colorida no encarte.)
Fonte: adaptada de Khalhil et al.[1]

PRINCIPAIS PARÂMETROS ANALISADOS

A utilização da bioimpedância contribui para a estimativa dos compartimentos corporais mais importantes: massa gorda, massa livre de gordura e água corporal,[9] que auxiliam no diagnóstico do risco nutricional e na avaliação da mudança do estado nutricional ao longo do tempo.[1]

Nos aparelhos mais recentes de bioimpedância, o corpo humano é dividido em cinco segmentos não homogêneos: dois membros superiores, dois membros inferiores e o tronco. A partir daí é realizada a estimativa da MG e da MLG, que consiste em minerais ósseos e massa celular corporal (MCC), que inclui proteínas e água corporal total (soma da água extracelular e intracelular). As figuras a seguir mostram os cinco segmentos e compartimentos do corpo humano.[1]

A observação de flutuações na composição corporal, como massa livre de gordura, massa gorda e água corporal total, a partir dos limites normais é considerada fator-chave a ser usado na assistência prestada ao paciente. A perda anormal na massa corporal magra e mudanças desequilibradas nos fluidos corporais são os principais parâmetros para a avaliação da saúde do indivíduo.[1]

Vale lembrar que a BIA é um método indireto e que usa equações preditivas para massa magra e gorda, além de fluidos corporais.[4]

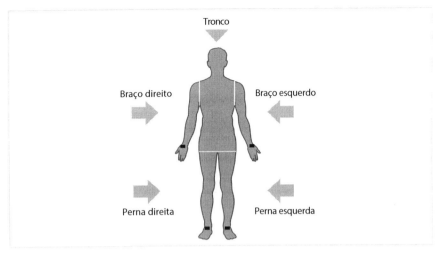

FIGURA 5 Representação gráfica dos seguimentos corporais.
Fonte: Khalhil et al.[1]

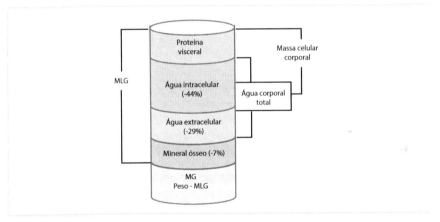

FIGURA 6 Composição corporal de um adulto saudável dividido em dois componentes MG e MLG.
MG: massa gorda; MLG: massa livre de gordura.
Fonte: Martins C.[4]

MASSA MUSCULAR

Como já discutido no capítulo sobre composição corporal, a mensuração da massa muscular é muito importante principalmente nos pacientes críticos, pois uma intervenção precoce e individualizada auxilia na preservação da massa magra durante a internação, o que favorece o desfecho clínico.

Já em ambulatório, o principal objetivo da avaliação é auxiliar o paciente a chegar à melhor composição corporal, respeitando o biotipo individual.

A análise da massa muscular pela BIA foi explorada para a estimativa do total ou da massa musculoesquelética apendicular (MMEA). Os equipamentos não medem a massa muscular diretamente, mas derivam uma estimativa com base na condutividade elétrica de todo o corpo, como discutido anteriormente. Todo aparelho de BIA usa uma equação de conversão que é calibrada com uma referência da massa magra medida pelo DEXA em uma população específica.[16]

O MMEA é a soma da massa muscular dos braços e pernas. No entanto, a massa muscular está fundamentalmente correlacionada com o tamanho do corpo, indicando que indivíduos com um tamanho corporal maior podem ter maior massa muscular. Portanto, ao avaliar a adequação da massa muscular, o nível absoluto de MMEA é utilizado após o ajuste do tamanho corporal de diferentes maneiras: com o uso do peso (MMEA/peso), índice de massa corporal (MMEA/IMC) ou uso da altura ao quadrado (MMEA/altura^2), que é o mais utilizado e nos fornece o índice de massa musculoesquelética apendicular (IMMEA).[17]

TABELA 4 Pontos de corte para determinação da redução de massa muscular

Depleção de MM	Homens	Mulheres
GLIM	IMMEA (kg/m²)	
	< 7	< 5,7
	MMEA (kg)	
	< 21,4	< 14,1
EWGSOP2	IMMEA (kg/m²)	
	< 7 kg/m²	< 6 kg/m²
	MMEA (kg)	
	< 20	< 15

GLIM: *Global Leadership Initiative on Malnutrition*; EWGSOP2: grupo europeu de trabalho sobre sarcopenia em pessoas idosas.
Fonte: adaptada de Cruz-Jentoft et al.;[16] Cederholm et al.[18]

MASSA GORDA

Em relação ao tecido adiposo, quando a mensuração é realizada por bioimpedância, geralmente são usados como padrão de normalidade os valores de referência que o próprio aparelho fornece para cada paciente.

A massa gorda no paciente hospitalizado, como já discutido no capítulo sobre composição corporal, deve ser acompanhada em quilos ou quilos/m^2 e não em porcentagem de gordura, como exemplificado nas Figuras 7 e 8.

Em pacientes ambulatoriais a porcentagem de gordura corporal se mostra um importante preditor de inúmeras doenças, como explicado no capítulo sobre composição corporal, e nesse caso deve ser utilizada na avaliação da composição corporal (Figura 9).

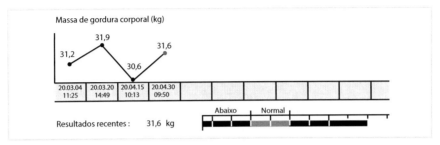

FIGURA 7 Resultados da massa de gordura expresso em quilogramas.
Fonte: exemplo de relatório gerado pelo aparelho da Inbody S-10.

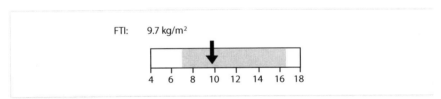

FIGURA 8 Resultado da massa de gordura (FTI) expresso em kg/m².
Fonte: exemplo de relatório gerado pelo aparelho da Fresenius Medical Care – BCM.

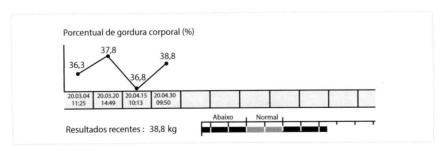

FIGURA 9 Resultados da massa de gordura expresso em porcentagem.
Fonte: exemplo de relatório gerado pelo aparelho da Inbody S-10.

Além da porcentagem de gordura (Figura 10), alguns aparelhos de bioimpedância quantificam a gordura visceral pela medida da área de gordura visceral (AGV), que, quando elevada, representa maior risco para doenças, como dislipidemias cardiovasculares, resistência à insulina e síndrome metabólica.[19]

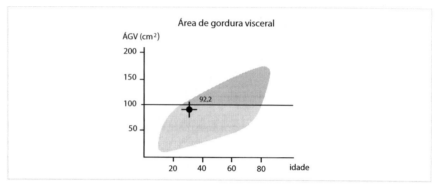

FIGURA 10 Representação gráfica da área de gordura visceral e ponto de corte de normalidade.
Fonte: Inbody.[20]

A AGV é mensurada em centímetros quadrados por medição da secção transversa da região abdominal.

TABELA 5 Classificação da área de gordura visceral medida pela BIA

Classificação	AGV (cm²)
Ideal	< 90
Limítrofe	90-100
Risco aumentado	> 100

AGV: área de gordura visceral; BIA: bioimpedância.
Fonte: Petribú et al.;[19] Inbody.[20]

Em estudo realizado com 39 mulheres e idade média de 44 anos, sendo 70% delas obesas, verificou-se que as com área de gordura visceral (AGV) maior que 100 cm² apresentaram 6,6, 8,4 e 15 vezes mais chance de desenvolver DLP, hipertensão arterial sistêmica (HAS) e *diabetes mellitus* (DM), respectivamente.[21]

Outro estudo, realizado com 906 sul-asiáticos residentes nos EUA com peso ≤ ≈136 kg (300 libras), mostrou que, quanto maior a gordura visceral, maior o escore para o risco de doença aterosclerótica cardiovascular.[22]

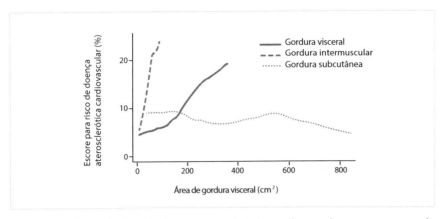

FIGURA 11 Curva de risco de doença aterosclerótica cardiovascular escore por uma diferença de desvio padrão no depósito de gordura visceral, subcutânea e intermuscular.
Fonte: Mongraw-Chaffin et al.[22]

ÁGUA CORPORAL

Água corporal é o volume total de líquidos dentro de um corpo humano que representa a maioria da porcentagem de volume da massa livre de gordura. A análise da água corporal pela bioimpedância é realizada por meio da água corporal total que inclui os fluidos dentro da massa celular, conhecidos como água intracelular; e o fluido localizado fora do corpo celular, que é composto de plasma e líquido intersticial, conhecido como água extracelular.[1]

A água corporal pode ser analisada, dependendo do tipo de aparelho, com base na taxa de AEC (quantidade de água extracelular dividida pela água corporal total) ou pelo padrão de hiperidratação (OH).

O resultado permite a avaliação do grau de hidratação do paciente, que pode ser classificado desde casos de desidratação até hiperidratação (retenção de líquidos). O grau de hidratação deve ser considerado quando se avaliam variações de peso do paciente (principalmente quando ocorre em períodos curtos) (Figuras 12 e 13). Para mais informações, ver o capítulo sobre composição corporal.

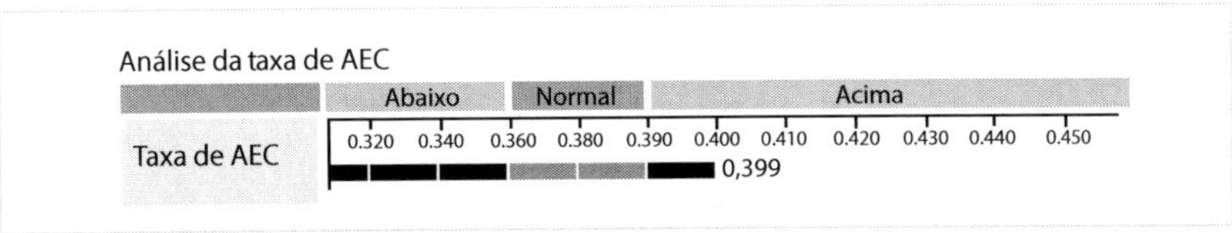

FIGURA 12 Resultados da água corporal expresso em taxa de água corporal extracelular.
AEC: quantidade de água extracelular dividida pela água corporal total.
Fonte: exemplo de relatório gerado pelo aparelho da Inbody S-10.

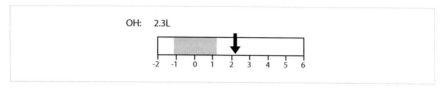

FIGURA 13 Resultados da água corporal expressos em padrão de hiperidratação.
OH: hiperidratação.
Fonte: exemplo de relatório gerado pelo aparelho da Fresenius Medical Care – BCM.

PARÂMETROS ESPECÍFICOS DE ACORDO COM A DOENÇA

Alguns parâmetros são mais relevantes para o diagnóstico e acompanhamento dos pacientes de acordo com a doença apresentada, como mostra a Tabela 6.

TABELA 6 Aplicações da análise de bioimpedância no monitoramento do estado clínico e diagnóstico de doenças

Sistemas orgânicos	Doenças	Parâmetros da BIA	Comentários
Pulmonar	Câncer de pulmão (estágios IIIB e IV)	R e Xc (BIVA)	Os componentes da reatância diminuem nos pacientes (ângulo de fase < 4,5). Estudo clínico
	Monitoramento do edema pulmonar	R (FU-BIA)	Resistividade média do pulmão esquerdo e direito (1.205 ± 163, 1.200 ± 165 Ω · cm) e reprodutibilidade do sistema (2%)
Cardiovascular	Acúmulo de líquido após cirurgia cardíaca	E^2/Z (MFBIA)	Aumento significativo da bioimpedância segmentar do tronco após a cirurgia devido ao acúmulo de líquidos
Circulatório	Estado volêmico e hiponatremia	ACT (FU-BIA)	Em idosos hiponatrêmicos, a avaliação ACT pelo método BIA foi correlacionada com a diluição do óxido de deutério (R = 0,68). Estudo clínico
	Estado de hidratação e hiponatremia em idosos	ACT (FU-BIA)	A avaliação do estado de hidratação em pacientes idosos hiponatrêmicos, usando o método BIA, foi mais precisa que os procedimentos clínicos

(continua)

TABELA 6 Aplicações da análise de bioimpedância no monitoramento do estado clínico e diagnóstico de doenças (*continuação*)

Sistemas orgânicos	Doenças	Parâmetros da BIA	Comentários
Renal	Hemodiálise crônica	AEC (BIS)	AEC para aumento do peso do paciente hipertenso em relação ao normal (24,29 ± 3,56% *vs.* 21,50 ± 2,38)
	Peso seco na insuficiência renal	AEC (BIS)	ECF/peso é 0,239 e 0,214 litros/kg para indivíduos saudáveis masculinos e femininos
	Monitoração dos estados de hidratação em pacientes em hemodiálise	Panturrilha-BIS (BIS)	A resistividade normalizada ($\mu = \rho$/IMC) da panturrilha aumentou de 17,9 ± 3 para 19,1 ± 2,3 × 10^{-2} $\Omega 3 \cdot kg^{-1}$ e o peso foi reduzido de 78,3 ± 28 para 77,1 ± 27 kg em pós-diálise
	Peso seco avaliado em pacientes dialíticos	Panturrilha-BIS (BIS)	O peso seco avaliado pelo BIS subestima a massa do ventrículo esquerdo e a pressão arterial, enquanto a medicação anti-hipertensiva permanece inalterada. Estudo clínico
	Estimativa de fluidos corporais em pacientes em hemodiálise	AEC, AIC e ACT (BIS)	A correlação entre a proposta corrigida para o IMC e as referências (média ± DP) foi de –0,4 ± 1,4 L para AEC, 0,2 ± 2,0 L para AIC, –0,2 ± 2,3 L para ACT. Estudo clínico
	Avalição do peso seco em pacientes dialíticos	R e Xc (BIVA)	O método BIVA mostra significantes diferenças nos vetores nos pacientes pós-diálise. Estudo clínico
Neural	Doença de Alzheimer	R e Xc (BIVA)	BCM diminuiu em pacientes. Para homens, T^2 (estatística de Hotelling) = 12,8 e para mulheres, $T^2 = 34,9$. Estudo clínico
	Anorexia nervosa (transtorno alimentar)	MG, MLG, ACT e AEC (BIS)	A relação BCM/E^2 foi significativamente alterada entre indivíduos doentes e controles. Estudo clínico
	Anorexia nervosa (transtorno alimentar)	R e Xc (BIVA)	Aumento gradual no BCM e diminuição no AEC durante o tratamento. Estudo clínico

(*continua*)

TABELA 6 Aplicações da análise de bioimpedância no monitoramento do estado clínico e diagnóstico de doenças (*continuação*)

Sistemas orgânicos	Doenças	Parâmetros da BIA	Comentários
Muscular	Alterações da composição corporal durante o treinamento físico	MG, MLG (MFBIA)	O método BIA subestima a MG (−3,42 kg) e a MLG é superestimada (3,18 kg). Estudo clínico
Imunológico	Comparação entre SFBIA e MFBIA em pacientes com HIV	AEC e ACT (BIS)	Sistema de imunologia. Diferenças insignificantes na estimativa ACT e AEC usando os métodos FU-BIA, MF-BIA e BIS. Estudo clínico
	Crianças com febre hemorrágica devido à dengue	AEC e AIC (BIS)	AEC/AIC aumentam com o agravamento das infecções pelo vírus. Estudo clínico
	Câncer	ACT (FU-BIA)	Mudança no TBW usando o método BIA (E^2/R_{50}) correlacionado com a diluição de deutério em pacientes com baixo peso e peso normal. Estudo clínico
	Diagnóstico precoce e análise de risco da dengue	R, C, AF e Xc (FU-BIA)	Variações da reactância da dengue entre pacientes com dengue durante a redução da febre interferem como um indicador para classificar a categoria de risco dos pacientes. Estudo clínico
Outras doenças	Pacientes críticos	MG, ACT e AEC (BIS)	A composição corporal usando o método BIS se mostra um pouco mais significante na estimativa de MG, ACT e AEC entre indivíduos saudáveis e doentes. Estudo clínico
	Doença gastrointestinal	R, Xc, MLG, ACT, AEC e AIC (BIS)	Em pacientes críticos, AEC aumentou, Xc diminuiu e ACT e AIC permaneceram os mesmos. Estudo clínico

ACT: água corporal total; AEC: água extracelular; AF: ângulo de fase; AIC: água intracelular; BCM: massa celular corporal; BIA: bioimpedância; BIVA: análise vetorial de bioimpedância; C: capacitância; E: estatura; FU-BIA: frequência única ou simples; HIV: vírus da imunodeficiência humana; MG: massa gorda; MLG: massa livre de gordura; R: resistência; Xc: reactância; Z: impedância.
Fonte: adaptado de Khalil et al.[1]

ÂNGULO DE FASE

É definido como a medida direta da estabilidade das células obtido por meio da relação entre medidas diversas de resistência (R) e reatância (Xc) (Figura 2). Trata-se do ângulo formado pelo desvio da corrente no momento em que essa corrente atravessa as membranas celulares,[6,23] sendo calculado diretamente como:[9]

> Ângulo de fase (em graus) = arco da tangente (Xc/R) × 180°/π

O ângulo de fase (AF) ganhou popularidade por ser uma medida direta e que, portanto, não é influenciada por suposições que podem afetar outras medidas de composição corporal obtidas com a BIA, como o estado de hidratação ou as fórmulas usadas para estimar massa muscular e gordura.[24]

Os graus do AF variam dependendo da composição celular e do volume de água dos tecidos, além de seu potencial de membrana.[25] Foi demonstrado que o AF a 50 kHz é proporcional à quantidade de massa celular corporal.[26] Além disso, valores baixos de AF indicam baixa Xc e alta R, mostrando redução da integridade celular.[25,27] Por outro lado, altos valores de AF apresentam alta Xc e baixa R, o que está associado a maior quantidade de membranas celulares intactas, sugerindo melhor estado de saúde.[6,25]

Em adultos saudáveis, idade, sexo e IMC são os principais determinantes do ângulo de fase, como mostrado na Tabela 7. O AF diminui com o aumento da idade, devido a uma redução na reatância que é paralela à perda de massa muscular e a um aumento na resistência causado pela proporção decrescente de água corporal à custa do aumento da massa gorda em idades mais avançadas. Os homens têm ângulos de fase mais altos do que as mulheres devido a maior quantidade de massa muscular do corpo. Além disso, o ângulo de fase se eleva com o aumento do IMC pelo crescimento do número de células musculares e adiposas. Curiosamente, essa associação é observada apenas em valores de IMC < 30 kg/m²; em indivíduos gravemente obesos com IMC > 40 kg/m² é encontrada uma correlação inversa. Isso foi atribuído a maior hidratação dos tecidos devido à sobrecarga de líquidos ou aumento extracelular da relação água/tecido intracelular do tecido adiposo.[13]

Na Tabela 8 estão descritos os valores de referência de AF de acordo com idade e gênero para indivíduos saudáveis.

TABELA 7 Principais determinantes do ângulo de fase

Em pacientes saudáveis	
Idade	
Sexo	
Índice de massa corporal	
Parâmetros específicos para doenças	
Desnutrição	
Avaliação subjetiva global	Pré-albumina
Inflamação	
Proteína C-reativa	Interleucina-6

Fonte: Norman et al.[13]

TABELA 8 Ângulo de fase de acordo com idade e sexo

	Ângulo de fase	
Idade (anos)	Masculino	Feminino
18-20	7,90 ± 0,47 (6,97-8,75)	7,04 ± 0,85 (5,90-8,91)
20-29	8,02 ± 0,75 (6,83-9,17)	6,98 ± 0,92 (5,64-8,55)
30-39	8,01 ± 0,85 (6,64-9,48)	6,87 ± 0,84 (5,57-8,36)
40-49	7,76 ± 0,85 (6,53-9,00)	6,91 ± 0,85 (5,57-8,33)
50-59	7,31 ± 0,89 (6,12-8,68)	6,55 ± 0,87 (5,48-7,96)
60-69	6,96 ± 1,10 (5,40-8,88)	5,97 ± 0,83 (4,69-7,48)
≥ 70	6,19 ± 0,97 (4,77-8,01)	5,64 ± 1,02 (4,22-7,04)

Fonte: adaptada de Barbosa-Silva et al.[28]

Clinicamente, o AF é uma ferramenta estabelecida de diagnóstico de desnutrição e de prognóstico clínico.[4]

Na doença ele é frequentemente mais baixo, pois sofre influência de condições como infecção e inflamação,[13] e por isso tem alta associação com resultados clínicos, tempo de internação e mortalidade em várias doenças, por exemplo, câncer, insuficiência renal em tratamento dialítico, HIV, insuficiência hepática e doenças geriátricas.[9] Ele exibe a integridade elétrica das membranas do corpo, e é afetado por desordens nas propriedades do tecido elétrico, causadas por doenças, inflamações, desnutrição e deficiências funcionais.[29,30] Em um indivíduo saudável pode apresentar valores entre 4-10º.[6]

Além disso, o AF indica alterações na composição corporal, já que seus valores também estão correlacionados com a quantidade e a qualidade de massa muscular, bem como com o estado de hidratação.[13,31] A desnutrição demonstrou estar associada a propriedades elétricas alteradas do tecido que são detectáveis pela BIA, ou seja, pacientes com perda de peso significativa apresentam valores reduzidos de AF, por isso ele é considerado um marcador de desnutrição clinicamente relevante.[13,25]

QUADRO 1 Resumo das indicações clínicas e estado nutricional do AF

AF aumentado

AF aumentado associa-se a melhor estado de saúde (membranas celulares intactas) e maiores valores de massa muscular e estado nutricional.

AF reduzido

AF reduzido (alteração da permeabilidade das membranas celulares) associa-se com agravamento ou existência de doença, piores prognósitcos e menores valores de massa muscular e desnutrição.

AF: ângulo de fase.

Norman et al.[13] resumiram os principais estudos que lidam com o AF e seus respectivos pontos de corte, descrevendo o impacto dessa medida no melhor prognóstico de algumas doenças, sendo observados valores de ângulo de fase de 5,3-5,6 para HIV, valores de cerca de 6 para diálise peritoneal e valores variando de 4,5-5,6 para o câncer, dependendo do tipo e localização do tumor.

Uma revisão sistemática com 33 artigos sobre AF como preditor de desnutrição verificou uma associação positiva entre AF e avaliação subjetiva global (ASG) com pontos de corte 4,6° (feminino) e 5° (masculino) em pacientes hospitalizados e uma associação positiva com pontos de corte variando entre < 5,1°, < 5,4° e < 5,9° para indivíduos oncológicos.[32]

Outro estudo demonstrou que o AF diminui significativamente quando o estado nutricional do doente se agrava, em relação a avaliação realizada pela ASG.[33] Gupta et al.[34] avaliaram 73 pacientes portadores de câncer colorretal estágios III e IV, classificados como bem nutridos ou desnutridos pela ASG, e observou que os pacientes bem nutridos apresentaram média de AF significativamente maior que os desnutridos. Esse estudo concluiu que o AF pode ser um potencial indicador nutricional.

Sonsin et al.[35] avaliaram 30 pacientes de ambos os sexos com disfagia orofaríngea e encontrou em seus resultados que pacientes com ângulo ≥ 4° apresentaram melhores perspectivas de recuperação nutricional e clínica.

Além disso, existem estudos correlacionado o AF com outros fatores, como risco de queda em idosos, como o observado por Uemura et al.,[36] que avaliaram 205 idosos acima de 65 anos e concluiu que valores baixos de AF (≤ 5,2 para homens e ≤ 4,5 para mulheres) podem ser utilizados com preditores de futuras quedas em idosos.

O AF se correlaciona não só com a proteína corporal total, mas também com medidas da qualidade muscular, como força de preensão manual, por isso ele

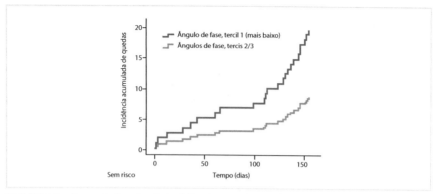

FIGURA 14 Curva da função de incidência cumulativa dos participantes no tercil 1 (ângulo de fase mais baixo) em comparação com aqueles nos tercis 2 e 3 (ângulo de fase médio ou mais alto).
Fonte: Uemura et al.[36]

pode ser considerado um índice muscular útil, para a mensuração qualitativa no aspecto do *status* funcional.[13]

Dittmar et al.[37] demonstraram que homens e mulheres idosos não institucionalizados com idade entre 60-90 anos e apresentando níveis mais altos de atividade física em casa, esporte e lazer também exibiram valores de ângulo de fase médio significativamente maiores.

Bourgeois et al.[38] investigaram 146 indivíduos com idade entre 18-77 anos e verificaram que a força das pernas (medida pela extensão isocinética dos joelhos) e a dos braços (medida pela força de preensão palmar) foram significativamente associadas com AF.

Em pacientes com câncer colorretal, o aumento do AF foi associado a um aumento nas escalas de funções físicas e igualmente uma diminuição da fadiga, indicando aspectos funcionais aprimorados da qualidade de vida.[39]

As principais limitações quanto ao uso mais amplo do AF são que ainda há necessidade de mais pesquisas para definição de pontos de corte para diversas populações, faixa etária e doenças tanto para avaliação da composição corporal quanto para prognóstico de saúde, e que também faltam estudos para determinar se as medidas do AF são sensíveis para avaliar a efetividade das intervenções nutricionais ao longo do tempo.[32]

> Em resumo, o AF é uma medida de massa magra (quantidade e qualidade), risco nutricional e saúde geral.[40] Entretanto, por ser relativamente recente, ainda não estão definidos pontos de corte que se associam a risco aumentado de déficit nutricional, morbidade e mortalidade.[31]

ANÁLISE VETORIAL DE BIOIMPEDÂNCIA (BIVA)

Outra análise potencial para o diagnóstico e prognóstico de reservas corporais e do estado de saúde é a de vetores. O método de análise vetorial de bioimpedância (BIVA) é uma abordagem estabelecida essencialmente por Piccoli et al.[41] para estimar o *status* de hidratação usando dados de resistência e reatância indexados em altura a partir de medidas absolutas de bioimpedância.[1] A principal vantagem, como no AF, é que a análise dos vetores permite uma avaliação direta, não dependendo de equações ou modelos.[4]

Com uma amostra de 8.022 indivíduos normais (3.796 mulheres e 4.226 homens), Piccoli et al.[41] formularam elipses de tolerância de 50, 75 e 95%. Essas elipses determinam aumento e diminuição da massa celular corporal contida nos tecidos magros se o vetor menor cair na metade esquerda e direita da elipse de 50%, respectivamente, juntamente com aumento e diminuição da taxa de hidratação se o vetor principal cair na metade superior e inferior da elipse de 50% (conforme demonstrado na Figura 15).[1]

A elipse varia com a idade e o tamanho corporal. Indivíduos saudáveis geralmente estão posicionados dentro da elipse de tolerância de 75%.[13]

Assim, o BIVA permite uma compreensão mais detalhada da hidratação e da massa celular, o que permite uma diferenciação entre obesos (ângulo de fase alto e vetor curto) e indivíduos atléticos (ângulo de fase alto e vetor longo), além de uma discriminação entre pacientes caquéticos (baixo ângulo de fase e longo vetor) e indivíduos magros (ângulo de fase normal e vetor longo) (Figura 16).[13]

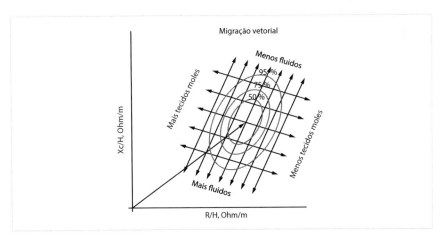

FIGURA 15 Análise vetorial de bioimpedância (BIVA) e elipses de tolerância.
Fonte: adaptado de Piccolli et al.[41]

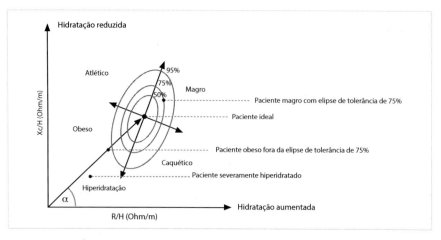

FIGURA 16 Diferentes posições do vetor no gráfico R/Xc, indicando que diferentes composições corporais podem teoricamente produzir ângulos de fase comparáveis.
Fonte: adaptado de Norman S.[13]

No Quadro 2 estão descritos alguns estudos com resultados positivos com base no uso do BIVA, porém ainda existem algumas limitações:

QUADRO 2

Positivo
- Alterações na composição corporal foram detectadas pelo BIVA em estudos com pacientes em insuficiência renal, diálise, doenças hepáticas, pacientes com câncer de pulmão e com outros tipos de cânceres.
- O BIVA em idosos mostrou uma tendência clara à redução da MLG com a idade, com maiores alterações ocorrendo após os 80 anos.
- Estudo realizado com 332 pacientes pediátricos graves mostrou que valores baixos no método BIVA podem ser considerados preditores de gravidade em crianças doentes.
- O método BIVA monitorou com sucesso aumentos rápidos na AEC durante a recuperação em curto prazo (3 semanas) e um aumento dramático na massa celular corporal durante a recuperação em longo prazo (3 meses) entre 47% de um estudo realizado com mulheres que apresentavam anorexia nervosa.
- O método BIVA também é considerado uma ferramenta válida para a estimativa do peso seco em um estudo realizado com 24 pacientes em hemodiálise.
Limitações
- O método BIVA é afetado por diferenças em fatores biológicos e aparelhos de medição.
- O BIVA é afetado pelo tamanho e pela área da seção transversal corporal.

AEC: água extracelular; BIVA: análise vetorial de bioimpedância; MLG: massa livre de gordura.
Fonte: adaptado de Khalil et al.;[1] Kyle et al.[33]

MASSA CELULAR CORPORAL

A massa celular corporal (MCC) é composta pela massa de todos dos elementos celulares corporais que constituem os tecidos metabolicamente ativos dos órgãos.[42,43]

Conforme pode ser observado na Figura 17, ela é diferente da massa livre de gordura, pois não engloba a AEC e a massa mineral óssea, que não são metabolicamente ativas. A avaliação da MCC provê a referência básica para medir o consumo de oxigênio do trabalho muscular e a partir daí estimar a taxa metabólica basal. A MCC pode ser estimada pela BIA, DEXA e contagem total de potássio.[42,43]

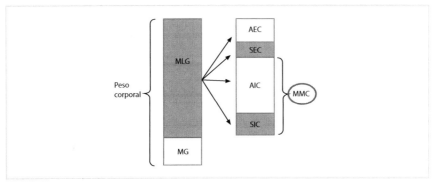

FIGURA 17 Representação gráfica da composição da massa celular corporal.
AEC: água extracelular; AIC: água intracelular; MCC: massa celular corporal; MG: massa gorda; MLG: massa livre de gordura; SEC: sólidos extracelulares; SIC: sólidos intracelulares.
Fonte: Mialich et al.;[9] Carvalho et al.[44]

A MCC apresenta diminuição ao longo da idade, com decréscimo mais acentuado a partir dos 60 anos, como demonstrado na Tabela 9:[45]

TABELA 9 Massa celular corporal conforme a idade em homens e mulheres saudáveis

Idade (anos)	18-94	28-34	35-59	60-74	≥ 75
			BCM (kg)		
Homens	31,4 ± 4,4	34,3 ± 3,4	33,4 ± 3,1	28,6 ± 2,5	26,1 ± 3,1
Mulheres	20,7 ± 3,0	23,4 ± 2,3	22,2 ± 2,2	19,9 ± 2,4	18,3 ± 2,3

Fonte: adaptada de Rondanelli et al.[45]

A massa celular corporal e, mais especificamente, o índice de massa celular corporal (BCMI) – que é calculado pela divisão do valor de MCC/altura^2 – têm sido considerados preditores do estado nutricional, sendo sensíveis tanto para avaliação da depleção muscular como na presença de inflamação.[46]

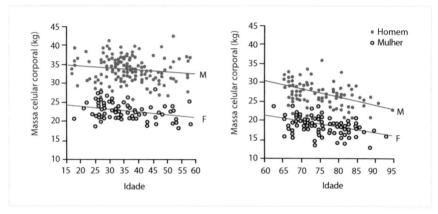

FIGURA 18 Massa celular corporal normalizada pela altura: para altura de homens 175 cm e de mulheres 161,2 cm vs. idade em homens e mulheres de 18-59 anos (esquerda) e de 60-94 anos (direita).
Fonte: adaptada de Rondanelli et al.[45]

Assim, a perda de MCC indica depleção muscular e tem sido proposta como um parâmetro útil e estável para a avaliação do estado nutricional em pacientes críticos. Além disso, por não incluir a AEC, é uma medida menos influenciada pelas variações nos líquidos corporais, que afetam a avaliação do estado nutricional desses pacientes.[46]

Um estudo realizado com 114 idosos verificou que o BMCI está significativamente relacionado com o marcador de albumina e concluiu que a avaliação do BCMI pode ser uma ferramenta valiosa, barata e de fácil execução para investigar o estado inflamatório desses pacientes.[45]

Outro estudo, realizado com 2.527 pacientes com insuficiência renal em tratamento dialítico, verificou que o BCMI pode ser usado para detectar pacientes em risco nutricional, bem como para identificação precoce de distúrbios da composição corporal, que podem contribuir para piores resultados clínicos. Por isso, recomenda que uma intervenção precoce deva ser planejada para pacientes com valores de BCMI < 6,4 kg/m^2.[46]

Em resumo, a massa celular corporal está associada ao gasto energético de repouso, podendo ser útil para o cálculo das necessidades energéticas. Além disso, pode ser considerado um marcador sensível do estado nutricional e fisiológico (no âmbito catabólico) e ainda na avaliação da eficácia das intervenções na desnutrição. Entretanto, sua aplicabilidade na prática clínica ainda é pouco estudada.

O índice BCM/altura^2 parece ser mais sensível que o IMC no diagnóstico de desnutrição, porém precisa de mais estudos para validação e pontos de corte.

ESCOLHA DA BIA

O sistema convencional de BIA utiliza quatro eletrodos posicionados nos membros superiores e inferiores. Eles podem ser tetrapolares (quando a leitura é realizada em um lado do corpo, e "espelha" a medida para o outro lado) ou octopolares (quando a mensuração é realizada nos dois lados do corpo), e ambos geralmente são bons preditores da composição corporal.[4]

Os resultados são apresentados como uma medida do corpo inteiro ou por segmentos corporais: dois membros superiores, dois membros inferiores e tronco (Figura 20).[1,4]

A BIA aplicada aos segmentos representa um grande avanço na prática clínica, sendo capaz de superar as limitações da técnica tradicional. Permite a análise da composição corporal em pacientes com edema e ascite ou com depósito/depleção de tecido muscular e de gordura em determinadas partes do corpo.[1,4]

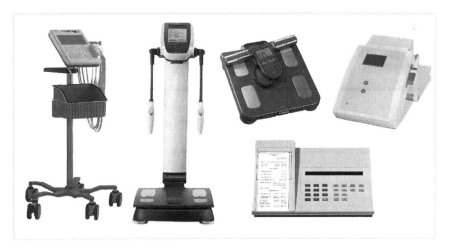

FIGURA 19 Exemplos de aparelhos de bioimpedância elétrica (BIA) que realizam análise de corpo inteiro disponíveis no mercado.

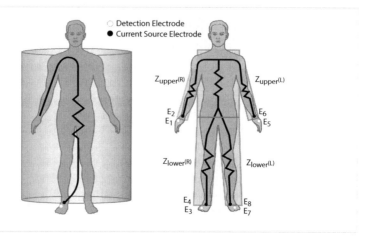

FIGURA 20 Análise corporal por bioimpedância elétrica (BIA): corpo inteiro e segmentada.
Fonte: Mundi et al.[8]

Estão disponíveis também no mercado alguns aparelhos baseados na impedância segmentar perna a perna ou mão a mão. Embora esses equipamentos sejam atrativos como alternativa aos modelos de corpo inteiro, eles podem resultar em erros significantes, como superestimativa ou subestimativa da porcentagem de gordura corporal em comparação às estimativas de corpo inteiro, tanto em crianças como em adolescentes e adultos (Figura 21).[4,9]

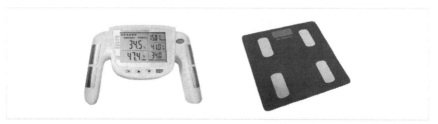

FIGURA 21 Exemplos de aparelhos de bioimpedância elétrica (BIA) que realizam análise segmentar perna a perna ou mão a mão disponíveis no mercado.

Assim, excluindo-se os aparelhos de BIA segmentar mão a mão ou perna a perna, não existe o melhor aparelho, e sim o mais indicado para o seu propósito de avaliação, população a que se destina e ambiente de trabalho, conforme ilustrado na Figura 22.

Em relação à faixa etária, a maioria dos aparelhos se destina a adultos e idosos. No caso de crianças, utilizar somente se houver recomendação do fabricante,

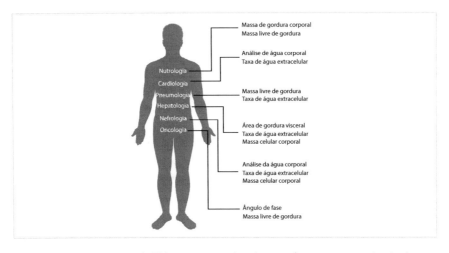

FIGURA 22 Parâmetros da BIA a serem analisados, conforme a categoria da doença do paciente.
Fonte: Inbody.[20]

que irá indicar a partir de que faixa etária e peso corporal o aparelho pode ser empregado.

Entretanto, como não há uma padronização entre os diversos tipos de aparelhos quanto à apresentação dos resultados da composição corporal, a recomendação é usar sempre o mesmo aparelho ao longo da internação (no caso de pacientes hospitalizados) e consultas (no que se refere a pacientes ambulatoriais), para que os valores possam ser comparados entre si.

REFERÊNCIAS BIBLIOGRÁFICAS

1. Khalil SF, Mohktar MS, Ibrahim F. The theory and fundamentals of bioimpedance analysis in clinical status monitoring and diagnosis of diseases. Sensors. 2014;14:10895-928.
2. Barbosa-Silva MCG, Barros AJD. Bioelectrical impedance analysis in clinical practice: a new perspective on its use beyond body composition equations. Curr Opin Clin Nutr Metab Care. 2005;8:311-7.
3. Lee S, Gallagher D. Assessment methods in human body composition. Curr Opin Clin Nutr Metab Care. 2009;11:566-72.
4. Martins C. Composição corporal e função muscular. Curitiba: Instituto Cristina Martins; 2009.
5. Kyle UG, Bosaeus I, Lorenzo AD, Deurenberg P, Elia M, Gómez JM, et al. Bioelectrical impedance analysis – part I: review of principles and methods. Clin Nutr. 2004; 23:1226-46.
6. Eickemberg M, Oliveira CC, Roriz AKC, Sampaio LR. Bioimpedância elétrica e sua aplicação em avaliação nutricional. Rev Nutr. 2011;24(6):883-93.
7. Dumler F, Kilates C. Use of bioelectrical impedance techniques for monitoring nutritional status in patients on maintenance dialysis. J Ren Nutr. 2000;10(3):116-24.

8. Mundi MS, Patel JJ, Martindale R. Body composition technology: implications for the ICU. Nutr Clin Pract. 2019;34(1):48-58.
9. Mialich MS, Sicchieri JMF, Jordao Junior AA. Analysis of body composition: a critical review of the use of bioelectrical impedance analysis. Int J Clin Nutrit. 2014;2(1):1-10.
10. Deutz NEP, Ashurst I, Ballesteros MD, Bear DE, Cruz-Jentoft AJ, Genton L, et al. The underappreciated role of low muscle mass in the management of malnutrition. JAMA. 2019;20:22-7.
11. Joskova V, Patkova A, Havel E, Najpaverova S, Uramova D, Kovarik M, et al. Critical evaluation of muscle mass loss as a prognostic marker of morbidity in critically ill patients and methods for its determination. J Rehabil Med. 2018;50:696-704.
12. Wischmeyer PE, Puthucheary Z, Millán IS, Butz D, Grocott M. Muscle mass and physical recovery in ICU: innovations for targeting of nutrition and exercise. Curr Opin Crit Care. 2017;23(4):269-78.
13. Norman K, Stobäus N, Pirlich M, Bosy-Westphal A. Bioelectrical phase angle and impedance vector analysis: clinical relevance and applicability of impedance parameters. Clin Nutrit. 2012;31:854-61.
14. Silva DRP, Ribeiro AS, Pavão FH, Ronquea VER, Avelar A, Silva AM, et al. Validade dos métodos para avaliação da gordura corporal em crianças e adolescentes por meio de modelos multicorpatimentais: uma revisão sistemática. Rev Assoc Med Bras. 2013;9(5):475-86
15. Guedes DP. Procedimentos clínicos utilizados para análise da composição corporal. Rev Bras Cineantropom Desempenho Hum. 2013;15(1):113-29.
16. Cruz-Jentoft AJ, Bahat G, Bauer J, Boirie Y, Bryêre O, Cederholm T. Sarcopenia: revised European consensus on definition and diagnosis. Age Ageing. 2019;48(1):16-31.
17. Kim KM, Jang HC, Lim S. Differences among skeletal muscle mass indices derived from height-, weight-, and body mass index-adjusted models in assessing sarcopenia. Korean J Intern Med. 2016;31(4):643-50.
18. Cederholm T, Jensen GL, Correia MITD, Gonzalez MC, Fukushima R, Higashiguchi T, et al. GLIM criteria for the diagnosis of malnutrition: a consensus report from the global clinical nutrition community. Clinical Nutrition. 2019;38:1-9.
19. Petribú MMV, Pinho CPS, Cabral PC, Arruda IKG, Melo AMCA. Métodos de avaliação da gordura abdominal. Rev Bras Nutr Clin. 2012;27(4):257-63.
20. Inbody. Inbody S10 – the precision body composition analyzer. 2020. Available: https://www.inbody.pt/uploads/2/3/7/6/24760791/inbody_s10_en.pdf (acesso 21 jul 2020).
21. Barroso TA, Marins, LB, Alves R, Gonçalves ACS, Barroso SG, Rocha GS. Associação entre a obesidade central e a incidência de doenças e fatores de risco cardiovascular. Int J Cardiovas Sci. 2017;30(5):416-24.
22. Mongraw-Chaffin M, Gujral UP, Kanaya AM, Kandula NR, Carr JJ, Anderson CAM. Relation ectopic fat with atherosclerotic cardiovascular disease risk score in south Asians living in the United States. Am J Cardiol. 2018;121(3):315-21.
23. Berbigier MC, Pasinato F, Rubin BA, Moraes RB, Perry IDS. Ângulo de fase derivado de bioimpedância elétrica em pacientes sépticos internados em unidades de terapia intensiva. Rev Bras Ter Intensiva. 2013;25(1):25-31.
24. Bosy-Westphal A, Danielzik S, Dorhofer RP, Later W, Wiese S, Muller MJ. Phase angle from bioelectrical impedance analysis: population reference values by age, sex, and body mass index. JPEN J Parenter Enteral Nutr. 2006;30:309-16.
25. Selberg O, Selberg D. Norms and correlates of bioimpedance phase angle in healthy human subjects, hospitalized patients, and patients with liver cirrhosis. Eur J Appl Physiol. 2002;86:509-16.
26. Dittmar M, Reber H, Kahaly GJ. Bioimpedance phase angle indicates catabolism in type 2 diabetes. Diabet Med. 2015;32:1177-85.
27. Gupta D, Lammersfeld CA, Vashi PG, King J, Dahlk SL, Grutsch JF, et al. Bioelectrical impedance phase angle in clinical practice: implications for prognosis in stage IIIB and IV non-small cell lung cancer. BMC Cancer. 2009;9:1-6.

28. Barbosa-Silva MCG, Barros AJD, Wang J, Heymsfield SB, Pierson Jr, RN. Bioelectrical impedance analysis: population reference values for phase angle by age and sex. Am J Clin Nutr. 2005;82:49-52.
29. Lukaski HC, Kyle UG, Kondrup J. Assessment of adult malnutrition and prognosis with bioelectrical impedance analysis: phase angle and impedance ratio. Curr Opin Clin Nutr Metab Care. 2017;20:330-9.
30. Beberashvili I, Azar A, Sinuani I, Kadoshi H, Shapiro G, Feldman L, et al. Longitudinal changes in bioimpedance phase angle reflect inverse changes in serum IL-6 levels in maintenance hemodialysis patients. Nutrition. 2014;30:297-304.
31. Norman K, Stobaus N, Zocher D, Bosy-Westphal A, Szramek A, Scheufele R, et al. Cutoff percentiles of bioelectrical phase angle predict functionality, quality of life, and mortality in patients with cancer. Am J Clin Nutr. 2010;92:612-9
32. Rinaldi S, Gilliland J, O'Connor C, Chesworth B, Madill J. Is phase angle an appropriate indicator of malnutrition in diferente disease states? A systematic review. Clin Nutrit Espen. 2019;29:1-14.
33. Kyle U, Soundar E, Genton L, Pichard C. Can phase angle determined by bioelectrical impedance analysis assess nutritional risk? A comparison between healthy and hospitalized subjects. Clin Nutrit. 2012;31:875-81.
34. Gupta D, LIS CG, Dahlk SL, King J, Vashi PG, Grutsch JF, et al. The relationship between bioelectrical impedance phase angle and subjective global assessment in advanced colorectal cancer. Nutr J. 2008;7:19.
35. Sonsin PB, Bonfim C, Silva ALND, Caruso L. Análise da assistência nutricional a pacientes disfágicos hospitalizados na perspectiva de qualidade. Mundo Saúde S Paulo. 2009;33(3):310-9.
36. Uemura K, Yamada M, Okamoto H. Association of bioimpedance phase angle and prospective falls in older adults. Geratr Gerontol Int. 2019;19(6):503-7.
37. Dittmar M. Reliability and variability of bioimpedance measures in normal adults: effects of age, gender, and body mass. Am J Phys Anthropol. 2003;122(4):361-70.
38. Bourgeois B, Fan B, Johannsen N, Gonzalez MC, Bennett K, Sommer MJ, et al. Improved strength prediction combining clinically available measures of skeletal muscle mass and quality. J Cachexia Sarcopenia Muscle. 2019;10:84-94.
39. Grupta D, Lis CG, Granick J, Grutsch JF, Vashi PG, Lammersfeld CA. Malnutrition was associated with poor quality of life in colorectal cance: a retrospective analysis. J Clin Epidemiol. 2006;59(7):704-9.
40. Baumgartner RN, Chumlea WC, Roche AF. Bioelectric impedance phase angle and body composition. Am J Clin Nutr. 1988;48:16-23.
41. Piccoli A, Pillon L, Dumler F. Impedance vector distribution by sex, race, body mass index, and age in united states: standard references intervals as bivariate scores. Nutrition. 2002;18:15367.
42. Ribas DF, Daher S, Werutsky Ca, Machado J, Mizumoto M, Giorelli G, et al. Avaliação da composição corporal por bioimpedanciometria. Associação Brasileira de Nutrologia. 2015:1-18.
43. Wang Z, Heshka S, Wang J, Gallagher D, Deurenberg P, Chen Z, et al. Metabolically active portion of fat-free mass: a cellular body composition level modeling analysis. Am J Physiol Endocrinol Metab. 2007;292(1):E49-E53.
44. Carvalho AS, Alves TC, Abdalla PA, Venturini ACR, Leites PDL, Machado RL. Composição corporal funcional: breve revisão. Cad Educação Física Esporte. 2018;16(1):235
45. Rondanelli M, Talluri J, Peroni G, Donelli C, Guerriero F, Ferrini K, et al. Beyond body mass index: is the body cell mass index (BCMI) a useful prognostic factor to describe nutritional, inflammation and muscle mass status in hospitalized elderly? Body cell mass index links in elderly. Clin Nutrit. 2018;37:934-39.
46. Oliveira T, Garagarza C, Valente A, Caetano C. Low body cell mass index in hemodialysis patients: association with clinical parameters and survival. Hemodial Int. 2020;24:228-36.

CAPÍTULO 7

Avaliação da composição corporal por ultrassonografia

Matheus Horta Sad

INTRODUÇÃO

A redução da massa muscular é um achado frequente em pacientes internados e está associada a piores desfechos clínicos. Esse processo se inicia precocemente após a admissão na unidade de terapia intensiva (UTI) e pode persistir por anos (síndrome pós-UTI).[1]

A fraqueza adquirida na UTI foi definida como fraqueza generalizada que se desenvolve durante a doença crítica em que nenhuma outra explicação, senão a própria doença crítica, está presente.[2] Ela pode ser secundária a uma polineuropatia axonal, miopatia ou, com frequência, uma combinação de ambas e afeta, principalmente, os membros inferiores, podendo estender-se a todas as extremidades. Esse quadro está associado a atraso no desmame de ventilação mecânica, aumento do tempo de internação na UTI e no hospital e nas taxas de mortalidade.[3,4]

Na realidade, a atrofia muscular parece ser um evento universal em pacientes de UTI e pode começar nos estágios iniciais (poucas horas após o início da doença). Seu desenvolvimento tem sido relacionado ao processo inflamatório agudo e imobilização. Fatores como idade, função muscular prévia, medicamentos (p. ex., corticosteroides e bloqueadores neuromusculares), comorbidades, nutrição, lesões neurais e musculares podem contribuir positivamente para a extensão do dano e negativamente na capacidade de reabilitação funcional.[5]

Do ponto de vista nutricional, um dos principais desafios é amenizar a perda da massa magra e recuperar a função muscular.[1] Infelizmente, as ferramentas atualmente disponíveis para a avaliação nutricional à beira do leito possuem baixa sensibilidade e especificidade para detectar sarcopenia, especialmente em pacientes com obesidade e retenção de fluidos.[6,7]

Muitos pesquisadores demonstraram grande variabilidade na composição corporal, enfatizando a natureza crua e superficial de parâmetros comumente usados, como o peso corporal e o índice de massa corporal (IMC).[6,8,9] Sendo assim, medidas diretas dos compartimentos são consideradas fundamentais para uma avaliação mais aprofundada do estado nutricional.[10]

Os métodos para a avaliação da massa muscular esquelética com o mais alto nível de precisão e reprodutibilidade são tomografia computadorizada (TC) e ressonância magnética (RM).[11] Contudo, esses exames de imagens são mais difíceis de realizar na UTI e acarretam maiores custos.[11]

Nesse sentido, a ultrassonografia (USG) aparece como uma técnica promissora, de baixo custo, baixo risco, indolor, não invasiva e portátil, com amplas aplicações no ambiente clínico.[6,11] Uma avaliação sequencial da massa magra pode ajudar a identificar pacientes com alto risco de disfunção muscular, bem como verificar os efeitos de diferentes intervenções.[1]

O uso da USG para avaliar a composição corporal aumentou nas práticas diárias, motivado por estudos de validação, principalmente do músculo quadríceps femoral, e surgiu como um método comum para quantificar a massa muscular.[12]

Estudos usando o USG em pacientes graves demonstraram perdas de 8-30% de músculo nos primeiros 7-10 dias de admissão na UTI, sendo que a atrofia muscular foi associada ao grau de disfunção orgânica e aumento do tempo de permanência na UTI.[13-15]

Estado de hidratação, confiabilidade e acurácia já foram considerados desvantagens do método.[6] Porém, não aparecem mais como contraindicações absolutas, pois foi demonstrado que o edema não influencia significativamente nos resultados[16-18] e que treinamento adequado leva a uma excelente concordância intra e interobservador.[19-21]

Entretanto, atualmente, a USG ainda não é isoladamente capaz de diagnosticar sarcopenia devido à falta de estudos que identifiquem um ponto de corte específico ou protocolos de medição padronizados.[6,12]

Neste capítulo, descrevemos as principais técnicas de USG estudadas e validadas para a avaliação da composição corporal.

MÉTODOS DE AVALIAÇÃO DA COMPOSIÇÃO CORPORAL PELA USG

A utilização da USG permite avaliar a quantidade e a qualidade muscular. Um músculo pode ser quantificado por meio da medida da espessura da camada muscular ou da área seccional de um músculo individual ou grupo de músculos. A qualidade muscular é avaliada pela ecogenicidade do músculo individual ou arquitetura. Durante a doença crítica, os músculos dos membros inferiores sofrem atrofia mais precoce e rápida em comparação com os dos membros superiores. Dessa forma, o quadríceps (maior grupo muscular do membro inferior) é o mais estudado.[11]

Avaliação da qualidade muscular

A avaliação qualitativa leva em conta a medida da escala de cinza da imagem. Uma piora na qualidade muscular está relacionada à infiltração gordurosa e fibrose que aparece na USG como um aumento na ecogenicidade da imagem. Essa análise pode ser feita por meio de *software* para edição de imagens ou de forma semiquantitativa em níveis (graus mais altos correspondendo ao aumento da gravidade de comprometimento muscular).[13] A ecogenicidade graduada se mostrou superior por se correlacionar com os achados patológicos musculares em biópsia.[22]

Entretanto, como as medições de ecogenicidade são menos estudadas e altamente influenciadas pela avaliação do observador,[11] não serão o foco deste capítulo.

Avaliação muscular quantitativa

Dois principais métodos de medição foram validados para quantificar a musculatura do quadríceps femoral: (1) medida da espessura da camada muscular combinada do músculo reto femoral (RF) e vasto intermediário e (2) área seccional do RF (ARF).[6,11,12]

Ambas as técnicas são eficazes na identificação de perda muscular em pacientes hospitalizados, mas a ARF foi melhor na identificação de medidas de força muscular.[23]

Para realizar uma USG adequada, vários componentes técnicos devem ser considerados. Antes de iniciar é importante avaliar a elegibilidade de cada paciente, dado que os pacientes com fraturas, lesões ou queimaduras na região de interesse não devem ser incluídos no protocolo.[24]

Para começar a avaliação, certifique-se de que o paciente está em posição supina, com joelhos estendidos e dedos dos pés apontando para o teto.[24] Essa é a posição mais utilizada, pois um ângulo na elevação da cabeceira da cama pode introduzir erro nas próximas medidas.[25]

Para o local da medida, vários pontos de referência anatômicos já foram descritos e ainda não há um consenso ou marco universalmente aceito. Na técnica mais usada, localiza-se a espinha ilíaca anterossuperior e a borda superior da patela e traça-se uma linha imaginária no parte anterior da coxa. Com o auxílio de uma fita métrica e uma caneta para marcação da pele, dois pontos serão utilizados para a medida: a metade e o terço distal (Figura 1).[20,21] O mais prático é usar um marcador permanente e dessa forma garantir que a medição é feita sempre no mesmo ponto (Figura 2).[17,21,24] Recomenda-se realizar 2 ou 3 medidas em cada ponto, e o valor final será a média das leituras no quadríceps direito e esquerdo.[21,24]

Deve-se utilizar o equipamento de USG em modo bidimensional (modo B) com um transdutor linear multifrequência para obter imagens de alta resolução de estruturas superficiais. O transdutor deve ser orientado transversalmente ao eixo longitudinal da coxa, formando um ângulo de 90° em relação à superfície da pele (Figura 3).[24]

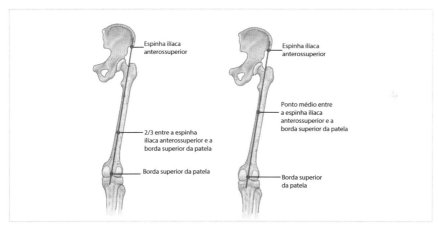

FIGURA 1 Pontos de referência para medidas pela ultrassonografia.
Fonte: Tillquist et al.[20]

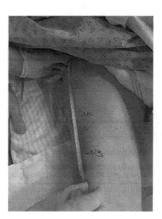

FIGURA 2 Pontos de referência para medidas pela ultrassonografia usando fita métrica e marcador permanente.
Fonte: Toledo DO et al.[21]

Deve-se estar atento também para a compressão da pele pelo transdutor. (Figura 4). A pressão que se faz na pele pode facilmente afetar as medidas musculares. Tanto a técnica de compressão máxima quanto mínima já foram utilizadas e parece que a compressão mínima tem melhor acurácia.[26] Para utilizá-la, deve-se colocar gel condutor em abundância.

Usando o botão de profundidade, ajuste a imagem até encontrar o fêmur.[24] Uma vez obtida a imagem, as seguintes estruturas devem ser identificadas de

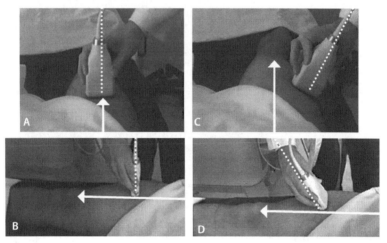

FIGURA 3 Orientação correta do transdutor de ultrassonografia para realização do exame. A e B: posição correta; C e D: posição incorreta.
Fonte: Martín et al.[24]

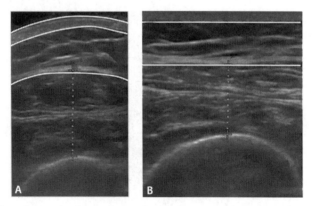

FIGURA 4 Ultrassonografia de quadríceps femoral por meio de técnicas de compressão mínima (A) e máxima (B). Na técnica de compressão mínima (A), deve-se sempre observar a camada de gel no topo da imagem e a pele deve manter um formato convexo.
Fonte: Paris et al.[26]

cima para baixo: gel condutor, pele, tecido subcutâneo, fáscia muscular, RF, fáscia muscular, vasto intermédio, fêmur (Figura 4).

Para aquisição da imagem, use o botão "Congelar" a fim de obter uma imagem estática. Posteriormente, utilizam-se as técnicas planimétricas para medir: (1) espessura – a distância entre a margem superior do fêmur e a parte inferior da fáscia do RF (Figura 5); e (2) ARF – delineando manualmente a área do RF (Figura 6).[24]

Na avaliação pela USG, como ainda não existem pontos de corte bem definidos para o diagnóstico de sarcopenia, o paciente se torna o controle dele mesmo, ou seja, as medidas devem ser acompanhadas sequencialmente de modo a se observar ganho ou perda da massa muscular. Um protocolo sugerido na fase aguda seria realizar as medidas nos dias 1, 3, 7 e 10 de internação.[14] Posteriormente, na fase de reabilitação, a avaliação pode ser semanal ou quinzenal, a depender do quadro clínico do paciente e das intervenções nutricionais.

Assim, o uso da USG como ferramenta para monitorização da massa magra no paciente internado vem ganhando atenção.

A avaliação do quadríceps femoral é a mais estudada, tendo se mostrado prática, segura, reprodutível e de fácil aprendizado pelos diferentes profissionais de saúde. A possibilidade de realizar uma análise seriada traz o potencial de verificar o efeito das diferentes intervenções na musculatura dos pacientes.

Entretanto, apesar de promissor, ainda não existe um protocolo validado e recomendado pelas principais diretrizes nacionais e internacionais em terapia nutricional.

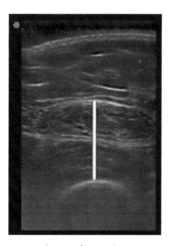

FIGURA 5 Medida da espessura do reto femoral e vasto intermédio pela ultrassonografia (linha branca).
Fonte: Mourtzakis et al.[25]

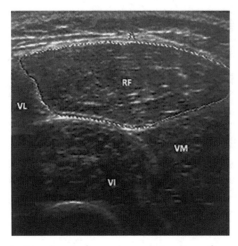

FIGURA 6 Medida da área do reto femoral por ultrassonografia.
RF: reto femoral; VI: vaso intermédio; VL: vasto lateral; VM: vasto medial.
Fonte: Seymour et al.[27]

REFERÊNCIAS BIBLIOGRÁFICAS

1. Annetta MG, Pittiruti M, Silvestri D, Grieco DL, Maccaglia A, La Torre MF, et al. Ultrasound assessment of rectus femoris and anterior tibialis muscles in young trauma patients. Ann Intensive Care. 2017;7:104.
2. Fan E, Cheek F, Chlan L, Gosselink R, Hart N, Herridge MS, et al. An official American Thoracic Society Clinical Practice guideline: the diagnosis of intensive care unit-acquired weakness in adults. Am J Respir Crit Care Med. 2014;190(12):1437-46.
3. Lopez-Ruiz A, Kashani K. Assessment of muscle mass in critically ill patients: role of the sarcopenia index and images studies Curr Opin Clin Nutr Metab Care. 2020;23:302-11.
4. Casaer MP. Muscle weakness and nutrition therapy in ICU. Curr Opin Clin Nutr Metab Care. 2015;18(2):162-8.
5. Files DC, Sanchez MA, Morris PE. A conceptual framework: the early and late phases of skeletalmuscle dysfunction in the acute respiratory distress syndrome. Crit Care. 2015;19:1-10.
6. Sheean P, Gonzalez MC, Prado CM, McKeever L, Hall AM, Braunschweig CA. American Society for Parenteral and Enteral Nutrition Clinical guidelines: the validity of body composition assessment in clinical populations. JPEN J Parenter Enteral Nutr. 2020;44(1):12-43.
7. Sheean PM, Peterson SJ, Gomez Perez S, Troy KL, Patel A, Sclamberg JS, et al. The prevalence of sarcopenia in patients with respiratory failure classified as normally nourished using computed tomography and subjective global assessment. JPEN J Parenter Enteral Nutr. 2014;38(7):873-9.
8. Prado CMM, Lieffers JR, McCargar LJ, Reiman T, Sawyer MB, Martin L, et al. Prevalence and clinical implications of sarcopenic obesity in patients with solid tumours of the respiratory and gastrointestinal tracts: a population-based study. Lancet Oncol. 2008;9(7):629-35.

9. Martin L, Birdsell L, Macdonald N, Reiman T, Clandinin MT, McCargar LJ, et al. Cancer cachexia in the age of obesity: skeletal muscle depletion is a powerful prognostic factor, independent of body mass index. J Clin Oncol. 2013;31(12):1539-47.
10. Prado CM, Heymsfield SB. Lean tissue imaging: a new era for nutritional assessment and intervention. JPEN J Parenter Enteral Nutr. 2014;38(8):940-53.
11. Formenti P, Umbrello M, Coppola S, Frojo S, Chiumello D. Clinical review: peripheral muscular ultrasound in the ICU. Ann Intensive Care. 2019;9:57.
12. Ceniccola, GD, Castro MG, Piovacari SMF, Corrêa FG, Barrere APN, Toledo DO, et al. Current technologies in body composition assessment: advantages and disadvantages. Nutrition. (2019);62:25-31.
13. Parry SM, El-Ansary D, Cartwright MS, Cartwright MS, Sarwal A, Berney S, et al. Ultrasonography in the intensive care setting can be used to detect changes in the quality and quantity of muscle and is related to muscle strength and function. J Crit Care. 2015;30(5):1151.
14. Puthucheary ZA, Rawal J, McPhail M, Connolly B, Ratnayake G, Chan P, et al. Acute skeletal muscle wasting in critical illness. JAMA. 2013;310(15):1591-600.
15. Gruther W, Benesch T, Zorn C, Paternostro-Sluga T, Quittan M, Flalka-Moser V, et al. Muscle wasting in intensity care patients: ultrasound observation of the M quadriceps femoris muscle layer. J Rehabil Med 2008;40(3):185-9.
16. Campbell IT, Watt T, Withers D, England R, Sukumar S, Keegan MA, et al. Muscle thickness, measured with ultrasound, may be an indicator of lean tissue wasting in multiple organ failure in the presence of edema. Am J Clin Nutr. 1995;62(3):533-9.
17. Reid CL, Campbell IT, Little RA. Muscle wasting and energy balance in critical illness. Clin Nutr. 2004;23(2):273-80.
18. Sabatino A, Regolisti G, Bozzoli L, Fani F, Antoniotti R, Maggiore U, et al. Reliability of bedside ultrasound for measurement of quadriceps muscle thickness in critically ill patients with acute kidney injury. Clin Nutr. 2017;36(6):1710-5.
19. Nijholt W, Scafoglieri A, Jager-Wittenaar H, Hobbelen JSM, van der Schans CP. The reliability and validity of ultrasound to quantify muscles in older adults: a systematic review. J Cachexia Sarcopenia Muscle. 2017;8(5):702-12.
20. Tillquist M, Kutsogiannis DJ, Wischmeyer PE, Kummerlen C, Leung R, Stollery D, et al. Bedside ultrasound is a practical and reliable measurement tool for assessing quadriceps muscle layer thickness. JPEN J Parenter Enteral Nutr. 2014;38(7):886-90.
21. Toledo DO, Silva DCL, Santos DM, Freitas BJ, Dib R, Cordioli RL, et al. Bedside ultrasound is a practical measurement tool for assessing muscle mass. Rev Bras Terapia Intensiva. 2017;29(4).
22. Reimers K, Reimers CD, Wagner S, Paetzke I, Pongratz DE. Skeletal muscle sonography: a correlative study of echogenicity and morphology. J Ultrasound Med. 1993;12:73-7.
23. Puthucheary ZA, McNelly AS, Rawal J, Connolly B, Sidhu PS, Rowlerson A, et al. Rectus femoris cross-sectional area and muscle layer thickness: comparative markers of muscle wasting and weakness. Am J Respir Crit Care Med. 2017;195:136-8.
24. Martín CAG, Zepeda EM, Méndez OAM. Bedside ultrasound measurement of rectus femoris: a tutorial for the nutrition support clinician. J Nutr Metab. 2017.
25. Mourtzakis M, Wischmeyer P. Bedside ultrasound measurement of skeletal muscle. Curr Opin Clin Nutr Metab Care. 2014;17(5):389-95.
26. Paris MT, Lafleur B, Dubin JA, Mourtzakis M. Development of a bedside viable ultrasound protocol to quantify appendicular lean tissue mass. J Cachexia Sarcopenia Muscle. 2017;8:713-26.
27. Seymour JM, Ward K, Siddhu PS, Putchucheary Z, Steier J, Jolley CJ, et. Al. Ultrasound measurement of rectus femoris crossectional area and the relationship with quadriceps strength in COPD. Thorax. 2009;64:418-23.

CAPÍTULO 8

Avaliação da composição corporal por tomografia computadorizada

Erika Yuri Hirose Murahara
Davi dos Santos Romão

INTRODUÇÃO

A tomografia computadorizada (TC) é uma ferramenta objetiva, precisa e confiável para avaliar a composição corporal por meio da sua capacidade de quantificar gordura e músculo, bem como a distribuição, de uma seção transversal do abdome, atualmente considerada padrão-ouro. Essa avaliação tem sido cada vez mais reconhecida como um importante fator prognóstico para desfechos clínicos em pacientes oncológicos ou com outras morbidades.[1,2]

Os principais estudos na literatura que buscaram avaliar a composição corporal por TC em pacientes oncológicos encontraram correlação entre a presença de sarcopenia ou de mioesteatose com toxicidade à quimioterapia, tempo de sobrevida, risco de infecção ou outras complicações pós-operatórias, necessidade de reabilitação e tempo de internação.[3]

Pacientes sarcopênicos apresentam depleção de musculatura esquelética decorrente de lipossubstituição dessa musculatura, e esses parâmetros podem ser ilustrados na Figura 1.

Esses exames, que muitas vezes são adquiridos para outros fins clínicos (monitoramento de pacientes em UTI, estadiamento e acompanhamento de pacientes oncológicos, exames de rotina de pacientes com doenças crônicas, em idade avançada ou com outras comorbidades), estão prontamente disponíveis, por isso são convenientes para avaliação da composição corporal dos pacientes a fins diagnósticos e de suas mudanças quanto ao estado nutricional ao longo do tempo.[1,4]

Na utilização de TC, a atenuação de raios X é medida por um programa de computador que reconstrói imagens transversais representadas por um mapa 2-D de pixels. Os pixels recebem então um valor numérico (unidade de Hounsfield, UH), com base na atenuação dos tecidos (relacionada à densidade

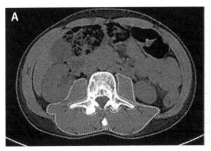 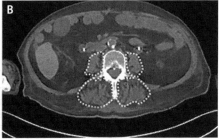

FIGURA 1 A: paciente de 33 anos, eutrófico, mostrando a musculatura paravertebral e do psoas com aparência tomográfica eutrófica. B: paciente de 98 anos, internado em UTI com múltiplas comorbidades, apresentando lipossubstituição da musculatura esquelética demarcada.

de elétrons), que são coloridos em tons de cinza mais próximos do branco para os mais densos (p. ex., o osso) e tons mais próximos do preto para os menos densos (p. ex., o ar). O osso, o músculo esquelético e o tecido adiposo, assim como órgãos viscerais, possuem faixas de UH específicas, permitindo sua identificação nas imagens transversais. A área de tecido de uma imagem transversal é subsequentemente calculada multiplicando o número de pixels pela área da superfície de cada tecido.[1,4]

TERCEIRA VÉRTEBRA LOMBAR

A análise mais difundida de avaliação corporal por TC baseia-se em um corte transversal de abdome no nível da terceira vértebra lombar (L3), um ponto de referência ósseo para a análise da composição corporal, já que os músculos esqueléticos e o tecido adiposo nessa região apresentam fortes associações com métricas de corpo inteiro da composição corporal.[1,2]

Mudanças no peso ou no índice de massa corporal (IMC) podem refletir o acúmulo de líquido no espaço pleural ou peritoneal. Por outro lado, mudanças substanciais na composição corporal podem ocorrer enquanto o peso e o IMC permanecem essencialmente os mesmos, o que torna esses parâmetros parcialmente limitados quando avaliados isoladamente (Figura 4).[4]

Shen et al. realizaram um estudo para determinar o nível, em uma única imagem da TC, em que a área da seção transversal do tecido melhor se correlacionasse com o volume muscular de corpo inteiro, usando TC.[6] Eles começaram em L4/L5 e analisaram as imagens naquele nível, bem como +5 e +10 cm acima e −5 e −10 cm abaixo. A melhor correlação que encontraram foi 5 cm acima de L4/L5, que fica na região da L3. Uma vez que o nível L3 é identificado, o *software* é então usado para demarcar os tecidos segmentados usando os limiares da UH

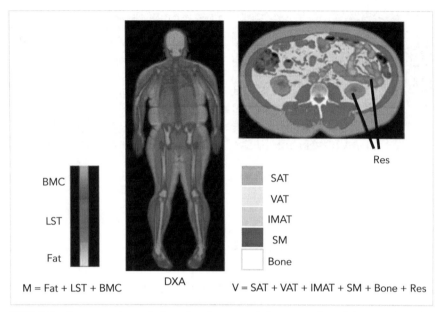

FIGURA 2 Componentes selecionados da composição corporal medidos por absorciometria de raio X de dupla energia (DXA; esquerda) e tomografia (TC; direita). A massa corporal (M) e o volume (V) representam a soma desses componentes para DXA e TC, respectivamente. (Veja imagem colorida no encarte.)
BMC: conteúdo mineral ósseo; IMAT: tecido adiposo intermuscular; LST: tecido mole magro; Res: massa residual (órgãos e tecidos remanescentes após a subtração dos volumes de músculo esquelético, osso e tecido adiposo); SAT: tecido adiposo subcutâneo; SM: músculo esquelético; VAT: tecido adiposo visceral.
Fonte: Prado e Heymsfield.[1]

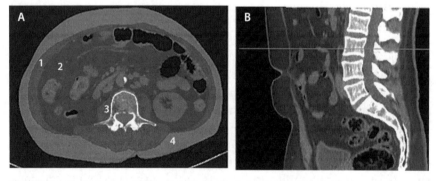

FIGURA 3 Corte tomográfico axial (A) no nível de L3 (B) utilizado para realizar a segmentação das áreas de musculatura esquelética (1), gordura visceral (2), gordura intramuscular (3) e gordura subcutânea (4). (Veja imagem colorida no encarte.)
Fonte: Georgiou et al.[5]

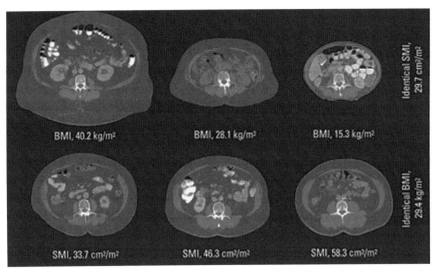

FIGURA 4 Imagens axiais de tomografia computadorizada da região da terceira vértebra lombar com o músculo esquelético destacado em cinza (■). Acima: três imagens de pacientes com SMI idênticos (29,7 cm^2/m^2) e diferentes BMI ou IMC. Embaixo: três imagens de pacientes com BMI ou IMC idênticos (29,4 kg/m^2) e diferentes SMI. (Veja imagem colorida no encarte.)
BMI ou IMC: índice de massa corporal; HU ou UH: unidade Hounsfield; SMI: índice muscular esquelético. Fonte: Troschel et al.[4]

estabelecidos para cada estrutura.[1,6] A área de seção transversal do tecido adiposo (cm^2) da TC possui relação com a massa de gordura corporal tão precisamente quanto a DXA.[4] O método também foi validado comparando a área de seção transversal do tecido muscular e adiposo com cadáveres.[4] Essa técnica também pode ser usada para estimar a massa muscular e adiposa do corpo total usando uma equação de predição desenvolvida por Shen et al.[1,6] Em comparação com a ressonância magnética, a TC é financeiramente mais acessível e padronizada.[4]

A região da L3 contém o músculo psoas, músculos paravertebrais (eretor espinhal e quadrado lombar) e músculos da parede abdominal (transverso abdominal, externo e interno, oblíquos, reto abdominal).[7] A sarcopenia definida por TC refere-se a um índice muscular esquelético (SMI) abaixo de um limiar específico associado a um risco aumentado de morte conforme estudos prévios. A infiltração gordurosa da musculatura (mioesteatose) causa uma diminuição da densidade dos pixels que representam o músculo esquelético, afetando a qualidade desse tecido. Portanto, quanto mais baixas as UH, menor a densidade e, portanto, maior o conteúdo de gordura.[1]

Fatores como tipo de tumor, inflamação, ingestão alimentar reduzida, idade, estilo de vida sedentário e outras comorbidades (p. ex., diabetes) possuem influência na incidência de sarcopenia e mioesteatose.[8]

Os limiares predeterminados da UH foram de −29 UH a +150 UH para o músculo (SMA),[7] −50 a −150 UH para a gordura visceral (VAT) e −30 a −190 UH para a gordura subcutânea (SAT). A partir de então, a área da musculatura esquelética (SMA), atenuação média do músculo esquelético (SMMA) e áreas de VAT e SAT foram descritas. As áreas de gordura visceral e subcutânea são somadas para obter a área de tecido adiposo total (TAT). A área de músculo esquelético, gordura visceral, subcutânea e total foram ajustadas para a altura ao quadrado e relatadas como índice do musculoesquelético (SMI, cm²/m²), índice VAT (VATI, cm²/m²), índice SAT (SATI, cm²/m²) e índice TAT (TATI, cm²/m²), respectivamente.[8]

Por exemplo, DeFilipp et al. descobriram que a gordura visceral e a subcutânea aumentam após o transplante de células progenitoras hematopoiéticas, enquanto a musculatura esquelética diminui, na vigência de variação importante do balanço hídrico.[9]

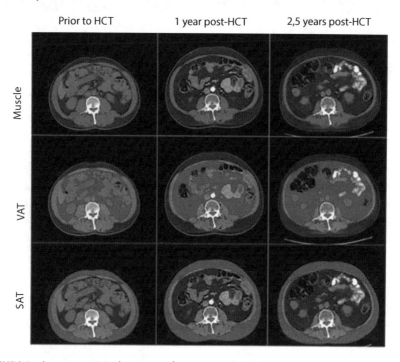

FIGURA 5 Imagens axiais de tomografia computadorizada em série no nível da terceira vértebra lombar com músculo (*muscle*), tecido adiposo visceral (VAT) e tecido adiposo subcutâneo (SAT) destacados em cinza (■) antes, 1 ano e 2,5 anos após o transplante de células progenitoras hematopoiéticas (HCT). (Veja imagem colorida no encarte.)
Fonte: Defilipp et al.[9]

Para diagnóstico de sarcopenia, o sexo deve ser considerado porque os hormônios são conhecidos por afetar a musculatura esquelética e sua distribuição. Em média, os indivíduos do sexo masculino têm mais músculos do que os do sexo feminino e consequentemente podem perder mais músculos ao longo da vida ou curso da doença.[4]

Prado et al. descreveram pontos de corte específicos de SMI no nível de L3 associados à mortalidade em pacientes com câncer de: $52,4 \, cm^2/m^2$ para homens e $38,5 \, cm^2/m^2$ para mulheres; pacientes abaixo desses valores foram classificados como sarcopênicos;[7] adotados como recomendação pela Diretriz da Brazilian Society for Parenteral and Enteral Nutrition (Braspen) de terapia nutricional no paciente com câncer.[10] Embora esses pontos de corte sejam atualmente usados com frequência, eles são, na verdade, derivados de uma coorte de 250 pacientes obesos com tumores sólidos do trato respiratório e gastrointestinal e idade média de 64 anos, bastante diferente do grupo de jovens saudáveis utilizados no estudo que originou a definição de Baumgartner.[4]

Em um centro oncológico em Alberta, Canadá, foram adotados valores de referência para sarcopenia, segundo sexo e IMC, por meio da avaliação de uma amostra consecutiva de 1.473 pacientes com câncer de pulmão ou do trato gastrointestinal. Para pacientes com IMC < 20 kg/m² e IMC 20-24,9 kg/m², a sarcopenia foi definida como SMI < $43 \, cm^2/m^2$ para homens e SMI < $41 \, cm^2/m^2$ para mulheres; a mioesteatose foi definida como SMMA < 41 UH para ambos os sexos. Para pacientes com IMC $\geq$ 25 kg/m², a sarcopenia foi definida como SMI < $53 \, cm^2/m^2$ para homens e < $41 \, cm^2/m^2$ para mulheres; a mioesteatose foi definida como SMMA < 33 UH para ambos os sexos.[8,11]

Outro conjunto amplamente utilizado de valores de corte para SMI e SMMA foi fornecido por van der Werf et al. Os percentis são baseados em uma população saudável de 174 homens e 246 mulheres com idade entre 20-82 anos e 126 homens e 174 mulheres com idade entre 20-60 anos. O p5 é considerado o ponto de corte para SMI, SMA e SMMA baixo e normal.[12]

Por esse motivo de discrepância[5] entre os valores de referência, que devem sofrer variação entre sexo, populações[13] e IMC,[14] é importante que seja realizada a correlação com dados clínicos/funcionais, e pode também ser importante realizar uma avaliação seriada quando possível, acompanhando a variação desses parâmetros ao longo do tempo, de forma a obter informações mais robustas para ajudar na decisão terapêutica no manejo desses pacientes com algum risco nutricional.

A raça e a etnia também afetam a composição corporal,[4] entretanto, não existem pontos de corte validados para a população brasileira.

TABELA 1 Percentis específicos de musculoesquelético para a população total do estudo de Van der Werf et al.,[12] segundo idade e sexo e para o subgrupo de 20-60 anos

	SMA (cm²)		SMI (cm²/m²)		MRA (HU)	
	Homem	Mulher	Homem	Mulher	Homem	Mulher
20-82 anos						
Média	173.6	113.4	52.8	40.2	38.4	33.3
± SD	± 25.1	± 15.2	± 7.4	± 5.2	± 5.6	± 6.8
p5	134.0	89.2	41.6	32.0	29.3	22.0
p10	141.6	93.0	44.7	32.8	31.7	24.9
p25	154.2	102.8	47.7	364	349	285
p50	171.4	112.5	52.0	400	384	333
p75	190.1	124.0	58.0	433	423	388
p90	208.6	132.0	63.3	469	455	417
p95	216.9	138.9	67.1	489	480	436
20-60 anos						
Média	179.3	117.7	53.9	41.2	39.6	35.5
± SD	± 24.4	± 14.4	± 7.1	± 5.0	± 5.4	± 6.0
p5	138.2	96.2	43.1	32.7	30.9	24.8
p10	146.3	99.8	45.9	34.5	32.8	27.7
p25	163.6	107.6	48.4	37.9	35.8	31.2
p50	178.9	117.9	53.2	40.9	39.4	36.2
p75	196.9	127.0	58.8	44.1	43.3	40.6
p90	212.2	135.4	64.8	47.7	46.4	42.8
p95	219.3	142.3	67.4	49.6	48.1	44.6

HU ou UH: unidade Hounsfield; MRA, SMMA: atenuação média do músculo esquelético; SD: desvio padrão; SMA: área do músculo esquelético; SMI: índice do músculo esquelético.

OUTRAS TÉCNICAS

O psoas tem sido bem estudado, pois pode ser facilmente contornado manualmente. Até onde sabemos, as evidências do uso de outras técnicas de avaliação da muscularidade, como a área de seção transversal do músculo psoas ou torácico, são limitadas.[1,4]

Vários estudos em pacientes com câncer de pulmão foram forçados a excluir até 1/3 dos pacientes, uma vez que a TC de tórax não cobre rotineiramente o nível L3. Como resultado, níveis torácicos alternativos foram explorados para identificar a melhor localização para a análise da composição corporal na TC de tórax. O mesmo acontece com pacientes com câncer de cabeça e pescoço, mama e onco-hematológicos, por isso existem estudos que utilizam cortes mais altos para avaliação da composição corporal e sugerem uma correlação moderada a forte entre L3 e outros cortes lombares e torácicos (p. ex., L1, L2, L4, L5, T10, T11 e T12).[8] Entretanto, ainda são necessários valores de referência confiáveis no tórax ajustados para sexo, raça,[4] idade e IMC, assim como no abdome.

VANTAGENS E DESVANTAGENS

A dose de radiação gerada pela TC é considerável (cerca de 10mSv por exame), portanto, o método não é adequado para medições repetidas, sobretudo quando apenas para fins de pesquisa. Além disso, o tamanho do paciente pode representar uma limitação, pois pode não se encaixar adequadamente no campo da TC tocando o *gantry* (pórtico), quando então áreas da gordura subcutânea e até mesmo da musculatura da parede abdominal podem não ser incluídas na imagem adquirida.[1]

O estabelecimento de um programa clínico ou de pesquisa usando as TC para analisar a composição corporal requer *software* apropriado, pessoal treinado com conhecimento de anatomia e disponibilidade de imagens. Em estudos longitudinais, é importante que as imagens de pacientes semelhantes sejam analisadas pelo mesmo profissional.[1]

Embora as pesquisas atualmente se baseiem na segmentação manual e semiautomática, a inteligência artificial habilitou recentemente ferramentas de segmentação totalmente automatizadas, e se espera que, em breve, elas sejam utilizadas em maior escala. Existem várias soluções de *software* para segmentação. Não parece importar qual sistema os investigadores usam, pois uma análise recente de Van Vugt et al. descobriu que OsiriX, Slice-O-matic, FatSeg (Mevis-Lab) e ImageJ eram altamente comparáveis no que diz respeito à segmentação baseada em limiar de músculo e tecido adiposo em imagens de TC.[4]

Rollins et al.[15] conduziram um estudo para investigar a análise de variáveis de composição corporal, incluindo miosteatose, por dois *softwares*: Slice-O-matic (TomoVision, Canadá) e OsiriX (Pixmeo, Suíça). Apesar de apresentarem diferenças estatisticamente significativas entre os valores encontrados, concluíram ser improvável que as diferenças sejam clinicamente relevantes e reforçaram a sugestão de que o mesmo *software* seja utilizado quando medidas seriadas são realizadas.

TABELA 2 Visão geral e comparação de *software* de segmentação

Software	Fabricante/contato	Vantagens	Desvantagens
OsiriX	Pixmeo, Suíça	<ul><li>Intuitivo para radiologistas</li><li>Estrutura clara de banco de dados</li><li>Função de arquivamento e compartilhamento de imagens</li></ul>	<ul><li>Requer licença</li><li>Apenas para Mac OS</li></ul>
Horos	https://horosproject.org/	<ul><li>Código aberto</li><li>Intuitivo para radiologistas</li></ul>	<ul><li>Apenas para Mac OS</li></ul>
3D Slicer	www.slicer.org	<ul><li>Código aberto</li><li>Muito potente</li><li>Mac OS e Windows</li></ul>	<ul><li>Ainda pouco descrito na literatura para avaliação de sarcopenia</li></ul>
Slice-O-matic	Tomovision, Canada	<ul><li>–</li></ul>	<ul><li>Requer licença</li><li>Apenas para Windows</li></ul>
MATLAB	Mathworks, EUA	<ul><li>Muito potente</li><li>Mac OS e Windows</li></ul>	<ul><li>Requer licença</li><li>Requer habilidades de programação</li></ul>
CoreSlicer	www.coreslicer.com	<ul><li>Código aberto</li><li>Dirigido para o fluxo de trabalho</li><li>Totalmente baseado na *web*</li></ul>	<ul><li>Relativamente novo</li><li>Apenas para Google Chrome</li><li>Segurança da informação (programa totalmente baseado na *web*)</li></ul>
ImageJ	https://imagej.nih.gov/ij/	<ul><li>Código aberto</li><li>Mac OS e Windows</li></ul>	<ul><li>Ainda pouco descrito na literatura para avaliação de sarcopenia</li></ul>

Fonte: Troschel AS et al.[4]

VARIÁVEIS DE CONFUSÃO

Os profissionais que realizam as análises precisam estar aptos a identificar variáveis de confusão (armadilhas) e avaliar sistematicamente suas medições para evitar erros. Seleciona-se um corte axial tomográfico, preferencialmente sem o uso de contraste endovenoso, devido ao fato de o contraste aumentar a atenuação média das estruturas avaliadas.[1] Troschel et al. sugerem que, ao término da segmentação, exista uma inspeção cuidadosa por um especialista com a opção de rejeitar ou corrigir manualmente os resultados, conforme necessário.[4] Dentre as principais variáveis de confusão existentes, destacam-se: exames de baixa dose (alto ruído) ou com larga espessura podem afetar a segmentação das estruturas; campo de visão (FOV) reduzido pode não incluir todas as estruturas passíveis de avaliação; uso de contraste endovenoso, que, além de aumentar a atenuação das estruturas, pode gerar artefatos que prejudicam a análise; cirurgias prévias, próteses ou artefatos inclusos no subcutâneo, além de outras alterações anatômicas que podem alterar a área segmentada; edema difuso, que pode impedir a adequada delimitação das estruturas, além de alterar a atenuação média dos tecidos.

PEDIATRIA

Um ponto de corte de SMI validado em L3 definindo sarcopenia foi descrito e bem estudado na população adulta com câncer, no entanto tal ponto não foi delineado em pediatria. A viabilidade de conduzir tais investigações é limitada pela exposição à radiação associada.[16]

Os efeitos prejudiciais da sarcopenia foram estabelecidos em pacientes jovens que sofrem de desuso muscular, desnutrição e várias condições inflamatórias. O uso de imagens de TC no nível L3 foi utilizado para avaliar as alterações da musculatura esquelética entre pacientes com leucemia linfoide aguda (n = 47). A perda de musculatura esquelética após o início da terapia ocorreu em todos os pacientes incluídos no estudo, e quase 1/3 desenvolveu sarcopenia, entretanto a sarcopenia não se correlacionou com a sobrevida nesse grupo. É importante ressaltar que a sarcopenia mostrou uma associação estatisticamente significativa com outros desfechos clínicos, incluindo eventos adversos graves (P = 0,009) e infecção fúngica invasiva (P = 0,018).[16]

 REFERÊNCIAS BIBLIOGRÁFICAS

1. Prado CMM, Heymsfield SB. Lean tissue imaging. J Parenter Enter Nutr. 2014;38(8):940-53.
2. Prado CMM, Birdsell LA, Baracos VE. The emerging role of computerized tomography in assessing cancer cachexia. Curr Opin Support Palliat Care. 2009;3(4):269-75.
3. Gibson DJ, Burden ST, Strauss BJ, Todd C, Lal S. The role of computed tomography in evaluating body composition and the in fluence of reduced muscle mass on clinical outcome in abdominal malignancy: a systematic review. Eur J Clin Nutr. 2015;69:1079-86.
4. Troschel AS, Troschel FM, Best TD, Gaissert HA, Torriani M, Muniappan A, et al. Computed tomography: based body composition analysis and its role in lung cancer care. 2020;35(2):91-100.
5. Georgiou A, Papatheodoridis GV, Alexopoulou A. Validation of cutoffs for skeletal muscle mass index based on computed tomography analysis against dual energy X-ray absorptiometry in patients with cirrhosis: the KIRRHOS study. Ann Gastroenterol. 2020;33(July 2019):80-6.

6. Shen W, Punyanitya M, Wang Z, Gallagher D, St M, Albu J, et al. Total body skeletal muscle and adipose tissue volumes: estimation from a single abdominal cross-sectional image. J Appl Physiol. 2004;97(6):2333-8.
7. Prado CM, Lieffers JR, McCargar LJ, Reiman T, Sawyer MB, Martin L, et al. Prevalence and clinical implications of sarcopenic obesity in patients with solid tumours of the respiratory and gastrointestinal tracts: a population-based study. Lancet Oncol. 2008;9(7):629-35.
8. Martin L, Gioulbasanis I, Senesse P, Baracos VE. Cancer-associated malnutrition and CT--defined sarcopenia and myosteatosis are endemic in overweight. J Parenter Enter Nutr. 2019;44(2):227-38.
9. Defilipp Z, Troschel FM, Qualls DA, Li S, Kuklinski MW, Kempner ME, et al. Biology of blood and marrow transplantation evolution of body composition following autologous and alloge-neic hematopoietic cell transplantation: incidence of sarcopenia and association with clinical outcomes. Biol Blood Marrow Transplant. 2018;24(8):1741-7.
10. Horie LM, Barrére APN, Castro MGLAMB, De Carvalho AMB, Pereira A, Prado C, et al. Di-retriz Braspen de terapia nutricional no paciente com câncer. Braspen J. 2019;34(Supl 1):2-32.
11. Martin L, Birdsell L, Macdonald N, Reiman T, Clandinin MT, Mccargar LJ, et al. Cancer ca-chexia in the age of obesity: skeletal muscle depletion is a powerful prognostic factor, indepen-dent of body mass index. J Clin Oncol. 2013;31(12):1539-47.
12. Van Der Werf A, Langius J, De Van Der Schueren M, Nurmohamed S. Percentiles for skeletal muscle index, area and radiation attenuation based on computed tomography imaging in a healthy Caucasian population. Eur J Clin Nutr. 2018;72(2):288-96.
13. Walowski CO, Braun W, Maisch MJ, Jensen B, Peine S, Norman K, et al. Concepts and metho-dological considerations. Nutrients. 2020;12(755):1-36.
14. Brien SO, Kavanagh RG, Carey BW, Maher MM, Connor OJO, Andrews EJ. The impact of sarcopenia and myosteatosis on postoperative outcomes in patients with inflammatory bowel disease. Eur Radiol Exp. 2018;2(37):1-10.
15. Rollins KE, Awwad A, Macdonald IA, Lobo DN. Applied nutritional investigation: acompa-rison of two different software packages for analysis of body composition using computed tomography images. Nutrition. 2019;57:92-6.
16. Joffe L, Schadler KL, Shen W, Ladas EJ. Body composition in pediatric solid tumors: state of the science and future directions. J Natl Cancer Inst Monogr. 2019;2019(54):144-8.

CAPÍTULO 9

Avaliação da composição corporal por densitometria por emissão de raios X de dupla energia

Paulo Cesar Ribeiro
Anna Carolina Pompermayer Coradelli

INTRODUÇÃO

A avaliação nutricional de pacientes tem se mostrado um grande desafio para o profissional de saúde. A composição corpórea apresenta grande variabilidade de acordo com a população estudada, e proporções distintas de massa magra *versus* tecido adiposo têm correlação com os desfechos esperados. Portanto, parâmetros como índice de massa corpórea (IMC) ou o simples peso não são mais suficientes para uma avaliação correta dos compartimentos do corpo e uma atuação mais precisa.[1,2]

Um exemplo da importância de uma avaliação cuidadosa dos espaços corpóreos é a sarcopenia. Estudos observacionais reportam sua alta prevalência em pacientes hospitalizados, chegando a 60% nos pacientes críticos, em ventilação mecânica.[3] Sabemos que pacientes sarcopênicos permanecem maior tempo sob ventilação mecânica, sob internação na unidade de terapia intensiva (UTI) e hospital, apresentam maior chance de mortalidade e readmissão na UTI. A sarcopenia associa-se ainda à perda de funcionalidade e maior tempo para reabilitação após a alta.[4]

Assim, a avaliação mais apurada dos compartimentos corpóreos passa a ter grande importância e desperta interesse do profissional da saúde em se familiarizar com a nomenclatura atual e os diferentes métodos disponíveis.[5]

Sua escolha depende da disponibilidade, do tipo de população estudada e do compartimento mais relevante para nosso diagnóstico e conduta. Um arsenal relativamente novo se apresenta, como a bioimpedância (BIA), a tomografia computadorizada (TC), a ultrassonografia (USG), a ressonância magnética (RM) e a densitometria por emissão de raios X de dupla energia (DEXA), este último, objeto deste capítulo.[5]

A Tabela 1 reúne as definições para os diferentes espaços corpóreos, nomenclatura e métodos mais pertinentes para avaliá-los.[5]

TABELA 1 Nomenclatura, definição dos espaços corpóreos e métodos de acesso

Compartimento corpóreo	Descrição	Método de acesso
Massa magra	Tecido ósseo + conteúdo mineral	BIA, DEXA
Tecido magro	Soma de todos os tecidos magros + água, proteína, CH, minerais (exceto osso)	DEXA
Musculatura esquelética	Componente primário do tecido magro	DEXA, USG, TC, RM, BIA
Massa gordurosa	Tecido adiposo total + conteúdo lipídico	BIA, DEXA
Tecido adiposo	Adipócitos, colágeno, fibras elásticas, fibroblastos e capilares	USG, TC e RM

BIA: bioimpedância; DEXA: densitometria por emissão de raios X de dupla energia; RM: ressonância magnética; TC: tomografia computadorizada; USG: ultrassonografia.

A Tabela 2 compara os diferentes métodos para avaliação da composição corpórea de acordo com suas vantagens e desvantagens.[6]

TABELA 2 Vantagens e desvantagens de cada método de avaliação da composição corpórea

Método	Vantagens	Desvantagens
DEXA Densitometria por exposição de raios X de dupla energia	■ Boa precisão e reprodutibilidade ■ Rápido e não invasivo ■ Baixa radiação ■ Avaliação global e regional ■ Capaz de diferenciar massa magra, óssea e gordurosa	■ Variabilidade de calibração, *hardware* e *software* ■ Requer treinamento ■ Não indicado na gravidez ■ A espessura tecidual e o grau de hidratação alteram os resultados
BIA Bioimpedância	■ Rápido, não invasivo, não usa radiação, disponível, requer treinamento, pode ser feito à beira do leito ■ Identifica diferentes tecidos	■ Posicionamento dos eletrodos, o grau de hidratação do paciente e muitas outras variáveis influenciam os resultados
TC Tomografia computadorizada	■ Alta acurácia e resolução de imagem ■ Discrimina os diferentes tecidos e gordura intramuscular	■ Requer aparelhagem sofisticada e treinamento ■ Alto custo ■ Implica exposição à radiação ■ Não disponível à beira do leito

(continua)

TABELA 2 Vantagens e desvantagens de cada método de avaliação da composição corpórea (*continuação*)

Método	Vantagens	Desvantagens
RM Ressonância magnética	▪ Alta acurácia e resolução de imagem ▪ Discrimina os diferentes tecidos e muito bem a gordura intramuscular	▪ Requer aparelhagem sofisticada e treinamento ▪ Alto custo ▪ Implica exposição à radiação ▪ Não disponível à beira do leito ▪ Exige muito do paciente
USG Ultrassonografia	▪ Rápido, não invasivo, não usa radiação, requer treinamento, pode ser feito à beira do leito ▪ Identifica diferentes tecidos e gordura intramuscular	▪ Não completamente validado ▪ Exige treinamento e aparelhagem ▪ Depende do observador

Fonte: Ellis KJ et al.[7]

DENSITOMETRIA POR EMISSÃO DE RAIOS X DE DUPLA ENERGIA (DEXA)

Disponível desde o início dos anos 1980, é um exame considerado padrão--ouro para avaliação da composição corporal, principalmente para pacientes ambulatoriais, analisando três compartimentos: massa magra, óssea e gordura.[5-8]

Realizado em curto período, habitualmente bem tolerado pelos pacientes, o método utiliza dois feixes de raios X de baixa radiação, em dois diferentes níveis de energia de fótons. Ao passarem pelo corpo, um detector mede a quantidade de fótons absorvidos por cada tecido, o que chamamos de atenuação para distinguir os compartimentos descritos em pixels, caracterizando-os tanto em âmbito regional, como membros e tronco, quanto global, sem inferir medidas a partir da análise de apenas um compartimento. Primeiramente, ele avalia o tecido macio e ósseo. Depois, o tecido macio é subdividido em massa gordurosa e magra. Uma grande vantagem da DEXA é avaliar a massa muscular apendicular, ou seja, de membros, avaliando o tecido magro de braços e pernas, composto principalmente de músculo, uma vez que o restante é representado pela pele e tecido conetivo.[6-8] Portanto, é útil para avaliar sarcopenia.

Basicamente, teremos variação das energias de radiação (absorção ou reflexão), de acordo com as estruturas anatômicas e a espessura dos tecidos. A atenuação dos feixes de raios X diminui com o aumento da energia do fóton. Materiais de menor densidade, como tecidos macios (massa magra e gordura), permitem a passagem de mais fótons, atenuando menos os feixes de raios X do que tecidos com maior densidade, como o ósseo. A diferença na atenuação dos dois picos de raios X será específico de cada tecido.[9] A DEXA estimará um valor de atenuação (R – razão), específico de cada tecido, sendo mais baixo se for composto por tecidos mais macios e mais alto se composto por mais gordura.[10,11]

Embora a DEXA forneça três valores de medições corporais, como massa gorda (FM), massa magra (LM) e óssea (BMC), não representa a medida direta desses três componentes, mas baseia-se na relação massa gordurosa/massa magra calculada. Faz-se uma leitura dos pixels contidos no osso, aproximadamente 40-45% do total, e assim chega-se ao valor inferido.[10,11]

ASPECTOS METODOLÓGICOS

A tecnologia da DEXA se baseia em raios X, provocando baixa exposição à radiação e podendo ser usada para qualquer paciente ambulatorial de qualquer idade. A capacidade da DEXA para avaliar massa óssea e gordurosa tem excelente correlação com cadáveres e com a avaliação *in vivo* da ativação de nêutrons. As medidas fornecidas pela DEXA, entretanto, são suscetíveis a erros ou variação dos resultados a depender de aspectos técnicos, que incluem o posicionamento do paciente e o processamento da imagem, o tipo de *software* usado, e de aspectos relacionados à variação biológica de cada indivíduo, como o grau de hidratação, tamanho e espessura do corpo e tecidos. Por exemplo, uma espessura maior do que 25 cm aumenta a atenuação, desviando o resultado.[12]

Durante sua realização, deve-se atentar ainda para o posicionamento do paciente, que deve estar com a cabeça alinhada ao corpo, braços esticados ao lado do tronco, afastando-se as mãos do contato com as pernas, conforme ilustrado na Figura 1.

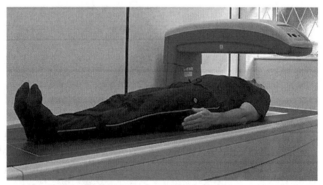

FIGURA 1 Posicionamento do paciente para DEXA.

No cenário hospitalar, entretanto, onde o paciente está acamado e principalmente em ambientes como a UTI, o uso de DEXA não parece apropriado, uma vez que o transporte do paciente até o local do exame inclui riscos e não é a prioridade nessa população.

ASPECTOS CLÍNICOS

O relatório básico da DEXA deve conter os valores da massa óssea, massa total, massa total magra, massa total de gordura e porcentagem de gordura corporal. A Figura 2 traz um exemplo de relatório dado pela DEXA.

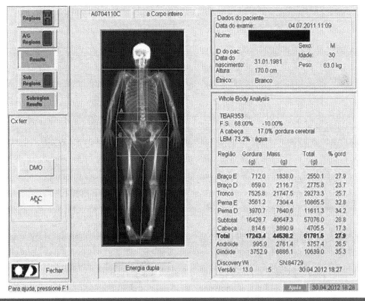

Região	BMC (g)	Gordura (g)	Massa magra (g)	Magra + BMC (g)	Massa total (g)	% de gordura
Braço E	104.58	1063.3	1146.3	1250.9	2314.2	45.9
Braço D	111.30	1039.9	1343.1	1454.4	2494.3	41.7
Tronco	474.76	8328.6	14344.0	14818.8	23147.4	36.0
Perna E	282.21	3950.0	5051.1	5333.3	9283.3	42.5
Perna D	285.59	4305.3	5344.2	5629.8	9935.1	43.3
Subtotal	1258.45	18687.2	272228.7	28487.1	47174.3	39.6
Cabeça	577.95	709.9	2715.8	3293.8	4003.7	17.7
Total	1836.40	19397.1	29944.5	31780.9	51178.0	37.9

FIGURA 2 Relatório de DEXA (composição corpórea).
BMC: conteúdo mineral ósseo.

Outros mais específicos podem conter ainda dados, como índice de massa magra total, índice de massa magra apendicular, índice de massa esquelética, tecido adiposo visceral, índice de massa gorda, entre outros.

As Figuras 3, 4 e 5 trazem alguns resultados do estudo austríaco LEAD, publicado em 2020, que avaliou a composição corpórea total e regional de 10.894 indivíduos entre 18-81 anos por meio da DEXA, a fim de estabelecer parâmetros de composição corpórea para a população europeia de acordo com gênero e idade.[13]

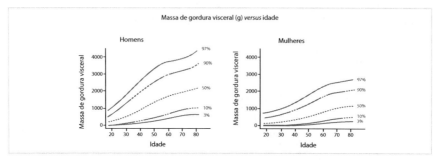

FIGURA 3 Massa de tecido adiposo de acordo com a idade e o gênero. Percentis: 3, 10, 50, 90 e 97%.
Fonte: Ofenheimer A et al.[13]

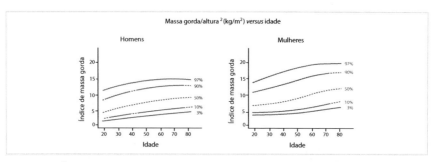

FIGURA 4 Índice de massa gordurosa por idade e gênero. Percentis: 3, 10, 50, 90 e 97%.
Fonte: Ofenheimer A et al.[13]

Os resultados da DEXA podem ainda trazer dados que permitem avaliar o estado nutricional e patologias específicas, como osteoporose e ovários policísticos.

A Sociedade Americana de Nutrição Enteral e Parenteral publicou recentemente diretrizes sobre a validade de diversos métodos de avaliação da composição corpórea nas populações clínicas. Vários métodos, como DEXA, USG, TC, RMI e BIA, foram comparados. O DEXA mostrou-se excelente para a determinação de massa gordurosa total e regional no cenário de pacientes com várias patologias (Figura 6).[5] Novos *softwares* permitem atualmente uma melhor determinação de sarcopenia por DEXA.

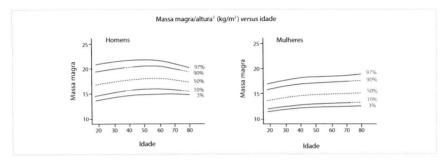

FIGURA 5 Dados de índice de massa magra por idade e gênero. Percentis: 3, 10, 50, 90 e 97%.
Fonte: Ofenheimer A et al.[13]

Embora a DEXA seja um método de relevância na avaliação da composição corpórea em indivíduos sadios e no cenário clínico, a necessidade de dispor da aparelhagem necessária e de pessoal treinado, além dos custos, que são relativamente altos, podem limitar o acesso a esse exame.[5,7]

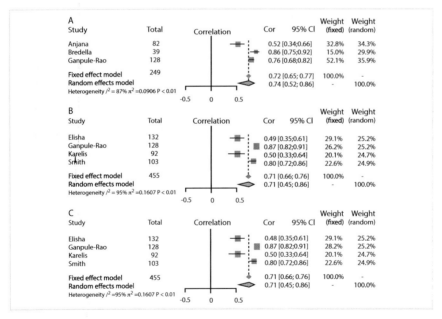

FIGURA 6 Comparação de resultados de DEXA com TC e RM. A: Quantificação de gordura abdominal por DEXA comparada a gordura visceral por TC ou RM, usando qualquer *software*, em vários tipos de pacientes. B: Quantificação de gordura corporal total por DEXA comparada a gordura visceral por TC ou RM, em vários tipos de pacientes. C: Quantificação de gordura corporal total por DEXA comparada a gordura visceral por TC ou RM, em pacientes com doença cardiovascular.
DEXA: densitometria por emissão de raios X de dupla energia; RM: ressonância magnética; TC: tomografia computadorizada. Fonte: adaptada de Sheean P et al.[5]

REFERÊNCIAS BIBLIOGRÁFICAS

1. Jensen GL, Cederholm T, Correia M, Gonzalez MC, Fukushima R, Higashiguchi T, et al. GLIM criteria for the diagnosis of malnutrition: a consensus report from the global clinical nutrition community. Clin Nutr. 2018;38(1):1-9.
2. Wang ZM, Pierson RN Jr., Heymsfield SB. The five-level model: a new approach to organizing body-composition research. Am J Clin Nutr. 1992;56(1):19-28.
3. Sousa AS, Guerra RS, Fonseca I, Pichel F, Amaral TF. Sarcopenia among hospitalized patients: a cross-sectional study. Clin Nutr. 2015; 34:1239-44.
4. Ligthart-Melis GC, Luiking YC, Kakourou A, Cederholm T, Maier AB, van der Schueren MAE, et al. Frailty, sarcopenia, and malnutrition frequently (co-)occur in hospitalized older adults: a systematic review and meta-analysis. J Am Med Dir Assoc. 2020;21(9):1216-8.
5. Sheean P, Gonzalez MC, Prado CM. American Society for Parenteral and Enteral Nutrition Clinical Guidelines: The validity of body composition assessment in clinical populations. JPEN J Parenter Enteral Nutr. 2020:44(1):12-43.
6. Ellis KJ. Selected body composition methods can be used in field studies. J Nutr. 2001;131:1589S-1595S.
7. Abdalla PP, Silva AM, Venturini AC, Santos AP, Carvalho AS, Siqueira VAAA, et al. Cut-off points of appendicular lean soft tissue for identifying sarcopenia in older adults in Brazil: a cross-sectional study. Nutr Hosp. 2020;37:306-12.
8. Bazzocchi A, Ponti F, Diano D, Amadori M, Albisinni U, Battista G, et al. Trabecular bone score in healthy ageing. Br J Radiol. 2015;88:20140865.
9. Guglielmi G, Ponti F, Agostini M, Amadori M, Battista G, Bazzocchi A. The role of DXA in sarcopenia. Aging Clin Exp Res. 2016;28(6):1047-60.
10. Laskey MA. Dual-energy x-ray absorptiometry and body composition. Nutrition. 1996;12:45-51.
11. Toombs RJ, Ducher G, Shepherd JA, De Souza MJ. The impact of recent technological advances on the trueness and precision of DXA to assess body composition. Obesity. 2012;20:30-9.
12. Prado CMM, Heymsfield SB. Lean tissue imaging: a new era for nutritional assessment and intervention. JPEN J Parenter Enteral Nutr. 2014;38(8):940-53.
13. Ofenheimer A, Breyer-Kohansal R, Hartl S. Reference values of body composition parameters and visceral adipose tissue (VAT) by DXA in adults aged 18-81 years: results from the LEAD cohort. Eur J Clin Nutr. 2020;74(8):1181-91.

CAPÍTULO 10

Avaliação da composição corporal em situações especiais

Grasiela Konkolisc Pina de Andrade
Juliana Bonfleur Carvalho
Ludiane Alves do Nascimento

A avaliação do estado nutricional de pessoas em situações especiais ainda é desconhecida em muitos aspectos. Sabemos que existem diversos métodos para avaliação da composição corporal (ver capítulo sobre métodos de avaliação da composição corporal), porém ao escolher o método deve-se considerar que em relação à antropometria podem haver dificuldades para a localização dos pontos de referência; e nos demais métodos, a posição adequada para avaliação pode ficar comprometida, devido a deformidades e lesões, postura distônica e falta de cooperação.[1,2]

Dessa maneira, a identificação e a compreensão das características de pessoas em situações especiais é importante, pois pode ajudar a reduzir erros e melhorar a confiabilidade das medições. Como para qualquer outra população, não existe um método único que reflita totalmente o estado nutricional desse grupo.[1,2]

Em virtude de grandes limitações da avaliação da composição corporal e diagnóstico nessa população, o mais importante é acompanhar o indivíduo e compará-lo com ele mesmo, em diferentes intervalos. Além disso, em relação à avaliação da massa muscular não se deve incluir apenas a quantidade, mas também a força muscular, que é essencial (ver capítulo sobre avaliação da força de preensão palmar).

AVALIAÇÃO DO PESO E DA ESTATURA

Quando não for viável a realização da medida do peso e da estatura utilizando balança e estadiômetro em decorrência das condições do paciente, é possível estimar esses valores por meio de equações específicas (ver Capítulo 5 – Avaliação da composição corporal por antropometria).

ASPECTOS DA AVALIAÇÃO DA COMPOSIÇÃO CORPORAL EM PACIENTES COM LESÃO MEDULAR

A lesão medular (LM) pode ocorrer em decorrência de diversos incidentes, porém os principais são traumas decorrentes de acidentes automobilísticos. A medula espinhal faz parte do sistema nervoso central (SNC) e transmite sinais para músculos e órgãos.[2,3] Dependendo da vértebra lesionada, determinados movimentos ficam restritos, conforme demonstra a Tabela 1.

TABELA 1 Movimentos afetados de acordo com a vértebra lesionada

Vértebra lesionada	Movimento afetado
C1 a T1	Perda de função de braços e pernas (tetraplegia)
T2 a S5	Tórax e as pernas (paraplegia)

Fonte: adaptada de Martins.[2]

Logo em seguida à lesão medular o paciente passa pela fase aguda, que dura até 2 semanas após o trauma. Nessa fase, o indivíduo apresenta perda de peso intenso, que ocorre, principalmente, devido ao hipercatabolismo induzido pelo estresse e à dificuldade de obtenção de nutrição adequada e/ou suficiente em virtude do estado clínico. Já na fase crônica, que é a fase de reabilitação, deve-se atentar tanto para a desnutrição, que pode ocorrer devido à febre, infecções, complicações gastrointestinais e depressão, quanto para a obesidade. A imobilização está associada a alterações na composição corporal, incluindo principalmente perda de massa de tecido magro acompanhada do ganho de massa gorda.[2,4]

Outro fator que deve ser considerado na fase crônica é a atrofia muscular causada pela desnervação dos músculos. Essa alteração influencia a massa muscular, porém não a massa gorda, portanto a medida da dobra cutânea tricipital continua sendo útil para a avaliação desses pacientes. Já a circunferência do braço só deve ser utilizada quando não há atrofia em membros superiores, pois é uma medida que engloba a massa muscular e a massa gorda.[2,4]

Avaliação do peso

Para os pacientes que ficam sentados, o peso pode ser mensurado com o paciente na cadeira de rodas, cadeira normal ou no colo de outra pessoa, com o mínimo de roupas possível, em uma balança tipo plataforma específica para cadeirantes, em que do peso total é descontado o peso da cadeira ou pessoa que auxilia na pesagem.[5]

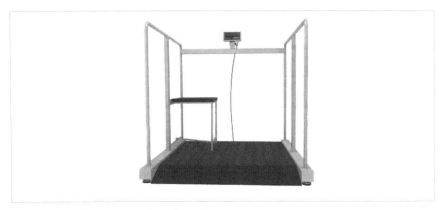

FIGURA 1 Balança para cadeira de rodas.

O cálculo do peso ideal nessa população deve ser realizado conforme o determinado para população geral [IMC desejado × estatura (m)^2] e depois corrigido devido à atrofia muscular, de acordo com a plegia apresentada.[2,6]

- Paraplégicos: reduzir 5-10%.
- Tetraplégicos: reduzir 10-15%.

Obesidade na lesão medular

Devido às alterações na composição corporal que ocorrem na população acometida por LM, que são a redução de massa muscular e o aumento da massa gorda, deve-se considerar os pontos fortes e fracos dos métodos utilizados para avaliação da obesidade nessa população, conforme descrito na Tabela 2.

Em relação ao IMC (índice de massa corporal), os valores de classificação de obesidade definidos para a população geral (≥ 30 kg/m^2) muitas vezes não refletem a realidade da população que sofreu alguma lesão medular. O IMC médio em estudos com pessoas com LM varia de 23,1-25,7 kgm^2, com percentual de gordura nessas mesmas amostras que varia de 27,5-36,3%, ou seja, valores aumentados de gordura.[8,9]

Em estudo de Laughton et al.,[3] foi avaliada a porcentagem de massa gorda por meio de bioimpedância elétrica em 77 adultos com lesão medular crônica, e determinada a sensibilidade e a especificidade do IMC para obesidade usada na população em geral (≥ 30 kg/m^2). Verificou-se que o IMC > 22 kg/m^2 já deveria ser considerado risco de obesidade para pessoas com lesão medular crônica.

TABELA 2 Pontos fortes e fracos nos métodos de avaliação da obesidade em pacientes com lesão medular

Método	Teste de confiabilidade/ validade na LM	Pontos fortes	Pontos fracos
IMC	Não	• Fácil classificação	• Não é sensível para alterações fisiológicas na LM
IMC específico para LM	Sim	• Fácil classificação • Medição amplamente utilizada • Validado para populações com LM	• Não é sensível para alterações fisiológicas na LM • Critérios de validação foram indicadores inflamatórios e não morbidade e mortalidade
Circunferência da cintura	Não	• Fácil determinação • Gordura abdominal é o foco em indivíduos com LM	• Diferentes métodos são utilizados • Existem pontos de corte de acordo com o gênero porém não para portadores de LM
Bioimpedância elétrica	Não	• Fácil aplicação, seguro, portátil e reprodutível • É possível a análise segmentada (importante avaliar a composição corporal do tronco nessa população)	• Não existem pontos de corte bem definidos para população com LM • Acurácia comprometida por doenças que causam retenção hídrica
DEXA	Não	• Padrão-ouro para avaliação da composição corporal • Avaliação da massa óssea e áreas específicas de adiposidade	• Não existem pontos de corte bem definidos para população com LM • Alto custo

LM: lesão medular.
Fonte: adaptada de Silveira.[7]

Em outro estudo, que avaliou 22 homens com LM (paraplégicos e tetraplégicos), no qual foi verificada a relação entre a circunferência da cintura (CC) e a circunferência abdominal (CA) com a quantidade de gordura visceral (por meio de ressonância magnética) e doenças cardiovasculares, foram determinados valores de corte reduzidos para CC e CA em relação à população geral que se correlacionaram positivamente com a presença de gordura visceral, conforme demonstrado a seguir:[11]

- Pontos de corte na posição supina: 86,5 cm para CC e 88,3 cm para CA.
- Pontos de corte na posição sentado: 89 cm para CC e 101 cm para CA.

Sarcopenia na lesão medular

O conceito de sarcopenia, definido pelo European Working Group on Sarcopenia in Older People (EWGSOP) (2018),[11] é a redução da força associada à redução da quantidade de massa muscular (ver Capítulo 3, sobre sarcopenia). Os indivíduos portadores de LM muitas vezes serão classificados como sarcopênicos, já que a LM causa inativação muscular e consequentemente seu descondicionamento. O declínio na capacidade de atividade física começa imediatamente após a lesão. Desuso, espasticidade e danos microvasculares contribuem para a indução de alterações morfológicas observadas no músculo esquelético paralisado, alterando assim sua funcionalidade. Além disso, alterações hormonais da tireoide, cortisol e resistência à insulina podem levar à sarcopenia.[4]

Em estudo de Singh et al.,[12] foram avaliados 95 pacientes paraplégicos e tetraplégicos na LM aguda e depois tiveram acompanhamento por 1 ano. As variáveis avaliadas foram conteúdo mineral ósseo (CMO), massa gorda (MG) e massa muscular (MM), por meio de DEXA. Os pacientes apresentaram redução média de 14,5% de CMO nas pernas. Em relação à MM, houve redução média de 20,5% nas pernas e de 15,1% no tronco. Os tetraplégicos apresentaram redução mais significativa de todos os componentes corporais, inclusive gordura, do que os paraplégicos.

Devido à ausência de diretrizes ou recomendações sobre sarcopenia na LM, Dionyssiotis et al.[4] realizaram um estudo para investigar a correlação de dados de indivíduos lesionados na medula espinhal com a definição atual do EWGSOP2,[11] versão de 2018. Foram avaliados 31 homens portadores de LM e 33 indivíduos no grupo controle. Para mensurar a massa muscular e a massa gorda foi utilizado o DEXA, e para força de preensão palmar utilizou-se a imagem da área transversal do músculo da tíbia. Essa medida é uma alternativa validada para mensurar a força em pacientes com LM, pois não depende da função motora dos membros inferiores. Como resultado, observou-se que a massa muscular reduzida foi identificada já com índice de massa muscular esquelética de 5,8 kg/m^2, valor inferior ao ponto de corte estabelecido no consenso europeu, que é de 7 kg/m^2.

ASPECTOS DA AVALIAÇÃO DA COMPOSIÇÃO CORPORAL EM PACIENTES COM TRANSTORNO DO ESPECTRO AUTISTA

O transtorno do espectro autista (TEA) caracteriza-se pelo retardo no desenvolvimento da fala e da linguagem, comportamentos ritualísticos ou repetitivos e alterações nas interações sociais, que podem afetar o estado nutricional e consequentemente a composição corporal, conforme ilustrado na Figura 2.[13]

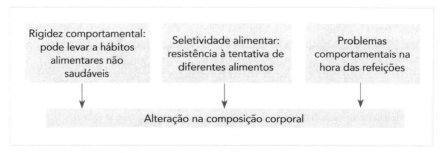

FIGURA 2 Características do TEA que podem causar alterações na composição corporal.
TEA: transtorno do espectro autista.
Fonte: adaptada de Castro et al.[13]

Em estudo realizado com 63 crianças e adolescentes portadores de TEA, foram avaliados os parâmetros de massa muscular, massa gorda e ângulo de fase através de bioimpedância; e peso, estatura e circunferência da cintura por meio de antropometria. Foi observada prevalência de sobrepeso em 38,9% e obesidade em 36,5% da população avaliada. Os indivíduos com baixo peso representaram 15,9%. A porcentagem de gordura obtida pela bioimpedância mostrou que 49,2% eram obesos, e desses pacientes a circunferência da cintura apresentava-se acima do P80, o que sinaliza um acúmulo de gordura na região abdominal.[13]

Outro estudo de Toscano et al.,[14] que avaliou 120 crianças brasileiras entre 3,6-12 anos, com 3 avaliações de peso, estatura e IMC ao longo de 4 anos, mostrou que até os 8 anos a estatura foi equivalente ao P50. Porém, após os 8 anos foi observada redução da taxa de crescimento, atingindo o P5 aos 15 anos. O peso e IMC até os 8 anos refere-se > P95, porém aos 15 anos fica abaixo do P50, o que acaba indicando alta prevalência de obesidade e sobrepeso na primeira infância, conforme mostra a Figura 3.

ASPECTOS DA AVALIAÇÃO DA COMPOSIÇÃO CORPORAL EM PACIENTES COM ENCEFALOPATIA CRÔNICA NÃO PROGRESSIVA

A encefalopatia crônica não progressiva (ECNP), popularmente conhecida como paralisia cerebral (PC), caracteriza-se como um distúrbio do controle muscular ou da coordenação, resultado de lesão cerebral durante o início da

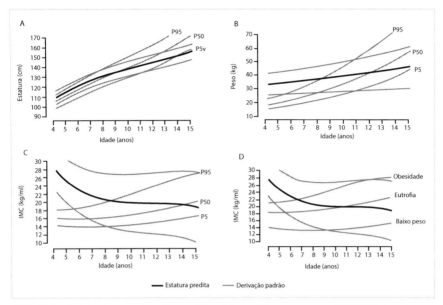

FIGURA 3 Média de crescimento em (A) estatura, (B) peso corporal, (C) IMC de crianças e adolescentes com TEA de acordo com o CDC e (D) IMC de crianças e adolescentes com TEA de acordo com referência para meninos brasileiros.
CDC: Centers for Disease Control; IMC: índice de massa corporal; TEA: transtorno do espectro autista.
Fonte: Toscano et al.[14]

gestação, perinatal ou no começo do desenvolvimento da criança. Pode haver problemas associados com as funções intelectual, visual ou outros sistemas.[2]

Os pacientes portadores de ECNP muitas vezes não conseguem ficar em pé e, quando deitados, não conseguem esticar o corpo, por isso é indicado realizar a estimativa da estatura utilizando o comprimento de ossos longos, conforme demonstrado na Tabela 3.[15]

Também pode ser realizada a medida da altura do joelho, colocando-se a perna esquerda do indivíduo em 90° (entre o joelho e a coxa e entre o pé e a perna), e então medindo a distância entre a base do calcanhar e a parte superior da patela.[15] Depois, utilizar as equações a seguir:

- Homens brancos:[16]
  6-18 anos: estatura (cm) = (altura do joelho [cm] × 2,22) + 40,54
- Mulheres brancas:[16]
  6-18 anos: estatura (cm) = (altura do joelho [cm] × 2,15) + 43,21

TABELA 3 Estimativa da estatura em portadores de encefalopatia crônica não progressiva

Local	Como medir	Equação – estatura (cm)
Ulna	Medida entre o olecrano e o processo estiloide. Mais indicado para crianças até 12 anos.	(4,5 x comprimento da ulna [cm]) + 21,8
Tíbia	Medida da porção medial superior, abaixo do joelho, até a porção medial inferior do tornozelo.	(3,26 x comprimento da tíbia [cm]) + 30,8

Fonte: Tchakmakian e Frangella.[15]

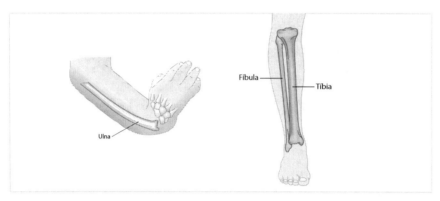

FIGURA 4 Localização anatômica da ulna e da tíbia.

No Quadro 1 estão citados os fatores que influenciam o risco de desnutrição ou obesidade dos pacientes portadores de ECNP.

QUADRO 1 Fatores de risco nutricional em portadores de ECNP

Desnutrição
- Disfunção neuromuscular
- Aporte inadequado de nutrientes
- DRGE e disfagia
- Problemas ortopédicos e LPP
- Sensibilidade perioral
- Uso crônico de medicamentos
- Distúrbios nos sinais da fome e saciedade
- Comportamentos alimentares adversos

Obesidade
- Disfunção neuromuscular
- Distúrbios nos sinais da fome e saciedade

DRGE: doença do refluxo gastroesofágico; LPP: lesão por pressão.
Fonte: adaptada de Martins C.[2]

Nessa população, alterações da composição corporal são influenciadas pelo tônus muscular aumentado, que causa elevação do gasto energético basal e acarreta redução da massa muscular.

Em um estudo de caso-controle, observou-se a relação entre composição corporal e tônus muscular de 118 crianças com média de idade de 11 anos. Os resultados mostraram que a hipertonicidade e o consumo alimentar prejudicado causaram redução da massa muscular e água corporal total e não houve alterações em relação à massa gorda.[17]

Em estudo de Duran,[18] foram avaliadas 329 crianças com média de idade de 12 anos. A obesidade foi avaliada por DEXA e com base no IMC. Resultados de obesidade por meio de DEXA mostraram obesidade em 17% das crianças; já quando foram avaliadas por IMC, essa porcentagem aumentou para 47,7%. Sabe-se que a avaliação pelo IMC tem aplicação mais fácil e rápida na prática clínica, além de menores custos, porém se devem considerar alterações na estatura dessa população, que está influenciada por contraturas musculares. Portanto, é importante acrescentar outros parâmetros antropométricos à avaliação, como a dobra cutânea tricipital e a circunferência da cintura.

ASPECTOS DA AVALIAÇÃO DA COMPOSIÇÃO CORPORAL EM PACIENTES COM SÍNDROME DE DOWN

A síndrome de Down (SD) é um dos distúrbios genéticos mais comuns, que se caracteriza pelo desequilíbrio na constituição cromossômica, ocorrendo a presença de um cromossomo 21 extra.[15,19] As principais características desses indivíduos são diminuição do tônus muscular, baixa estatura, pescoço curto e grosso, boca pequena, língua protusa, defeitos cardíacos congênitos (presente em 40%), ausência da abertura do esôfago, atresia duodenal e íleo-jejunal, levando a constipação intestinal, entre outros.[19]

No Quadro 2 estão indicados os fatores de risco para estatura reduzida e obesidade em indivíduos portadores de SD.

Como o desenvolvimento dessas crianças tem um perfil diferente, não é recomendado o uso de curvas de crescimento desenvolvidas para o restante da população. Por isso, foram criadas curvas específicas. Na Tabela 4 estão indicadas as medidas antropométricas e os índices utilizados de acordo com a idade.

QUADRO 2   Fatores de risco nutricional em portadores de SD

Retardo na taxa de crescimento
- Doença cardíaca congênita
- Obstrução das vias aéreas superiores
- Hipotireoidismo
- Ingestão deficiente de proteínas, vitaminas e minerais
- Estreitamento duodenal
- DRGE
- Deficiência do hormônio do crescimento e *insuline like* (IGF1)

Obesidade
- Atividade física reduzida
- Ingestão excessiva de carboidratos e gorduras
- Massa corporal magra diminuída (hipotonia muscular)

DRGE: doença do refluxo gastroesofágico; SD: síndrome de Down.
Fonte: adaptado de Martins C;[2] Mazurek M e Wyka J.[20]

TABELA 4   Medidas antropométricas e índices utilizados de acordo com a idade

Do nascimento aos 36 meses	Dos 2 aos 20 anos
- Peso	- Peso
- Estatura	- Estatura
- Circunferência cefálica	- Circunferência cefálica
- Peso/estatura	- IMC

IMC: índice de massa corpórea.
Fonte: CDC.[21]

Nos indivíduos portadores de SD, o processo de crescimento tem características peculiares, que merecem atenção. Desse modo, os valores obtidos de peso e estatura desse grupo devem ser comparados ao padrão populacional de crianças com SD, evitando-se erros de interpretação.[22]

As curvas de crescimento da população com SD indicam que esses indivíduos têm baixa estatura e tendência à obesidade no final da infância e adolescência. A velocidade de crescimento das crianças é reduzida em relação à população geral.[26]

Existem curvas de crescimento específicas para essa população, desenvolvidas por diversos autores. A seguir, estão listadas a curva do CDC[25] e de Cronk et al.[22] (Figuras 5-9).

AVALIAÇÃO DA COMPOSIÇÃO CORPORAL EM SITUAÇÕES ESPECIAIS **171**

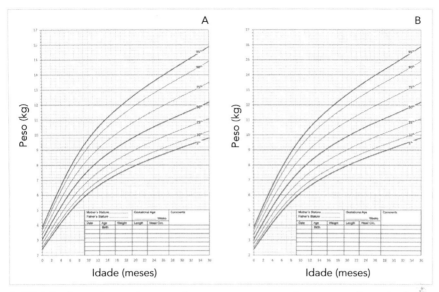

FIGURA 5 Curva de crescimento referente ao peso para crianças portadoras de síndrome de Down, de 0-36 meses, de acordo com gênero. A: meninas; B: meninos.
Fonte: CDC.[21]

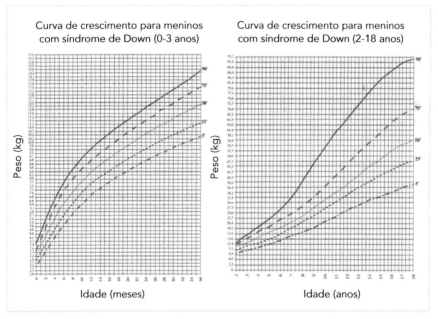

FIGURA 6 Curva de crescimento referente ao peso para meninos portadores de síndrome de Down, 0-18 anos.
Fonte: Cronk et al.[23]

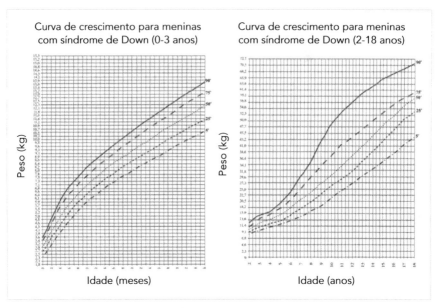

FIGURA 7 Curva de crescimento referente ao peso para meninas portadoras de síndrome de Down, de 0-18 anos.
Fonte: Cronk et al.[23]

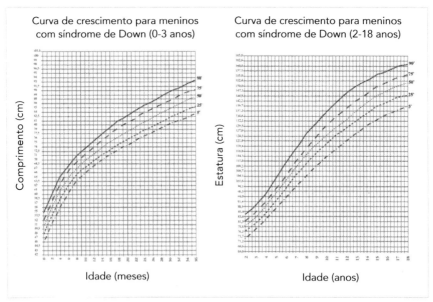

FIGURA 8 Curva de crescimento referente ao comprimento (0-3 anos) e à estatura (2-18 anos) para meninos portadores de síndrome de Down.
Fonte: Cronk et al.[23]

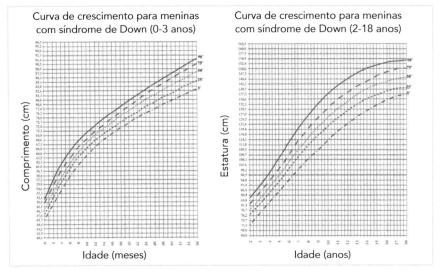

FIGURA 9 Curva de crescimento referente ao comprimento (0-3 anos) e à estatura (2-18 anos) para meninas portadoras de síndrome de Down.
Fonte: Cronk et al.[23]

Em 2016, estudo de Bertapelli et al.[24] mostrou curvas de crescimento referentes ao IMC para portadores de SD desenvolvidas para a população brasileira, comparando os valores com as tabelas desenvolvidas pelo CDC (norte-americano). Os resultados mostraram que aos 2 anos de idade o escore Z médio de IMC apresentou-se menor; e entre 3-18 anos, o escore Z médio foi maior.

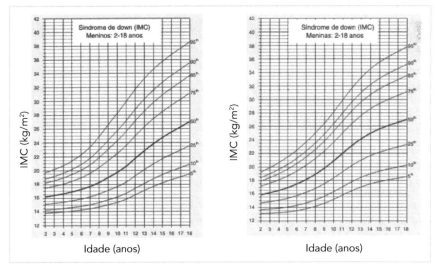

FIGURA 10 Curva de crescimento referente ao IMC (índice de massa corporal) para portadores de síndrome de Down entre 2-18 anos, de acordo com o gênero.
Fonte: Bertapelli et al.[24]

ASPECTOS DA AVALIAÇÃO DA COMPOSIÇÃO CORPORAL EM PACIENTES AMPUTADOS

A amputação é caracterizada pela remoção de uma extremidade do corpo devido a cirurgia ou acidente. Pode ter um papel no aumento da adiposidade, que, após a amputação, está associado a um declínio acentuado das condições de saúde.[2,25]

Para a avaliação do IMC desses pacientes, deve-se utilizar o peso corrigido, descontando-se a porcentagem referente à parte do corpo amputada, conforme demonstrado na Figura 11.

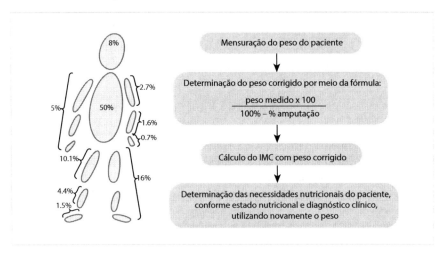

FIGURA 11 Algoritmo para cálculo do peso corrigido no paciente amputado e porcentagem dos membros do corpo em relação ao peso.
Fonte: adaptado de Kamimura et al.[26]

De acordo com estudo de Miller et al.,[27] uma alternativa para o uso do IMC em pacientes amputados de membros inferiores seria o uso de outras medidas antropométricas, como circunferência do braço, dobra cutânea tricipital e circunferência muscular do braço. Essas medidas mostraram boa correlação com o IMC, tanto corrigido quanto sem correção. Tem como vantagens a coleta rápida e fácil, independentemente da idade, mobilidade ou cognição.

ASPECTOS DA AVALIAÇÃO DA COMPOSIÇÃO CORPORAL EM PACIENTES COM NANISMO

O nanismo é definido como deficiência no crescimento que resulta em uma pessoa com baixa estatura, se comparada com a média da população de mesma idade e sexo. Essa medida corresponde a um percentil inferior a 3 na curva de crescimento estabelecida pela Organização Mundial da Saúde (OMS), ou abaixo de dois desvios-padrão da altura média prevista para a idade e o sexo, na ausência de causas que justifiquem o retardo no crescimento.[2]

É classificado de acordo com a causa de seu desenvolvimento, conforme demonstrado no Quadro 3.

QUADRO 3 Causas do desenvolvimento do nanismo

Hipofisário ou pituitário
- Deficiência na produção do hormônio do crescimento humano ou resistência do organismo à ação desse hormônio.
- O desenvolvimento de todos os órgãos é harmônico, apesar de o indivíduo com o transtorno apresentar estatura pelo menos 20% inferior à média da população da mesma idade e sexo.

Acondroplasia
- Síndrome genética que impede o crescimento normal dos ossos (fêmur e úmero, especialmente), porque acelera o processo de ossificação das cartilagens formadoras de ossos (ossificação endocondral).
- Além da baixa estatura, a pessoa com a síndrome apresenta pernas e braços curtos, cabeça grande e mãos pequenas, com desenvolvimento do tronco quase normal.

Fonte: adaptado de Martins C;[2] Madsen et al.[28]

A avaliação da composição corporal desses pacientes apresenta limitações devido ao fato de os dados serem baseados em pequenas amostras de indivíduos, de não incluírem todos os parâmetros de crescimento e de alguns estudos utilizarem dados muito antigos ou retrospectivos.[2]

De modo geral, as crianças podem ser monitoradas usando os gráficos de crescimento da OMS e/ou do NCHS/CDC, que descrevem as tendências da criança saudável. Porém, em virtude do retardo de crescimento, a normalidade para o índice P/E deve estar entre os percentis 10-25.[2]

Essa população apresenta como características aumento do tecido adiposo nos braços e na região abdominal, além de redução de massa muscular, que ocorrem devido a alterações hormonais decorrentes da síndrome.[28,29]

Além do retardo do crescimento, outro fator que influencia na redução da estatura é a presença de cifose, que é característica nessa população, conforme ilustra a Figura 12.[30]

A estatura média de homens é de 130 cm, podendo variar entre 120-145 cm. Entre as mulheres, a média é de 125 cm, variando entre 115-137 cm. A variabilidade da altura em indivíduos com acondroplasia parece correlacionar-se tão fortemente com a altura dos pais quanto ocorre em indivíduos comuns. Ou seja, pais altos tendem a ter filhos acondroplásicos altos e pais baixos tendem a ter filhos acondroplásicos menores que a média.[30] O uso de referências de normalidade de adulto e idoso referente ao IMC para essa população é limitado devido ao uso da estatura para o cálculo. Em estudo de Madsen et al.,[28] verificou-se que o IMC considerado para normalidade em indivíduos com acondroplasia foi entre 25-29,9 kg/m².

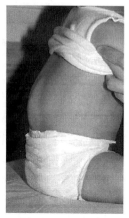

FIGURA 12 Cifose típica vista em crianças e jovens com acondroplasia.
Fonte: Pauli RM.[30]

Para acondroplasia existem curvas de crescimento, conforme demonstrado a seguir.

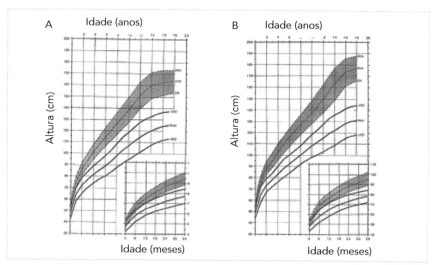

FIGURA 13 Curva de crescimento referente à estatura, para crianças entre 0-36 meses e 2-20 anos, de acordo com o gênero. A: feminino, B: masculino.
** Curvas comparáveis para indivíduos de estatura média são sombreadas.
Fonte: Greenwood Genetics Center.[31]

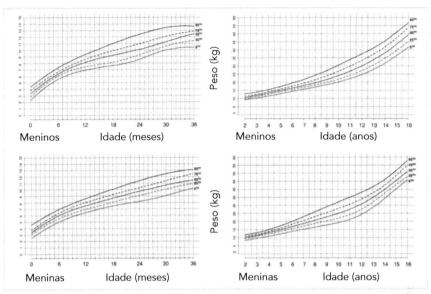

FIGURA 14 Curva de crescimento referente ao peso para a idade, crianças entre 0-36 meses e de 2-16 anos, de acordo com o gênero.
Fonte: Hoover-Fong et al.[32]

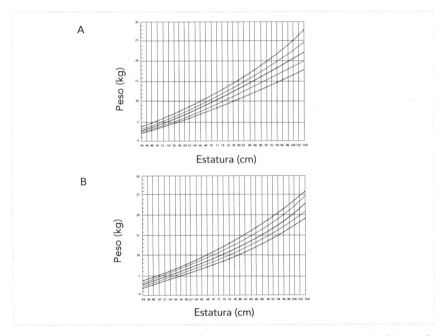

FIGURA 15 Curva de crescimento referente ao peso para a estatura até 104 cm, de acordo com o gênero. A: masculino; B: feminino.
Fonte: Hunter et al.[33]

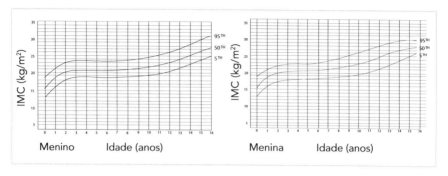

FIGURA 16 Curva de crescimento referente ao IMC para a idade, de acordo com o gênero.
Fonte: Hunter et al.[33]

A avaliação da composição corporal dos pacientes em situações especiais, assim como a atenção às características dessa população, são fatores que devem ser considerados em conjunto no momento da avaliação nutricional, pois alterações na composição corporal podem impactar negativamente no desfecho clínico do paciente e no desenvolvimento de doenças agudas e crônicas.

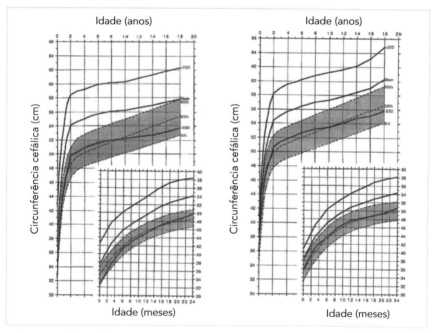

FIGURA 17 Curva de crescimento referente à circunferência cefálica, de 0-20 anos, de acordo com o gênero.
** Curvas comparáveis para indivíduos de estatura média são sombreadas.
Fonte: Greenwood Genetics Center.[31]

REFERÊNCIAS BIBLIOGRÁFICAS

1. Hardy J, Kuter H, Campbell M, Canoy D. Reliability of anthropometric measurements in children with special needs. Arch Dis Child. 2018;103:757-62.
2. Martins C. Avaliação do estado nutricional e diagnóstico de portadores de deficiências, 2010.
3. Laughton GE, Buchholz AC, Ginis KAM, Goy RE. Lowering body mass index cutoffs better identifies obese persons with spinal cord injury. Spinal Cord. 2009;47:757-62.
4. Dionyssiotis Y, Skarantavos G, Petropoulou K, Galanos A, Rapidi CA, Lyritis GP. Application of current sarcopenia definitions in spinal cord injury. J Musculoskelet Neuronal Interact. 2019;19(1):21-9.
5. Tchakmakian LA, Frangella VS. Lesão medular ou trauma raquimedular. In: avaliação nutricional: novas perspectivas. São Paulo: Roca/Centro Universitário São Camilo; 2015.
6. Blissit PA. Nutrition in acute spinal cord injury. Crit Care Nurs Clin North Am. 1990;2:375.
7. Silveira SL, Ledoux TA, Robinson-Whelen S, Stough R, Nosek MA. Methods for classifying obesity in spinal cord injury: a review. Spinal Cord. 2017;55:812-7.
8. Jones LM, Legge M, Goulding A. Healthy body mass index values often underestimate body fat in men with spinal cord injury. Arch Phys Med Rehabil. 2003;84:1068-71.
9. Maggioni M, Bertoli S, Margonato V, Merati G, Veicsteinas A, Testolin G. Body composition assessment in spinal cord injury subjects. Acta Diabetol. 2003;40(1):S183-S18.
10. Sumrell RM, Nightingale TE, McCauley LS, Gorgey AS. Anthropometric cutoffs and associations with visceral adiposity and metabolic biomarkers after spinal cord injury. PLoS ONE. 2018;13(8):e0203049.
11. Cruz-Jentoft AJ, Bahat G, Bauer J, Boirie Y, Bruyère O, Cederholm T, et al. Sarcopenia: revised European Consensus on Definition and Diagnosis. Age Ageing. 2018;0:1-16.
12. Singh R, Rohilla RK, Kaur K. longitudinal study of body composition in spinal cord injury patients. Indian J Orthopaedics. 2014;48(2):168-77.
13. Castro K, Faccioli LS, Baronio D, Gottfried C, Perry IS, Riesgo R. Body composition of patients with autism spectrum disorder through bioelectrical impedance. Nutr Hosp. 2017;34(4):875-9.
14. Toscano CV, Ferreira JP, Gaspar JM, Carvalho HM. Growth and weight status of Brazilian children with autism spectrum disorders: a mixed longitudinal study. J Pediatr. 2019;95:705-12.
15. Tchakmakian LA, Frangella VS. Paralisia cerebral. In: Avaliação nutricional: novas perspectivas. São Paulo: Roca/Centro Universitário São Camilo; 2015.
16. Academia Americana de Pediatria. Comitê de Nutrição. Manual de instrução pediátrica. 3 ed. Washington: AAP; 2002.
17. Wiech P, Cwirlej-Sozanska A, Wisniowska-Szurlej A, Kilian J, Lenart-Domka E, Bejer A, et al. The relationship between body composition and muscle tone in children with cerebral palsy: a case-control study. Nutrients. 2020;12:864-88.
18. Duran I, Schulze J, Martakis K, Stark C, Schoenau E. Diagnostic performance of body mass index to identify excess body fat in children with cerebral palsy. Dev Med Child Neurol. 2018;60:680-6.
19. Frangella VS, Tchakmakian LA, Santos RB. Síndrome de Down. In: Avaliação nutricional: novas perspectivas. São Paulo: Roca/Centro Universitário São Camilo; 2015.
20. Mazurek M, Wyka J. Down syndrome: genetic and nutritional aspects of accompanying disorders. Rocz Panstw Zakl Hig. 2015;66(3):189-94.
21. Centers for Disease Control and Prevention. Clinical growth charts. National Center for Health Statistics. Available: https://www.cdc.gov/growthcharts/clinical_charts.htm (acesso 13 maio 2020).
22. Bravo-Valenzuela NJM, Passarelli MLB, Coates MV. Curvas de crescimento pôndero-estatural em crianças com síndrome de Down: uma revisão sistemática. Rev Paul Pediatr. 2011;29(2):261-9.

23. Cronk C, Crocker AC, Pueschel SM, Shea AM, Zackai E, Pickens G, et al. Growth charts for children with Down syndrome: 1 month to 18 years of age. Pediatrics. 1988;81:102-10.
24. Bertapelli F, Machado MR, Val Roso R, Guerra-Júnior G. Body mass index reference charts for individuals with Down syndrome aged 2-18 years. J Pediatria. 2017;93(1):94-9.
25. Frost AP, Giest TN, Ruta AA, Snow TK, Millard-Stafford M. Limitations of body mass index for counseling individuals with unilateral lower extremity amputation. Prosthet Orthot Int. 2016;41(2):186-93.
26. Kamimura MA, Baxmann A, Sampaio LR, Cuppari L. Avaliação nutricional. In: Guias de medicina ambulatorial e hospitalar: nutrição clínica no adulto. Barueri: Manole, 2015.
27. Miller M, Wong WK, Wu J, Cavenett S, Daniels L, Crotty M. Upper-arm anthropometry: an alternative indicator of nutritional health to body mass index in unilateral lower-extremity amputees? Arch Phys Med Rehabil. 2008;89(10):2031-3.
28. Madsen A, Fredwall SO, Maanum G, Henriksen C, Slettahjell HB. Anthropometrics, diet, and resting energy expenditure in Norwegian adults with achondroplasia. Am J Med Genet. 2019;179:1745-55.
29. Laron Z, Ginsberg S, Lilos P, Arbiv M, Vaisman N. body composition in untreated adult patients with Laron syndrome (primary GH insensitivity). Clin Endocrinol. 2006;65:114-17.
30. Pauli RM. Achondroplasia: a comprehensive clinical review. Orphanet J Rare Dis. 2019;14(1):1-49.
31. Greenwood Genetics Center. Growth references from conception to adulthood. Clinton: Jacobs; 1988.
32. Hoover-Fong JE, McGready J, Schulze KJ, Barnes H, Scott CI. Weight for age charts for children with achondroplasia. Am J Med Genet A. 2007;143:2227-35.
33. Hunter AGW, Hecht JT, Scott CI. Standard weight for height curves in achondroplasia. Am J Med Genet. 1996;62:255-61.

CAPÍTULO 11

Avaliação da composição corporal nos diferentes tratamentos clínicos

Grasiela Konkolisc Pina de Andrade
Juliana Bonfleur Carvalho
Ludiane Alves do Nascimento

CASO CLÍNICO 1: AVALIAÇÃO DA COMPOSIÇÃO CORPORAL NO PACIENTE EM TRATAMENTO DIALÍTICO

Sebastião, 68 anos, internado há 2 dias na unidade de terapia intensiva (UTI), devido a insuficiência respiratória e *diabetes mellitus* tipo 2 descompensada. Antecedentes pessoais: insuficiência renal crônica dialítica.

Você, como integrante do time de avaliação nutricional, irá avaliar este paciente. Qual método de avaliação utilizará?

Após 15 dias de internação na UTI, paciente foi transferido para unidade de internação. Você reavaliará este paciente. Quais métodos poderá utilizar?

A avaliação da composição corporal é importante para identificar o estado nutricional do paciente e traçar metas do cuidado durante o período de internação e no pós-alta. Como já visto, há vários métodos de avaliação da composição corporal, cada um com suas vantagens e desvantagens. Ao escolher o método de avaliação a ser utilizado, deve-se eleger aquele que melhor detecte o problema, levando em consideração alguns aspectos como custo, aplicabilidade, viabilidade, precisão e acurácia. Deve-se levar em conta também se o método escolhido é validado para as condições clínicas do paciente avaliado.[1] Há avaliações em que o paciente poderá ser comparado com ele mesmo.

Para o caso citado, listamos as condições clínicas e principais particularidades do paciente a fim de escolher o melhor método de avaliação.

- Internação na UTI.
- Tratamento dialítico.

A avaliação da composição corporal no paciente em tratamento dialítico deve ser criteriosa, uma vez que ele pode apresentar um estado de hiperidratação, o que pode influenciar nos resultados da avaliação.

Os métodos geralmente utilizados para avaliação dos compartimentos corporais desses pacientes são as medidas antropométricas e a bioimpedância elétrica (BIA), por serem métodos simples, não invasivos, de baixo custo e reprodutíveis.[2]

Existem aparelhos de bioimpedância que não são indicados quando o paciente está com alguma monitorização internado na UTI. Nesses casos, não havendo um segundo aparelho cujo fornecedor garanta que possa ser utilizado com o paciente monitorizado sem causar danos aos aparelhos ou ao paciente, deve-se realizar a avaliação da composição corporal por meio da antropometria.

O estado de hidratação é um preditor importante nos pacientes em hemodiálise. A sobrecarga de fluido é frequentemente acumulada no espaço extracelular durante processos patológicos, portanto o estado de hidratação tem um claro impacto na mortalidade, definido como uma expansão de 0,15% de água corporal extracelular.[3] No estado saudável, a água corporal total (ACT) tende a ser bem regulada. Em algumas condições clínicas e com uso de alguns medicamentos o corpo pode reter ou perder quantidades significativas de água.[4]

Para a execução da bioimpedância no paciente dialítico, o avaliador deve atentar a algumas particularidades, como peso pré-diálise e pós-diálise. Os eletrodos devem ser colocados ao lado oposto do braço com a fístula arteriovenosa, pois há dados segundo os quais existe maior acúmulo de água extracelular no braço da fistula arteriovenosa.

As BIA realizadas antes da sessão de hemodiálise podem superestimar o estado de hidratação. Por outro lado, após a sessão, o paciente pode apresentar-se desidratado e com grandes variações de fluidos corporais. Desse modo, é importante ter uma padronização do momento da avaliação e escolher o aparelho com melhor exatidão para esses pacientes.

Para melhor precisão dos resultados, recomenda-se realizar o exame de BIA antes e após a hemodiálise e com seguimento semanal ou mensal. Isso contribuiria para melhor avaliação clínica do estado de hidratação da composição corporal, porém na maioria das vezes este processo não é tão viável, exige custo, mão de obra, tempo e pode haver baixa adesão por parte do paciente.

O ângulo de fase (AF) é um parâmetro que pode ser obtido diretamente da BIA, e vem se destacando como importante indicador prognóstico. O ângulo de fase para indivíduos saudáveis pode variar de 3-10 graus, e valores de AF menores podem ser associados com agravamento da doença, morte celular ou alguma alteração na permeabilidade de membranas celulares seletivas, o que pode sugerir prejuízos no estado nutricional.[5] Ellis KJ,[4] ao avaliar pacientes renais, observou que AF menor que 5 graus pode ser interpretado como um indicador de expansão de água para o espaço extracelular e de redução da água intracelular.

Nos pacientes em tratamento dialítico, a massa celular corporal (MCC) tem sido apontada como um marcador mais sensível que a massa magra para quantificar a reserva de massa corporal. Isso ocorre pelo fato de a massa celular não incluir a água extracelular, uma vez que o paciente dialítico apresenta sobrecarga de líquidos corpóreos.[6]

A análise vetorial da bioimpedância (BIVA) consegue identificar desequilíbrios hídricos sem alteração sobre a composição corporal.[7] O comprimento do vetor estabelece o estado de hidratação do paciente; diminuição ou aumento do tamanho do vetor pode significar hiperidratação ou desidratação, respectivamente. Esse método é importante para o paciente em tratamento dialítico, pois consegue detectar as mudanças que ocorrem na hidratação e na massa celular, além de indicar a sobrevida nessa população.[7] Estudos indicam que a BIVA tem ótima correlação com os parâmetros laboratoriais: albumina, balanço nitrogenado proteico (PNA) e adequação da diálise (Kt/V).[8]

A escolha da melhor ferramenta para avaliação da massa muscular na prática clínica tem sido um desafio. No estudo de Ponce et al.,[9] os pacientes foram avaliados antes da sessão de hemodiálise e a bioimpedância revelou-se uma ferramenta útil como suporte à prescrição e obtenção do peso ideal em doentes em hemodiálise. Neste estudo utilizou-se a bioimpedância BCM – *body Composition Module*®.

Em nosso serviço, para a avaliação da composição corporal no paciente em tratamento dialítico utilizamos o aparelho citado.

CASO CLÍNICO 2: AVALIAÇÃO DA COMPOSIÇÃO CORPORAL NO PACIENTE ONCOLÓGICO

João, 75 anos, internado na unidade oncológica para realização de transplante de medula óssea alogênico. Antecedentes: leucemia mieloide aguda. Paciente refere perda de 8 kg em 3 meses e diminuição da aceitação alimentar na última semana. Recebe dieta geral para imunossuprimido.

Qual o método de avaliação recomendado para avaliar a composição corporal deste paciente?

Dados:

Peso atual: 77,1 kg

Estatura: 174 cm

Durante o processo de transplante de medula óssea (TMO), os pacientes normalmente passam por um período de internação longa, necessidade de protocolo rígido de rotinas, além das reações dos efeitos colaterais que o tratamento provoca.[10] Entre os diversos efeitos colaterais, apontamos o prejuízo no estado nutricional, com alteração de paladar, náuseas e vômitos, levando a inapetência e alteração na composição corporal, esta última associada à retenção hídrica e à redução da massa magra e, como consequência, elevado risco de desnutrição. Alguns pacientes apresentam aumento da quantidade de gordura, que pode ser ocasionado por medicamentos e inatividade física.

No paciente oncológico em geral, e em particular no transplantado, a desnutrição aumenta a incidência de infecções, além de diminuir a tolerância à quimioterapia.[11] Por isso, faz-se necessário o acompanhamento nutricional desse paciente junto com avaliação da composição corporal para identificar possíveis riscos de desnutrição e proporcionar intervenção precoce.

Em nossa prática clínica, a avaliação da composição corporal dos pacientes em tratamento de TMO pode ser realizada por meio da antropometria, bioimpedância elétrica e ultrassonografia. Como todos os métodos de avaliação têm suas especificidades, é importante uma análise criteriosa para a escolha do método. Em algumas situações, pode-se usar o paciente como sua própria referência. É recomendado que os serviços tenham protocolo de avaliação levando em conta as peculiaridades do paciente, e reavaliações devem ser realizadas com periodicidade. É importante também oferecer continuidade do cuidado no pós-alta a fim de manter/recuperar o estado nutricional. Para a avaliação da composição corporal no paciente oncológico, priorizamos a bioimpedância elétrica, modelo portátil da In Body®. A primeira avaliação é realizada 7 dias antes do condicionamento (D menos 7); a segunda, no dia do condicionamento (D zero); a reavaliação prossegue a cada 15 dias até a alta hospitalar e, após, o paciente tem a oportunidade de manter seu acompanhamento no ambulatório de oncologia.

TABELA 1 Avaliação da composição corporal realizada no pré TMO (D menos 7) e no dia do transplante (D 0) por bioimpedância elétrica

Dados da BIA	D menos 7	D 0
Peso (kg)	77,1	76
Índice de massa muscular apendicular (kg/m²)	8,2 (=)	8,1 (=)
Massa de gordura (kg)	18,4 (↑)	17,3 (↑)
Porcentagem de gordura	23,9 % (↑)	23,8 % (↑)
Massa de músculo esquelético (kg)	31,9 (=)	31,9 (=)
Água corporal total (litros)	43,1	43,3
Água extracelular (litros)	17,1	17,3
Água intracelular (litros)	26,0	26,0
Relação água extracelular/água corporal total	0,396 (edema)	0,399 (edema)

(continua)

TABELA 1 Avaliação da composição corporal realizada no pré TMO (D menos 7) e no dia do transplante (D 0) por bioimpedância elétrica (*continuação*)

Dados da BIA	D menos 7	D 0
Massa celular óssea (kg)	3,63 (↑)	3,41 (=)
Massa celular corporal (kg)	37,3 (=)	37,2 (=)
Área de gordura visceral cm/m²	89,7 (=)	91,3 (=)
Ângulo de fase	4,1°	3,6°

BIA: bioimpedância elétrica; TMO: transplante de medula óssea.

TABELA 2 Avaliação da força de preensão palmar

	D menos 7	D 0
Força de preensão palmar (kg/f)	27,8	26,3

Após a avaliação, os resultados são informados ao paciente e registrados em prontuário. Na reavaliação, os dados são comparados.

Segue a comparação dos dois resultados: em relação ao estado de hidratação, o paciente encontra-se acima do padrão de recomendação, a massa muscular apresenta-se dentro dos valores de normalidade e a massa gorda está acima.

Na reavaliação, em comparação com a primeira avaliação o paciente manteve a massa muscular e o índice de massa muscular esquelética (IMME), com discreta redução da força de preensão palmar.

Após a avaliação, os dados são registrados em prontuário eletrônico e discutidos com equipe multiprofissional para intervenções sempre que necessário e intensificação de fisioterapia, conforme os resultados.

Os pacientes internados são acompanhados diariamente pelo nutricionista da unidade, e para aqueles que apresentam intercorrências gastrointestinais é feito plano alimentar individualizado. A introdução de suplemento nutricional faz-se presente sempre que necessário para prevenir complicações nutricionais inerentes ao tratamento, e quando preciso, em discussão com equipe multiprofissional, é introduzida alimentação artificial como alternativa de tratamento, com o objetivo de recuperar/manter o estado nutricional.

CASO CLÍNICO 3: AVALIAÇÃO DA COMPOSIÇÃO CORPORAL NO PACIENTE COM INSUFICIÊNCIA CARDÍACA

Amélia, 68 anos, viúva, do lar, encontra-se internada na unidade coronariana há 1 dia, com diagnóstico de insuficiência cardíaca. Antecedentes pessoais: hipertensão arterial e dislipidemia. Paciente refere perda de 4 kg no último mês, ingestão alimentar reduzida e redução da atividade básica da vida diária em virtude de falta de ar.

Dados antropométricos:

Peso: 38 kg

Estatura: 168 cm

Qual o método de avaliação da composição corporal mais adequado para avaliar a dona Amélia?

É sabido que a avaliação da massa muscular é componente essencial para o diagnóstico da desnutrição. O envelhecimento humano acarreta mudanças na composição corporal, que incluem diminuição progressiva da massa muscular.[12]

A associação entre caquexia e insuficiência cardíaca é observada com certa frequência na prática clínica, por isso é de grande importância o acompanhamento nutricional desses pacientes, com avaliação da composição corporal para monitorização da massa muscular e de edema.

No caso apresentado, a paciente apresenta IMC extremo, menor que 16 kg/m^2. Essa é uma limitação para a realização da bioimpedância, pois os resultados podem ser afetados pelo grau de hidratação.[13] Em virtude disso, como medida alternativa, a avaliação da composição corporal pode ser realizada por meio da antropometria, na qual são aferidas as seguintes medidas:

- Circunferência do braço.
- Dobra cutânea tricipital.
- Circunferência muscular do braço.
- Músculo adutor do polegar.
- Circunferência da panturrilha.

A circunferência da panturrilha é um indicador de massa muscular em idosos. Não há necessidade de correção de gordura subcutânea, ao contrário da circunferência muscular do braço. Como já visto, é um método de baixo custo e acessível para avaliação da massa muscular em idosos.

O ponto de corte disponível para indivíduos idosos é 34 e 33 cm para homens e mulheres, respectivamente.[14] Ainda não há dados normativos dessa medida para indivíduos jovens.

REFERÊNCIAS BIBLIOGRÁFICAS

1. Sant'Anna MSL, Priore SE, Franceschini FSCC. Métodos de avaliação da composição corporal em crianças. Rev Paul Pediatr. 2009;27(3):315-21.
2. López-Gómez JM. Evolución y aplicaciones de la bioimpedância en el manejo de la enfermedad renal crónica. Nefrología. 2011;31(6):630-4
3. Wizemann V, Wabel P, Chamney P, Zaluska W, Moissl U, Rode C, et al. The mortality risk of overhydration in haemodialysis patients. Nephrol Dial Transplant. 2009;24(5):1574-9.
4. Ellis KJ. Human body composition: in vivo methods. Physiol Rev. 2000;80(2):649-80.
5. Oliveira C, Kubrusly M, Mota RS, Silva CAB, Choukroun G, Oliveira VN. The phase angle and mass body cell as markers of nutritional status in hemodialysis patients. J Renal Nutr. 2010;20(5):314-20.
6. Cuppari L, Kamimura AM. Avaliação nutricional na doença renal crônica: desafios na prática clínica. J Bras Nefrol. 2009;31:28-35.
7. Piccoli A, Pittoni G, Facco E, Favaro E, Pillon L. Relationship between central venous pressure and bioimpedance vector analysis in critically ill patients. Crit Care Med. 2000;28:132-7.
8. Mushnick R, Fein PA, Mittman N, Goel N, Chattopadhyay J, Avram MM. Relationship of bioelectrical impedance parameters to nutrition and survival in peritoneal dialysis patients. Kidney Int. 2003;64:S53-S6.
9. Ponce P, Pham J, Gligoric-Fuerer O, Kreuzberg U. Fluid management in haemodialysis: conventional versus body composition monitoring (BCM) supported management of overhydrated patients. Port J Nephrol Hypert. 2014;28(3):239-48.
10. Dóro MP, Pasquini R, Löhr SS. A functional assessment of adolescents who were recipients of bone marrow transplantation: a prospective study. Rev Bras Hematol Hemoter. 2003;25(1):5-15.
11. Borelli P, Blatt SL, Rogero MM, Fock R. Haematological alterations in protein malnutrition. Rev Bras Hemoterapia. 2004;(26):49-56.
12. Miljkovic N, Lim JY, Miljkovic I, Frontera WR. Aging of skeletal muscle fibers. Ann Rehabil Med. 2015;9(2):155-62.
13. Kyle UG, Bosaeus I, De Lorenzo AD, Deurenberg P, Elia M, Manuel Gómez J, et al. Bioelectrical impedance analysis – part II: utilization in clinical practice. Clin Nutr. 2004;23:1430-53.
14. Barbosa-Silva TG, Bielemann RM, Gonzalez MC, Menezes AMB. Prevalence of sarcopenia among community-dwelling elderly of a medium-sized South American city: results of The COMO VAI? Study. J Cachexia Sarcopenia Muscle. 2015;7(2):136-43.

CAPÍTULO 12

Avaliação da força de preensão palmar

Juliana Bonfleur Carvalho
Ludiane Alves do Nascimento

INTRODUÇÃO

A força muscular é a capacidade do sistema musculoesquelético de produzir tensão e torque máximos,[1] sendo proporcional ao número de sarcômeros presentes no músculo recrutados durante uma contração e à forma como estes se dispõem.[2] A força muscular pode sofrer influências de fatores, como sexo, idade, características antropométricas, nível de atividade física, estado cognitivo e atividade profissional.[2]

A dinamometria da força de preensão palmar consiste em um teste de mensuração da força isométrica que tem como princípio estimar a função do músculo esquelético.[3] Esta, quando diminuída, pode gerar limitações funcionais importantes, pois está diretamente relacionada às atividades de vida diária.[4] A dinamometria é capaz de identificar alterações metabólicas musculares precoces como a redução da atividade do complexo mitocondrial, que leva à diminuição da produção de energia pelas células e, consequentemente, da capacidade dos músculos para gerar força.[5]

A quantificação da força de preensão palmar (FPP) não é simplesmente uma medida de força da mão nem está limitada à avaliação do membro superior. Trata-se de um método clínico de avaliação do estado nutricional bastante preciso e confiável, considerado um bom indicador para a força muscular global e um meio de avaliação do desempenho físico.[3] É um procedimento simples, objetivo, prático e de baixo custo.[6]

A FPP é usada também como ferramenta para prever a saúde ao longo da vida de um indivíduo,[7] e tem sido cada vez mais utilizada em ambientes clínicos, para identificar indivíduos com sarcopenia, fragilidade e desnutrição.[8]

Com o processo de envelhecimento, a força tende a diminuir e, após a meia-idade e conforme o avançar da idade, a perda é acelerada,[9] como mostra a Figura 1.

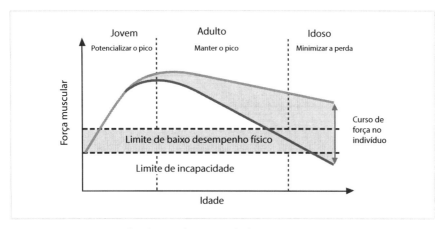

FIGURA 1   Força muscular de acordo com a idade.
Fonte: adaptada de EWGSOP.[32]

A baixa força de preensão está associada ao comprometimento do estado funcional, ao aumento de complicações pós-operatórias, à internação prolongadas, à má qualidade de vida e ao mau prognóstico, assim como ao aumento da mortalidade.[8]

PROTOCOLO PARA TESTE DE FORÇA DE PREENSÃO

Os protocolos diferem entre si em vários aspectos, por exemplo, em relação à posição recomendada durante o teste, número de medidas aferidas, intervalo entre as tentativas, equipamento utilizado e também valores de referências a aderir. Porém, é de suma importância que haja uma padronização entre os serviços para mensuração da FPP, contribuindo assim para melhores condutas de intervenção de futuras limitações e deficiências funcionais.

TIPO DE DINAMÔMETRO

Os dinamômetros podem ser mecânicos ou hidráulicos, analógicos ou digitais.[8]

O dinamómetro Jamar® é recomendado pela American Society of Hand Therapists (ASHT) para quantificação da FPP por sua elevada precisão, fornecendo leitura rápida e direta. O instrumento é aceito desde 1954, sendo validado e amplamente utilizado na prática clínica. Também utilizado por pesquisadores como padrão para a validação de outros instrumentos, é considerado padrão-ouro.[10]

O instrumento é portátil e possui duas alças de aço, sendo uma fixa e outra móvel, e pode ser ajustado em 5 posições diferentes para melhor ajuste ao tamanho da mão do paciente. A quinta posição permite que haja maior distância entre a extremidade dos dedos e a alça. A segunda posição é a mais indicada e eficiente, sendo a posição adotada para testes rotineiros.[11]

As unidades de medida registradas no aparelho podem ser quilograma de força (kg/F) ou libra de força (lb/f), com marcações em intervalos de 2 kg ou 5 lb.[12]

Embora o dinamômetro Jamar® seja o instrumento mais recomendado, há estudos validados que utilizaram dinamômetros de diferentes marcas. Reis e Arantes[6] avaliaram a validade e a confiabilidade do dinamômetro Saehan® hidráulico, comparando-o com o dinamômetro Jamar® hidráulico. Participaram do estudo 100 indivíduos saudáveis, e observou-se que os dados coletados com ambos os dinamômetros foram equivalentes. Portanto, o dinamômetro Saehan® é válido, confiável e comparável com o dinamômetro Jamar®.

O estudo de Mathiowetz[13] comparou os dinamômetros hidráulicos Jamar® e Rolyan®. Verificou-se que os dinamômetros têm validade concorrente aceitável, medem a força de preensão equivalentemente e podem ser usados de forma substituível.

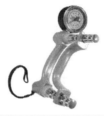

FIGURA 2 Dinamômetro Jamar®.

CALIBRAÇÃO DO DINAMÔMETRO

Faz-se necessária a calibração prévia do instrumento. A precisão da calibração tem sido considerada fator importante para a confiabilidade da mensuração do teste. Os fabricantes recomendam a calibração anual, e com maior frequência se usado diariamente, podendo ser realizada a cada 4-6 meses.[14]

POSTURA

Para a realização do teste, a ASHT recomenda que o indivíduo esteja:[10]

- Sentado em uma cadeira.
- Pés apoiados no chão.
- Ombros, rotação e antebraço em posição neutra.

- Cotovelo flexionado a 90°.
- Punho entre 0-30° de extensão.

O estudo realizado por Hillman et al.[15] avaliou diferentes posturas para o teste de FPP. A força foi medida na posição deitada a 30° na cama com os cotovelos apoiados, sentada em poltrona com os cotovelos apoiados e sentado em uma cadeira com os cotovelos sem apoio. Observou-se que a força é equivalente quando testado em decúbito dorsal e posição sentado. Sendo assim, para a realização do teste a posição pode ser adaptada às condições clínicas do paciente uma vez que no ambiente hospitalar a maioria dos pacientes não conseguem ficar na posição recomendada pela ASTH. O avaliador deve registrar a posição que foi realizado o teste para que seja reproduzida na próxima avaliação.

NÚMERO DE AFERIÇÕES

O número de repetições de medidas tem variado muito entre os estudos, utilizando média de três ensaios, maior valor de três tentativas, duas repetições e uma tentativa. A ASHT recomenda que seja realizada uma média de três tentativas de força de preensão em cada mão.[10]

Estudo de Coldham et al.[16] apontou vantagens na utilização de apenas uma medida de força de preensão. Esse estudo avaliou a confiabilidade de uma e três medidas em pacientes assintomáticos e sintomáticos, usando um protocolo único de medida e medida de três tentativas aleatoriamente. Verificou-se que uma tentativa máxima é tão confiável e menos dolorosa quanto a melhor ou a média de três tentativas.

Haidar et al.[17] compararam a precisão do valor máximo com a do valor médio de três medidas consecutivas da FPP. Participaram do estudo 100 indivíduos saudáveis, e para cada mão foram obtidos dois valores médios e dois valores máximos. Os dois métodos de avaliação da força de preensão foram considerados altamente consistentes, sem diferença estatisticamente significante entre eles.

O estudo de revisão de Dodds et al.,[18] quando analisado o número de aferições, recomenda que seja usado o valor máximo de três tentativas, uma vez que o valor máximo é menos provável de ser afetado pelo número de tentativas que a média.

DOMINÂNCIA DA MÃO

Ao mensurar a FPP, os artigos indicam que a mão dominante (MD) é aproximadamente 10% maior em relação à mão não dominante (MND), porém ainda há controvérsia.

No estudo de Godoy et al.,[19] considerou-se que a mão dominante é em média 10% mais forte que a mão não dominante em pessoas que apresentam dominância direita, mas essa diferença não é significativa entre os indivíduos que utilizam a mão esquerda como dominante.

Entre jovens tenistas, o membro dominante mostrou-se mais forte, e essa diferença aumenta com o envelhecimento cronológico e biológico, devido a adaptações do músculo, atividade profissional e prática esportiva, que contribuem para o aumento da força.[21]

A Figura 3, elaborada com base em dados publicados por Luna-Heredia et al.,[21] mostra a diferença da dinamometria manual entre a mão dominante e a não dominante, que foi maior do que 10% até a faixa etária compreendida entre os 50-59 anos para os homens, e em quase todas as faixas etárias para as mulheres. Verifica-se que essa diferença também diminui com a idade, tanto em homens quanto em mulheres.[21]

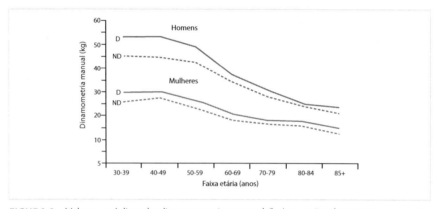

FIGURA 3 Valores médios de dinamometria manual (kg) na mão dominante e na mão não dominante, em amostra de população espanhola.
Fonte: adaptado de Luna-Heredia et al.[21]

DESCANSO ENTRE AS MEDIDAS

Watanabe et al.[22] compararam a medição contínua sem repouso e a medição com intervalo de 60 segundos após cada série. A força foi medida duas vezes, e se considerou o valor médio de cada mão. Durante a medição contínua, a força de preensão diminuiu gradualmente.

Trossman et al.[23] avaliaram os efeitos da duração dos períodos de descanso, com intervalos classificados em 15, 30 e 60 segundos, entre cinco testes consecutivos, não encontrando diferença significativa entre os períodos, embora tenha sido observado um padrão de declínio de força entre a primeira e a última medida. Assim, pode-se recomendar um período de descanso de 60 segundos para a realização de uma nova medida a fim de neutralizar os efeitos da fadiga.[22,23]

ESTÍMULO VERBAL

O tom de voz com o qual as instruções são dadas pode ter efeito no desempenho da contração muscular.

Um estudo mostrou que indivíduos tiveram em média um aumento de 8% na força de contração isométrica quando houve um aumento do tom de voz.[24] Por isso, no momento da avaliação é importante uniformizar a forma como as informações são transmitidas. Deve-se utilizar o mesmo estímulo verbal e o mesmo tom de voz para cada aferição.

FPP NA CRIANÇA

Normalmente os meninos têm FPP maior que a das meninas, e os fatores antropométricos como peso e estatura, o estado nutricional e fatores ambientais, como atividade física, estão significativamente associados à FPP.[25]

Mahmoud et al.[26] avaliaram valores normais de força de preensão em crianças pré-escolares e demonstraram correlações positivas entre força de preensão e medidas antropométricas. Há também diferenças significativas do aumento da FPP com a idade, conforme mostra a Figura 4.

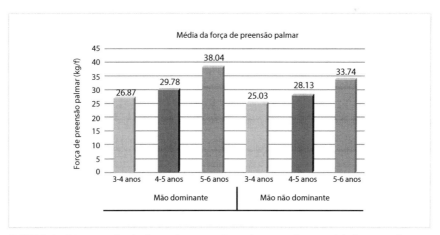

FIGURA 4 Mensuração da força de preensão palmar conforme a idade em pré-escolares.
Fonte: Mahmoud et al.[25]

Em estudo de Kenjle et al.,[26] avaliou-se o teste de preensão palmar junto com o estado nutricional em 787 crianças indianas (423 meninas), na faixa etária de 6-10 anos. O estudo apontou que os meninos apresentaram maior FPP em relação às meninas e que medidas antropométricas, como peso, estatura, circunferência do braço, dobra cutânea tricipital e área muscular do braço interferem na FPP.

Outro estudo similar foi de Ploegmakers et al.,[27] no qual se verificou a FPP em 2.241 crianças e adolescentes saudáveis com idade entre 4-15 anos. O estudo evidenciou que a força aumenta conforme a idade. Há maior tendência de força em meninos, e o peso e a estatura têm forte associação com a força, conforme mostra a Figura 5.

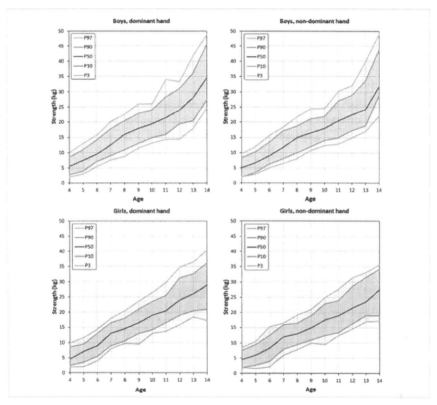

FIGURA 5 Valores de referência para força de preensão de acordo com sexo, dominância e idade, com percentis 3, 10, 50, 90 e 97. Os limites superior e inferior indicam as bordas dos valores de referência para força na idade correspondente. As áreas sombreadas mais escuram representam 80% da pontuação centralizada.
Fonte: Ploegmakers et al.[27]

FPP NO PACIENTE CRÍTICO

Os pacientes críticos internados em unidades de terapia intensiva (UTI) são submetidos a diferentes tratamentos farmacológicos e não farmacológicos que favorecem a restrição ao leito, levando ao imobilismo e contribuindo para o surgimento de fraqueza muscular. A identificação precoce da fraqueza muscular, com intervenção imediata é de extrema relevância para prevenir e minimizar os problemas inerentes a ela. Uma forma de avaliá-la é o teste de força muscular, que pode ser utilizado como teste diagnóstico rápido para identificar fraqueza muscular adquirida na UTI. Trata-se de uma fraqueza muscular bilateral e simétrica que envolve a musculatura dos membros e os músculos respiratórios, não estando associada a qualquer outra etiologia plausível, além da doença crítica.[28]

Os escores para ponto de corte da força de preensão para caracterizar a presença dessa afecção são: inferior a 11 kg/f para homens e menos de 7 kg/f para mulheres.[28]

VALORES DE REFERÊNCIA PARA FPP NO ADULTO E NO IDOSO

Estudos realizados no Brasil, com indivíduos saudáveis com idade igual e superior a 20 anos, estabeleceram valores médios de força da mão dominante e não dominante de 42,8 e 40,9 kg/f para os homens e de 25,3 e 24 kg/f para as mulheres, respectivamente. O teste foi realizado três vezes com um dinamômetro mecânico Jamar® em ambas as mãos, e o maior valor foi usado na análise.[29]

Caporrino et al.[30] avaliaram a FPP em 800 indivíduos de ambos os gêneros, com idade mínima de 20 e máxima de 59 anos, conforme mostra a Tabela 1. A FPP foi mensurada por meio do dinamômetro Jamar®. Foram realizadas três medições com intervalo mínimo de um minuto e alternadas entre os lados dominante e não dominante, considerando-se o maior valor. A média de força encontrada na mão dominante e na não dominante foi de 44,2 e 40,5 kg/f para os homens e de 31,6 e 28,4 kg/f para as mulheres, respectivamente.

TABELA 1 Valores de referência (FPP) dos lados dominante e não dominante, em homens e mulheres, respectivamente

Idade	Homens		Mulheres	
	Dominante	Não dominante	Dominante	Não dominante
20-24	42,8	40,7	30,0	27,2
25-29	46,3	42,7	32,5	29,6
30-34	45,4	41,6	30,4	27,6
35-39	45,7	41,7	32,9	29,3
40-44	43,1	40,0	32,1	28,3

(continua)

TABELA 1 Valores de referência (FPP) dos lados dominante e não dominante, em homens e mulheres, respectivamente (*continuação*)

Idade	Homens		Mulheres	
	Dominante	Não dominante	Dominante	Não dominante
45-49	44,2	39,6	32,4	29,1
50-54	43,5	39,5	30,5	27,5
55-59	42,9	38,2	31,7	28,9

FPP: força de preensão palmar.
Fonte: adaptada de Caporrino et al.[30]

O estudo de revisão de Dodds et al.,[18] já citado anteriormente, teve como um dos objetivos produzir valores percentuais da força de preensão ao longo da vida. A mediana de pico de força nos homens foi de 51 kg/f entre as idades de 29-30 anos e de 31 kg/f na mulheres entre 26-42 anos. Como ponte de corte para suspeita de sarcopenia em adultos a partir de 40 anos encontraram-se os valores menor que 16 kg/f e menor que 27 kg/f, para mulheres e homens, respectivamente.

Em 2018, o Grupo Europeu de Trabalho sobre Sarcopenia em Pessoas Idosas (EWGSOP) definiu como ponte de corte para sarcopenia em idosos os valores encontrados na revisão de Dodds et al.[18]

FÓRMULAS DE PREDIÇÃO

Estudo realizado com indivíduos saudáveis em um hospital particular da cidade de São Paulo teve como objetivo estabelecer equações de referência para predizer a FPP para adultos jovens e de meia-idade com base em dados demográficos e antropométricos. Nesse estudo, a FPP foi significativamente maior nos homens em comparação às mulheres e também maior na MD em comparação com a MND. Foram encontradas também correlações moderadas e altas entre FPP e variáveis antropométricas dos membros superiores. Os autores concluíram que as equações de predição podem ser estabelecidas com base em variáveis simples como demográficas e antropométricas e podem ser viáveis na prática clínica, além de auxiliar na interpretação de dados da FPP.[32]

A seguir, as melhores equações de referência encontradas no último estudo citado.

Mão dominante:

$$MD_{kg} = -15.490 + (10.787 \times \text{gênero}_{\text{masculino=1; feminino=0}}) + (0.558 \times \text{circunferência do antebraço}) + (1.763 \times \text{comprimento da mão})$$

Mão não dominante:

$$MND_{kg} = -9.887 + (12.832 \times \text{gênero masculino} = 1; \text{feminino} = 0) + (2.028 \times \text{comprimento da mão})$$

Outro estudo que também utilizou fórmula de predição foi o de Novaes et al.,[33] no qual foram avaliados 54 indivíduos de ambos os gêneros. Nesse estudo se elaboraram equações de referência para previsão da FPP, encontrando-se correlações significativas entre a FPP e a idade, estatura, massa corporal e perimetria do braço. Concluiu-se que as equações podem prever adequadamente os valores esperados da FPP.

Equação para a predição da FPM – mão dominante (em kg/f):[33]

$$FPM\text{-}D_{kgf} = 39,996 - (0,382 \times \text{idade}_{anos}) + (0,174 \times \text{peso}_{kg}) + (13,628 \times \text{sexo}_{homens=1;mulheres=0}) \ (R^2 \text{ ajustado} = 0,677)$$

Equação para a predição da FPM – mão não dominante (em kg/f):[33]

$$FPM\text{-}ND_{kgf} = 44,968 - (0,420 \times \text{idade}_{anos}) + (0,110 \times \text{peso}_{kg}) + (9,274 \times \text{sexo}_{homens=1;mulheres=0}) \ (R^2 \text{ ajustado} = 0,546)$$

As equações de predição para FPP geralmente são utilizadas para estudos populacionais.

PROTOCOLO DE FPP – HOSPITAL SÍRIO-LIBANÊS

O teste é realizado preferencialmente com o paciente sentado, mantendo o ângulo de flexão do joelho em 90°, o ombro posicionado em adução e rotação neutra, o cotovelo flexionado a 90°, com antebraço em meia pronação e punho neutro, podendo movimentá-lo até 30° de extensão. O braço deve ser mantido suspenso no ar com a mão posicionada no dinamômetro, que é sustentado pelo avaliador.

Quando não for possível o paciente ficar na posição indicada, esta pode ser adaptada e o avaliador deve anotar a posição no qual foi realizado o teste para que seja reproduzida na próxima avaliação. O decúbito da cama deve estar a 30° e o paciente com os cotovelos apoiados, pois não se observou diferença significativa entre a FPP avaliada com o doente sentado ou em decúbito dorsal.[15]

Deverão ser realizadas três medidas consecutivas com 1 minuto de intervalo entre elas e ao final considerar a de maior valor.

Preferencialmente, realizar na mão dominate, caso não seja possível, a FPP pode ser realizada na mão não dominante e deve-se anotar em prontuário para mantê-la nas próximas avaliações.

É importante que cada serviço tenha métodos padronizados de avaliação e aplicação do teste a fim de manter protocolo com uniformização.

Pontos de corte

Para adultos e idosos serão considerados os valores de normalidade:

- Unidades de internação, semi-intensivas e ambulatórios de acordo com EWGSOP2:[31]
  - Homens: ≥ 27 kg/f.
  - Mulheres: ≥ 16 kg/f.
- UTI de acordo com Ali:[28]
  - Homens: ≥ 11 kg/f.
  - Mulheres: ≥ 7 kg/f.

 REFERÊNCIAS BIBLIOGRÁFICAS

1. Albuquerque CV, Mashio JP, Guiber CR. Efeito agudo de diferentes formas de aquecimento sobre a força muscular. Fisioter Mov. 2011;24(2):221-9.
2. Guyton AC, Hall JE. Textbook of medical physiology. 10 ed. Philadelphia: Saunders Elsevier; 2000.
3. Oliveira FB, Moreira D. Força de preensão palmar e diabetes mellitus. Rev Bras Clin Med. 2009;7:251-5.
4. Eichingera FLF, Soares AV, Carvalho JMJ, Maldaner GA, Domenech SC, Borges GN. Força de preensão palmar e sua relação com parâmetros antropométricos. Cad Ter Ocup UFSCar. 2015;23(3):525-32.
5. Norman K, Schütz T, Kemps M, Josef Lübke H, Lochs H, Pirlich M. The subjective global assessment reliably identifies malnutrition-related muscle dysfunction. Clin Nutr. 2005;24(1):143-50.
6. Reis MM, Arantes PMM. Medida da força de preensão manual: validade e confiabilidade do dinamômetro Saehan. Fisioter Pesqui. 2011;18(2):176-81.
7. Mahmoud AG, Elhadidy EI, Hamza MS, Mohamed NE. Determining correlations between handgrip strength and anthropometric measurements in preschool children. J Taibah Univ Medical Sci. 2020;15:75-81.
8. Mendes J, Azevedo A, Amaral T. Força de preensão da mão: quantificação, determinantes e utilidade clínica. Arq Med. 2013;27(3):115-20.
9. Bohannon RW. Hand-grip dynamometry predicts future outcomes in aging adults. J Geriatr Phys Ther. 2008;31:3-10.
10. Fess E. Grip strength. In: Casanova JS. Clinical assessment recommendations. 2 ed. Chicago: American Society of Hand Therapists; 1992. p. 41-5.
11. Clerke A, Clerke J. A literature review of the effect of handedness on isometric grip strength: differences of the left and right hands. Am J Occup Ther. 2001;55(2):206-11.

12. Hanten WP, Chen WY, Austin AA, Brooks RE, Carter HC, Law CA, et al. Maximum grip strength in normal subjects from 20 to 64 years of age. J Hand Ther. 1999;12(3):193-200.
13. Mathiowetz V. Comparison of Rolyan and Jamar dynamometers for measuring grip strength. Occup Ther Int. 2002;9(3):201-9.
14. Fess EE. A Method for checking Jamar Dynamometer calibration. J Hand Ther. 1987;1:28-32.
15. Hillman TE, Nunes QM, Hornby ST, Stanga Z, Neal KR, Rowlands BJ, et al. A practical posture for hand grip dynamometry in the clinical setting. Clin Nutr. 2005;24(2):224-8
16. Coldham F, Lewis J, Lee H. The reliability of one vs. three grip trials in symptomatic and asymptomatic subjects. J Hand Therapy. 2006;19(3):318-27.
17. Haidar SG, Kumar D, Bassi RS, Deshmukh SC. Average versus maximum grip strength: which is more consistent? J Hand Surg Eur. 2004;29(1):82-4.
18. Dodds RM, Syddall HE, Cooper R, Benzeval M, Deary IJ, Dennison EM, et al. Grip strength across the life course: normative data from twelve British studies. PLoS ONE. 2014;9(12):e113637.
19. Godoy JRP, Barros JF, Moreira D, Silvia Jr WS. Força de aperto da preensão palmar com o uso do dinamômetro Jamar: revisão de literatura. Revista Digital – Buenos Aires. 2004;10(79).
20. Rezende FN, Lana FP, Santana HAP, Souza FD, Souza AO, Silva BVC. Avaliação da força máxima de preensão palmar de ambos os membros em diferentes categorias do tênis de campo. Arq Ciências Esporte. 2013;1(1):31-6.
21. Luna-Heredia E, Martín-Peña G, Ruiz-Galiana J. Handgrip dynamometry in healthy adults. Clin Nutr. 2005;24(2):250-8.
22. Watanabe T, Owashi K, Kanauchi Y, Mura N, Takahara M, Ogino T. The short-term reliability of grip strength measurement and the effects of posture and grip span. J Hand Surg Am. 2005;30(3):603-9.
23. Trossman PB, Li PW. The effect of the duration of intertrial rest periods on isometric grip strength performance in young adults. Occup Ther J Res. 1989;9(6):362-78.
24. Johansson CA, Kent BE, Shepard KF. Relationship between verbal command volume and magnitude of muscle contraction. Phys Ther. 1983;63(8):1260-5.
25. Mahmoud AG, Elhadidy EI, Mohamed SH, Mohamed NE. Determining correlations between hand grip strength and anthropometric measurements in preschool children. J Taibah Univ Sci. 2020;15(1):75-81.
26. Kenjle K, Limaye S, Ghugre PS, Udipi SA. Grip strength as an index for assessment of nutritional status of children aged 6-10 years. J Nutr Sci Vitaminol. 2005;51:87-92.
27. Ploegmakers JJW, Hepping AM, Geertzen JHB, Bulstra SK, Stevens M. Grip strength is strongly associated with height, weight and gender in childhood: a cross sectional study of 2241 children and adolescents providing reference values. J Physiother. 2013;59:255-61.
28. Ali NA, O'Brien JM, Hoffman SP, Phillips G, Garland A, Finley JCW, et al. Fraqueza adquirida, força de preensão manual e mortalidade em pacientes gravemente enfermos. Am J Respir Crit Care Med. 2008;178:261-8.
29. Schlussel MM, Anjos LA,Vasconcellos MTL, Kac G. Reference values of handgrip dynamometry of healthy adults: a population-based study. Clin Nutr. 2008:27(4):601-7.
30. Caporrino FA, Faloppa F, Santos JBG, Réssio C, Soares FHC, Nakachima LR, Segre NG. Estudo populacional da força de preensão palmar com dinamômetro Jamar. Rev Bras Ortop. 1998;33(2):150-4.
31. Cruz-Jentoft AJ, Bahat G, Bauer J, Boirie Y, Bruyère O, Cederholm T, et al. Sarcopenia: revised European consensus on definition and diagnosis. Age Ageing. 2018;48:16-31.
32. Lopes J, Grams ST, Silva EF, Medeiros LA, Brito CMM, Yamaguti WP. Reference equations for handgrip strength: normative values in young adult and middle-aged subjects. Clin Nutr. 2018;37(3):914-8
33. Novaes RD, Miranda AS, Silva JO, Tavares BVF, Dourado VZ. Equações de referência para a predição da força de preensão manual em brasileiros de meia-idade e idosos. Fisioter Pesqui. 2009;16(3):217-22.

Seção IV

Time de avaliação da composição corporal

CAPÍTULO 13

Formação do time de avaliação e estratégias nutricionais para melhorar a composição corporal

Grasiela Konkolisc Pina de Andrade
Juliana Bonfleur Carvalho
Ludiane Alves do Nascimento

INTRODUÇÃO

A desnutrição é uma das principais questões de saúde pública no mundo, pois atinge entre 20-50% de todos os pacientes hospitalizados. Mais especificamente no Brasil, um estudo com 1.688 pacientes mostrou que a prevalência de desnutrição aumentou com o prolongamento do tempo de permanência hospitalar. A proporção de desnutridos foi de 40,2% no momento da admissão, elevando-se para 55,2% no sétimo dia e 64,6% no décimo quarto dia de internação.[1]

Em relação à massa muscular, estudos mostram que cerca de 30% dos pacientes internados apresentam desnutrição proteica e que a perda de massa muscular na unidade de terapia intensiva (UTI) totaliza 17-30% nos primeiros 10 dias. Essa redução vem se tornado relevante, pois atualmente há um aumento crescente do número de pacientes graves sobreviventes, entre os quais cerca de 50% podem apresentar diminuição significativa das funções físicas e da qualidade de vida; que persiste por anos, já que nem sempre o tecido muscular perdido durante a internação consegue ser recuperado,[2-4] como já foi discutido no capítulo sobre composição corporal.

O mau estado nutricional está associado ao aumento da morbidade e mortalidade, maior tempo de hospitalização, reinternação mais frequente e elevação dos custos com saúde.[5] Contudo, apesar da sobrecarga para o sistema de saúde e economia, a desnutrição continua sendo uma condição frequentemente sub-reconhecida e subtratada.[1]

A mensuração da massa e da função muscular pode ser usada para estratificar o risco nutricional e monitorar a resposta a intervenções nutricionais.[5] A partir dessa necessidade foi criado um time para detectar alterações na composição corporal e na qualidade muscular com o objetivo de propiciar uma intervenção precoce e individualizada no paciente internado, prevenindo assim complicações causadas pela desnutrição e contribuindo para um desfecho clínico positivo e a qualidade de vida no pós-alta.

A EXPERIÊNCIA DO HOSPITAL SÍRIO-LIBANÊS (HSL)

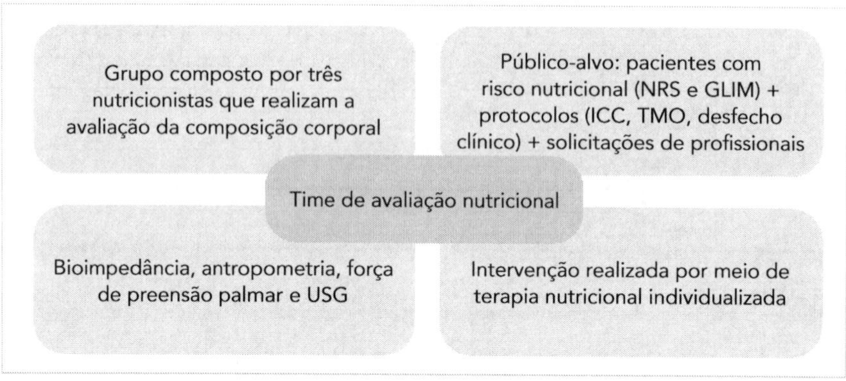

Grupo composto por três nutricionistas que realizam a avaliação da composição corporal

Público-alvo: pacientes com risco nutricional (NRS e GLIM) + protocolos (ICC, TMO, desfecho clínico) + solicitações de profissionais

Time de avaliação nutricional

Bioimpedância, antropometria, força de preensão palmar e USG

Intervenção realizada por meio de terapia nutricional individualizada

FIGURA 1 Time de avaliação nutricional do Hospital Sírio-Libanês.
GLIM: *Global Leadership Initiative on Malnutrition*; ICC: insuficiência cardíaca NRS: Nutritional Risk Screening; TMO: transplante de medula óssea; USG: ultrassonografia.
Fonte: Serviços de Alimentação do Hospital Sírio-Libanês.

Composição do time de avaliação

É composto por nutricionistas tecnicamente especializadas, responsáveis pela avaliação da composição corporal de todos os pacientes que sejam classificados nos critérios de risco nutricional preestabelecidos pela instituição, e que serão discutidos neste capítulo.

Principalmente em relação à antropometria, um time fixo de nutricionistas auxilia a reduzir os erros de mensuração, pois, apesar de ser um dos métodos mais utilizados para a avaliação da composição corporal, sabe-se que existe uma margem de erro. No ato de repetições de medidas antropométricas, pode ocorrer variabilidade dessas medidas, decorrente da diversidade das características físicas da população analisada – que não se pode evitar –, ou decorrente de variações técnicas – que podem ser prevenidas.[6]

A variabilidade na medida antropométrica, provocada por variações na execução da técnica, é responsável pela maior incidência de erro. A adoção de intervalo inadequado entre as mensurações, a variação na marcação dos pontos anatômicos e a inconsistência da técnica de mensuração executada são alguns exemplos de incorreção técnica. A apuração da técnica de execução e a garantia de maior precisão da medida podem ser obtidas pelo treinamento intensivo do antropometrista.[6]

Para a garantia da uniformidade das medidas entre os avaliadores, as nutricionistas do time seguem o método e são certificadas pela Sociedade Internacional para o Avanço da Cineantropometria (ISAK), fundada em 1986, na Escócia, cujo objetivo é desenvolver a abordagem de melhores práticas para a medição antropométrica e manter uma rede internacional das disciplinas associadas.[7]

Assim, a escolha por um time fixo de nutricionistas para avaliar a composição corporal se justifica pela qualificação técnica, domínio com o uso de tecnologia e equipamentos especializados e uniformidade no procedimento.

Público-alvo

A partir da triagem realizada pelos nutricionistas das unidades de internação, semi-intensiva e intensiva com a ferramenta *Nutritional Risk Screening* (NRS-2002), o paciente é classificado como "com" ou "sem" risco nutricional. Quando o paciente é classificado como sendo de risco nutricional, imediatamente é aplicada outra ferramenta de avaliação da composição corporal, baseada no critério GLIM, e o paciente será classificado como não desnutrido, desnutrido moderado ou desnutrido grave.

A avaliação da composição corporal é então realizada em todos os pacientes classificados como sendo de risco nutricional.

Nutritional Risk Screening (NRS-2002)

A triagem de risco nutricional NRS-2002 tem como propósito detectar o risco nutricional em pacientes hospitalizados e se destaca por apresentar boa correlação com os parâmetros antropométricos, bioquímicos, previsão de mortalidade e maior eficácia quando comparada a outros protocolos.[8]

A ferramenta avalia o índice de massa corporal (IMC), perda de peso, apetite e gravidade da doença. Permite uma identificação mais rápida e simples de doentes que necessitem de suporte nutricional e reflete especialmente a gravidade de comorbidades agudas.[9]

Global Leadership Initiative on Malnutrition (GLIM)

O GLIM é um critério para o diagnóstico de desnutrição, pois, embora a desnutrição seja uma preocupação mundial associada a morbidade, mortalidade e custo incrementais, existe uma falta de consenso sobre os critérios diagnósticos para aplicação em condições clínicas. Nenhuma abordagem única garantiu ampla aceitação global.[5]

Assim, surgiu a necessidade de estabelecer um consenso global a ser usado em contextos de cuidados clínicos a fim de responder às necessidades da nutrição clínica. O GLIM envolveu várias sociedades de nutrição clínica com alcance mundial para estabelecer a padronização do diagnóstico de desnutrição. Procurou esclarecer também sobreposições com classificações de doenças relacionadas.[5]

Entretanto, é importante ressaltar que o GLIM é um consenso que orienta na criação de protocolos específicos de acordo com as necessidades e recursos disponíveis em cada hospital. A seguir está exemplificada a ferramenta desenvolvida pelo Hospital Sírio-Libanês (HSL). Vale ressaltar que essa ferramenta ainda está em teste e em processo de validação (Figura 2).

GLIM		
Dados gerais	Idade (anos)	
	Gênero	
	Peso atual (kg)	
	Estatura (m)	
Fenótipo	Índice de massa corporal - IMC (kg/m²)	
	Peso anterior, em até 6 meses (kg)	
	Perda de peso em até 6 meses (kg)	
	Peso anterior, mais de 6 meses (%)	
	Perda de peso > 6 meses (%)	
	Índice de musculoesquelético apendicular – IMEA e adequação (kg/m²)	
	Cincunferência do braço (cm) e % de adequação	
	Dobra cutânea tricipital (mm) e % de adequeação	
	Circunferência muscular do braço (cm) e % de adequação	
	Cincunferência da panturrilha (cm) – somente para idosos	
	Força de preensão palmar (kg)	
Etiológico	Relato de ingestão reduzida	
	Tempo de redução de ingestão (semanas)	
	Valor da regras de bolso (kcal/kg/dia)	
	Necessidade energética (kcal)	
	Ingestão alimentar (kcal) e % de adequação	
	Condição gastronominal que impactem na ingestão de alimentos e/ou absorção de nutrientes (disfagia, náuseas, vômitos, diarreia, constipação, dor abdominal: que estão dificultando a alimentação do paciente, caso não haja impacto, não considerar o sintoma OU síndrome de intestino curto, doença celíaca, colite ulcerativa, doença de Chron, pancreatite, gastroparesia, suboclusão intestinal: ativas ou como motivo a internação atual)	
	Doença aguda ou lesão (infecção grave, queimaduras, diverticulite aguda, traumatismo craniano, transplante imediato, esofagectomia, gastrectomia, ressecção e/o reconstrução do TGI, pancreatectomia, cirurgia de cabeça e pescoço com necessidade de NE)	
	Doença crônica relacionada (câncer, DPOC, ICC, doença hepática, IRC, esclerose múltipla ou qualquer doença com inflamação crônica ou recorrente)	

O questionário gera um escore de quais critérios fenótipos e genótipos estão presentes

Avaliação da desnutrição pelo consenso GLIM			
Fenótipo		**Etiológico**	
Perda de peso	(S/N)	Redução da ingestão ou da absorção	(S/N)
Baixo IMC	(S/N)	Inflamação	(S/N)
Redução de massa muscular	(S/N)		

(continua)

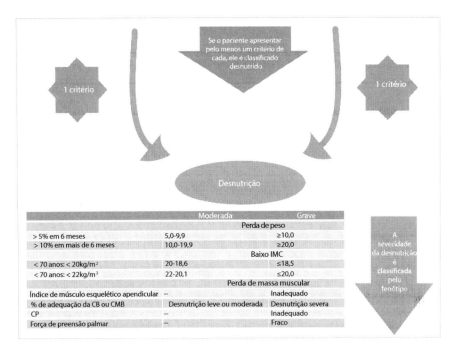

FIGURA 2 (*continuação*) Modelo da aplicação do *Global Leadership Initiative on Malnutrition* (GLIM) no Hospital Sírio-Libanês (HSL). (Veja imagem colorida no encarte.)
CB: circunferência braquial; CBM: circunferência muscular do braço; IMC: índice de massa corporal.
Fonte: Serviços de Alimentação do Hospital Sírio-Libanês, 2020.

Além dos pacientes classificados como risco nutricional, são avaliados pelo time pacientes que fazem parte de protocolos específicos do hospital devido a sua maior chance de desnutrirem durante o tratamento. São eles: pacientes incluídos nos protocolos de transplante de medula óssea (TMO), insuficiência cardíaca (ICC) e fraqueza muscular adquirida na UTI.

AVALIAÇÃO DA COMPOSIÇÃO CORPORAL

A avaliação da composição corporal nos pacientes hospitalizados tem como objetivo analisar o padrão de hidratação, o tecido adiposo e principalmente a massa muscular, como descrito no capítulo sobre composição corporal.

Essa mensuração é realizada preferencialmente pelo uso da bioimpedância (BIA), já que com base nas medidas antropométricas não é possível determinar a quantidade de água corporal do paciente.

Entretanto, nos casos em que há contraindicação da utilização da BIA (p. ex., uso de dispositivos elétricos, prótese metálica, curativos nos pontos anatômicos de ligação dos eletrodos e tremores involuntários),[10,11] são realizadas as seguintes medidas corporais: circunferência braquial (CB), circunferência muscular do braço (CMB), dobra cutânea tricipital (DCT), espessura do músculo adutor do polegar (MAP) e circunferência da panturrilha (CP), esta última somente em pacientes idosos. O IMC é calculado em todas as avaliações, e sua classificação varia de acordo com a faixa etária, como descrito no capítulo sobre antropometria.

A escolha dessas medidas antropométricas específicas ocorre devido à maior facilidade de acesso e mensuração dos pontos anatômicos mesmo com o paciente acamado e/ou inconsciente.

Em relação às avaliações realizadas por bioimpedância, como não há uma padronização entre as diversas marcas sobre como apresentar os resultados de composição corporal, a recomendação é usar sempre o mesmo aparelho ao longo da internação para que os valores possam ser comparados entre si.

A utilização da ultrassonografia (USG) para avaliação da composição corporal é destinada a determinados protocolos nos quais há necessidade de acompanhamento mais específico devido ao maior risco nutricional do paciente, por exemplo, em casos de grandes queimados. Como ainda não existem pontos de corte específicos para esse tipo de medição, o paciente é comparado com ele mesmo ao longo das medições. A USG complementa a avaliação, mas não exclui os outros métodos.

A qualidade do músculo é avaliada pela força de preensão palmar (FPP) aplicada em todos os pacientes que estejam conscientes, com as funções motora e cognitiva preservadas.

Ela é preferencialmente realizada com o paciente sentado, mantendo o ângulo de flexão do joelho em 90°, o ombro posicionado em adução e rotação neutra, o cotovelo flexionado a 90°, com o antebraço em meia pronação e o punho neutro, podendo movimentá-lo até 30° de extensão.[12] Entretanto, quando não é possível, a posição corporal é adaptada ao contexto clínico do paciente e registrada em prontuário para que seja reproduzida na próxima avaliação, reduzindo assim o viés entre as medições. Considerar os mesmos pontos de corte.[12,13]

Para maiores informações sobre os métodos de avaliação e padrões de referência, consulte os capítulos sobre bioimpedância, antropometria, ultrassonografia e força de preensão palmar.

A avaliação da composição corporal deve ser realizada em até 72 horas a partir da classificação do risco nutricional do paciente ou do ingresso em algum dos protocolos descritos. O prazo para a reavaliação é de 15-20 dias, e em toda avaliação de retorno é feita a comparação dos resultados. Com base nela, o paciente será classificado como tendo melhora, manutenção ou piora da composição corporal. Esse dado gera um indicador para o setor de nutrição que será discutido no Capítulo 14 – Gestão por indicadores.

Evolução em prontuário da avaliação da composição corporal

Nas Figuras 3, 4 e 5 estão descritos três exemplos de como realizar a evolução das avaliações, tanto inicial como de retorno. O ideal é que um paciente siga durante toda a internação com um único método de avaliação para que os resultados possam ser comparados entre si. Além disso, como nem todos os profissionais têm conhecimentos específicos sobre composição corporal, recomenda-se fazer uma conclusão para que a avaliação possa ser facilmente interpretada pela equipe multiprofissional.

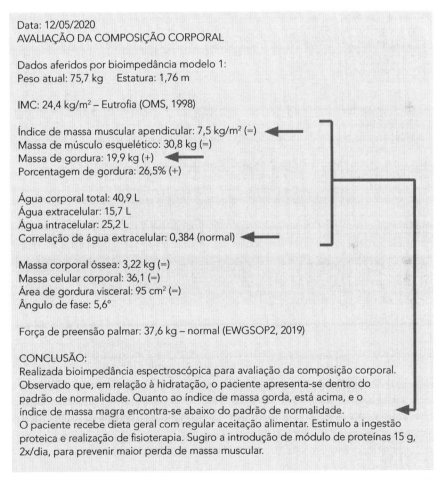

FIGURA 3 Exemplo de evolução da avaliação inicial por bioimpedância e força de preensão palmar.
Fonte: Serviços de Alimentação do Hospital Sírio-Libanês.

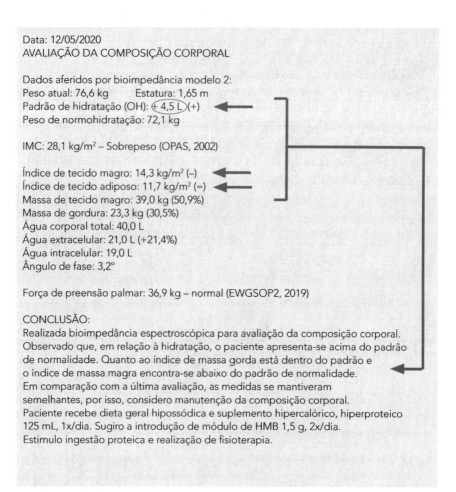

FIGURA 4 Exemplo de evolução de retorno da avaliação por bioimpedância e força de preensão palmar.
Fonte: Serviços de Alimentação do Hospital Sírio-Libanês, 2020.

    Tanto nas avaliações por BIA quanto nas realizadas por antropometria, são registrados em prontuário todos os resultados coletados. Porém, para que haja uniformidade entre as avaliações, são usados alguns parâmetros para a classificação da composição corporal. Esses critérios estão sinalizados nos exemplos apresentados para facilitar a compreensão.

    Especificamente em relação à classificação da massa muscular por antropometria, para pacientes adultos é utilizada a medida da circunferência muscular do braço, e para idosos a circunferência da panturrilha, que, segundo a literatura, é uma medida mais sensível para essa faixa etária.[14]

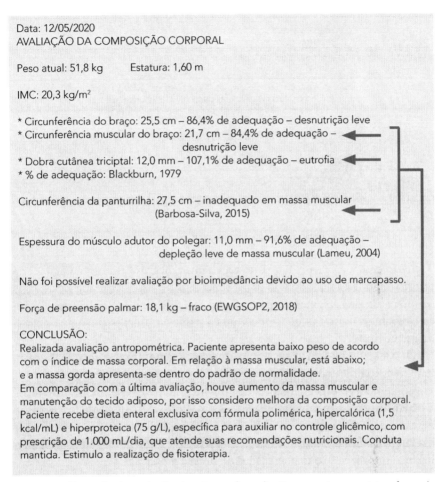

FIGURA 5 Exemplo de evolução de retorno da avaliação por antropometria e força de preensão palmar.
Fonte: Serviços de Alimentação do Hospital Sírio-Libanês, 2020.

ESTRATÉGIAS E INTERVENÇÕES NUTRICIONAIS PARA MELHORAR A COMPOSIÇÃO CORPORAL

A avaliação da composição corporal em pacientes com risco nutricional deve ser considerada um instrumento cujo objetivo é direcionar o nutricionista e demais profissionais da saúde para um acompanhamento individualizado com a finalidade de diagnosticar deficiências nutricionais e intervir precocemente visando o melhor desfecho clínico (Figura 6).

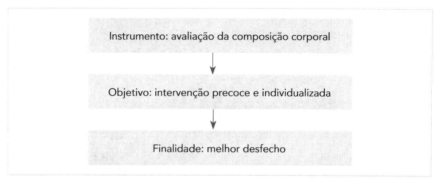

FIGURA 6 Fluxograma da avaliação da composição corporal.

Inclusão e adequações dos suplementos orais

A suplementação é uma das estratégias mais eficazes para aumentar a oferta calórica e proteica quando esta não é suficiente, por isso existe forte evidência da indicação de suplementos para pacientes de maior risco nutricional, principalmente os idosos, já que a ingestão alimentar insuficiente é a maior causa de desnutrição.[15]

Os pacientes podem se beneficiar do uso da terapia oral para a melhora ou manutenção do estado nutricional e da sobrevida. Essa conduta proporciona um aumento na oferta energética, de proteínas, lipídeos e de micronutrientes.[16]

Mais especificamente em relação às proteínas, estratégias de intervenção nutricional incluem o aumento da oferta de 0,5 g a mais de 1 g de proteína/kg/dia em pacientes desnutridos hospitalizados. Esse aumento resulta em melhor balanço nitrogenado e maiores taxas de síntese proteica.[17]

Quando o nutricionista faz a triagem e posterior avaliação nutricional do paciente, ele mesmo já inicia a suplementação oral, caso seja necessário.

A inclusão ou adequações de suplementos (volume e fórmula) pelo time de avaliação ocorre quando a composição corporal indica a necessidade do uso da suplementação, mas que não era possível ser detectada pela avaliação subjetiva, como por exemplo:

- Pacientes não desnutridos, porém com massa muscular baixa e/ou gordura reduzida.
- Pacientes incluídos nos protocolos descritos anteriormente no item "público--alvo" e que apresentaram massa muscular baixa e/ou gordura reduzida.

- Pacientes com composição corporal limítrofe e que não estão com boa aceitação alimentar.
- Na piora da composição corporal detectada no momento da reavaliação (15-20 dias).

Em relação a nutrientes específicos, um melhor entendimento das contribuições destes para o anabolismo muscular pode levar ao desenvolvimento de produtos nutricionais especializados com foco na interrupção da perda de massa muscular.[18]

Prado et al.[18] demonstram na Figura 7 as principais causas e intervenções nutricionais para tratar pacientes com redução da massa muscular. Apesar de ter sido uma abordagem para pacientes com câncer, as intervenções podem ser efetivas para outros pacientes.

Entretanto, atualmente ainda há uma compreensão limitada da eficácia de componentes individuais para estimular o anabolismo muscular e seu uso na prática clínica.[18] Os níveis de evidência de cada nutriente estão descritos nas Tabelas 1, 2 e 3.[19]

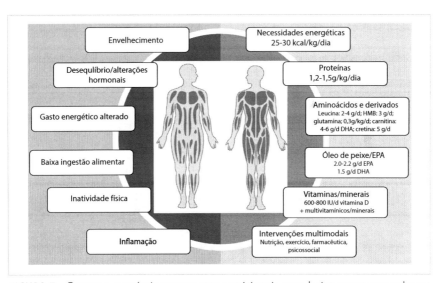

FIGURA 7 Causas e possíveis tratamentos nutricionais para baixa massa muscular no câncer. Os itens à esquerda impactam negativamente a massa muscular, enquanto os itens à direita estão sendo considerados para o tratamento de baixa massa muscular.
Fonte: adaptada de Prado et al.[18]

TABELA 1 Suplementos com fortes evidências (nível A) que sustentam seus supostos efeitos sobre a massa ou força muscular em humanos

Suplemento	Formas e doses típicas	Mecanismo biológico proposto
Cafeína	Café, bebidas energéticas ou comprimidos 3-6 mg/kg	▪ Estimula o sistema nervoso central ▪ Reduz a percepção da dor e a sonolência
Creatina	Em pó ou comprimidos Fase de carregamento de 20-25 g/dia, por 5-7 dias; e fase de manutenção de 3-5 g/dia	▪ Aumenta a disponibilidade de energia ▪ Confere maior volume de treinamento ▪ Aumenta a osmolaridade celular ▪ Induz vias de sinalização anabólica ▪ Induz fatores reguladores miogênicos
Nitrato	Vegetais de folhas e raízes verdes Comprimidos, solução em pó ou pronta para beber 5-13 mmol/dia	▪ Aumenta os níveis de óxido nítrico ▪ Aumenta o fluxo sanguíneo
Proteínas	Pó, barras ou alimentos 0,8-2 g/kg/dia, dependendo da população	▪ Melhora o balanço proteico
Ácidos graxos poli-insaturados (ômega 3)	Comprimidos 800-1.200 mg/dia	▪ Efeito anti-inflamatório ▪ Melhora o balanço das proteínas musculares

Níveis de evidência atribuídos atendendo às categorias propostas pelo Instituto Nacional do Coração, Pulmão e Sangue. O nível A indica que dados esmagadores de ensaios clínicos randomizados e, se possível, metanálises suportam a eficácia e a segurança desses suplementos.
Fonte: adaptado de Valenzuela et al.[19]

TABELA 2 Suplementos com evidências mistas ou pouco claras (nível B) que sustentam seus supostos efeitos sobre a massa ou força muscular

Suplemento	Formas e doses típicas	Mecanismo biológico proposto
BCAA (aa de cadeia ramificada)	Pó, 10-20 g/dia	▪ Melhora o balanço das proteínas musculares
ATP (trifosfato de adenosina)	Pó ou comprimidos, 200-400 mg/dia	▪ Influencia a neurotransmissão e a neuromodulação ▪ Aumenta o fluxo sanguíneo
Citrulina	Pó ou comprimidos, 6-8 g/dia	▪ Precursor da arginina
HMB (beta-hidroxi-betametilbutirato)	Pó, 2-4 g/dia (dose mais usada 3 g/dia)	▪ Melhora o balanço das proteínas musculares ▪ Melhora a recuperação do exercício, permitindo maior volume de treinamento

(continua)

TABELA 2 Suplementos com evidências mistas ou pouco claras (nível B) que sustentam seus supostos efeitos sobre a massa ou força muscular (*continuação*)

Suplemento	Formas e doses típicas	Mecanismo biológico proposto
Minerais	Comprimidos Magnésio: 300 mg/dia Zinco: 10-40 mg/dia Cromo: 600-100 mcg/dia	• Melhora a função hormonal, incluindo insulina e testosterona
Vitaminas	Comprimidos Vitamina D: 1.000-5.000 UI/dia Vitamina C: 500-2.000 mg/dia Vitamina E: 400-600 UI/dia	• Papel na regulação da função mitocondrial no músculo esquelético (vitamina D) • Papel na reparação e remodelação muscular (vitamina D) • Efeitos antioxidantes (vitaminas C e E)
Ácido fosfatídico	Comprimidos ou pó: 750 mg/dia	• Melhora o balanço das proteínas musculares
Arginina	Pó, 3-9 g/dia	• Induz à secreção de hormônio do crescimento (GH) • Promove a síntese de creatina • Promove a produção de óxido nítrico

Níveis de evidência atribuídos atendendo às categorias propostas pelo Instituto Nacional do Coração, Pulmão e Sangue. O nível B indica que evidências escassas ou mistas (resultados positivos e negativos ou descobertas pouco claras) apoiam a eficácia desses suplementos em humanos.
Fonte: adaptado de Valenzuela et al.[19]

TABELA 3 Suplementos com fraca (nível C) ou nenhuma evidência (nível D) apoiando seus supostos efeitos sobre a massa ou força muscular

Suplemento	Formas e doses típicas	Mecanismo biológico proposto
Ácido linoleico conjugado (CLA)	Comprimidos, 4-8 g/dia	• Melhora o balanço das proteínas musculares
Glutamina	Pó, 20-40 g/dia	• Melhora o balanço das proteínas musculares
Resveratrol	Comprimidos, 250-500 mg/dia	• Melhora o balanço das proteínas musculares • Efeitos anti-inflamatórios e antioxidantes
Ácido ursólico	Comprimidos, 450 mg/dia	• Melhora o balanço das proteínas musculares • Aumenta o GH sérico e induz à secreção de IGF-1
Tribulus terrestris	Comprimidos, 200-450 mg/dia	• Estimula hormônios andrógenos e anabólicos
Arginina alfacetoglutarato (AAKG)	Pó ou comprimidos, sozinhos ou em combinação com ornitina, 1,5-3 g/dia	• Precursor da arginina e da glutamina • Melhora o equilíbrio das proteínas musculares • Induz vias de sinalização anabólica

(*continua*)

TABELA 3 Suplementos com fraca (nível C) ou nenhuma evidência (nível D) apoiando seus supostos efeitos sobre a massa ou força muscular (*continuação*)

Suplemento	Formas e doses típicas	Mecanismo biológico proposto
Ornitina	Pó ou comprimidos, 4-12 g/dia	▪ Ativa as vias de sinalização anabólica ▪ Aumenta a produção de GH

Níveis de evidência atribuídos atendendo às categorias propostas pelo Instituto Nacional do Coração, Pulmão e Sangue. Os níveis C e D indicam que fraca (estudos não controlados, não randomizados ou observacionais) ou nenhuma evidência, respectivamente, apoia sua eficácia e segurança em humanos. Fonte: adaptado de Valenzuela et al.[19]

Na prática clínica do time de avaliação, optou-se por incluir o uso de beta--hidroxibetametilbutirato (HMB) para pacientes com redução da massa muscular.

Uso de módulo isolado de beta-hidroxibetametilbutirato

O HMB é um metabólito da leucina, que por sua vez, é um dos três aminoácidos essenciais de cadeia ramificada juntamente com a valina e a isoleucina.[17,18,20,21]

O HMB tem um papel anabólico bem conhecido no músculo, agindo como uma molécula de sinalização que atua na:

▪ Regulação positiva da síntese proteica.
▪ Redução da degradação proteica na musculatura esquelética.
▪ Estabilização da membrana muscular, garantindo a integridade das fibras.
▪ Modulação da miogênese e viabilidade das fibras musculares.[18,22,23]

Ele representa um potencial suplemento de baixo custo para atenuar a perda de massa muscular.[22] Estudos recentes indicam que a suplementação pode restaurar o equilíbrio entre a síntese proteica e a proteólise no músculo, tendo uma ação anticatabólica.[20]

A maioria dos estudos recomenda uma dose diária de 3 g de HMB para os melhores benefícios,[17,20,21,23] podendo ser consumido com segurança por populações adultas e idosas, sem efeitos adversos.[19]

O HMB tem sido usado amplamente por atletas para melhorar o desempenho físico, já que atenua os danos musculares induzidos pelo exercício e melhora a hipertrofia e a força muscular, desempenho aeróbico, resistência à fadiga e capacidade regenerativa.[20]

Entretanto, diversos estudos mostram que o HMB também pode contribuir para aumentar a massa muscular e a força em idosos e em populações específicas, além de atenuar a perda muscular em pacientes graves.[20,23]

A Tabela 4 mostra resultados positivos do uso do HMB em algumas doenças.[20]

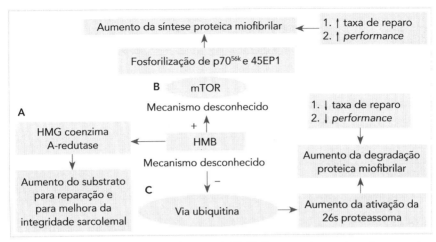

FIGURA 8 Possíveis mecanismos da ação do HMB. Os mecanismos de ação propostos pelo hidroxibetametilbutirato incluem: (A) integridade sarcolemal aumentada via conversão em HMG-CoA redutase; (B) síntese proteica aprimorada via mTOR; e (C) depressão da degradação proteica por inibição da via ubiquitina.
Fonte: adaptado de Wilson et al.[23]

TABELA 4 Efeitos do HMB em pacientes com perda de massa muscular

Origem da perda muscular	Desenho do estudo	Efeitos
Aids	Mistura HMB/Arg/Gln (3/14/14 g/dia), por 8 semanas	↑ massa corporal magra e melhora do *status* imunológico
Câncer	Mistura HMB/Arg/Gln (3/14/14 g/dia), por 24 semanas	↑ peso corporal e MLG
Câncer	Mistura de HMB/Arg/Gln (3/14/14 g/dia), por 8 semanas	Tendência a aumento da massa corporal
Aids ou câncer	Mistura HMB/Arg/Gln para (3/14/14 g por dia), por 8 semanas	↓ da sensação de fraqueza, ↑ hemácias, linfócitos hematócrito, eosinófilos e ureia
DPOC	HMB (3 g/dia), por 7 dias	Função pulmonar melhorada, ↓ PCR
Doença pulmonar crônica	Suplementação com proteínas e HMB (1,5 g HMB/dia), por 12 semanas	Melhor composição corporal, qualidade de vida e força muscular
Pacientes com traumas graves, acamados e nutrição enteral	Mistura de HMB (3 g/dia), HMB/arg/gln ou placebo via enteral, por 28 dias	Melhora no balanço de nitrogênio

(continua)

TABELA 4 Efeitos do HMB em pacientes com perda de massa muscular (*continuação*)

Origem da perda muscular	Desenho do estudo	Efeitos
Artroplastia total de joelho	Mistura HMB/Gln/Arg (2,4/14/14 g por dia), por 4 semanas	Prevenção de redução da força máxima do músculo quadríceps
Fratura de quadril	Combinação de HMB (3 g/dia)/ vitamina D/proteína	Cura acelerada, ↓ do período de imobilização, ↑ força muscular

Aids: síndrome da imunodeficiência adquirida; arg: arginina; DPOC: doença pulmonar obstrutiva crônica; gln: glutamina; HMB: hidroxibetametilbutirato.
Fonte: adaptado de Holeček et al.[20]

Existe um consenso científico de que a perda de tecido magro na caquexia não pode ser revertida pela terapia nutricional devido à ação de diversos mecanismos catabólicos. Nesse sentido, alguns estudos sugerem que a suplementação com HMB poderia ser mais efetiva não para o ganho de massa muscular, mas para evitar uma perda maior, pois sua ação seria mediada pela atenuação da atividade do proteassoma e pela quebra de proteínas e não tanto estimulando síntese proteica, como é o caso de outros suplementos proteicos. Entretanto, é importante ressaltar que ainda há poucos estudos e a maioria deles avaliou uma potencial terapêutica com a combinação de vários nutrientes e não do uso do HMB isolado.[17]

Em relação aos idosos, estudos demonstraram que o HMB pode atenuar o desenvolvimento de sarcopenia e que seus efeitos no aumento da massa muscular e da força são mais efetivos quando combinado com o exercício. Uma metanálise baseada em sete ensaios clínicos randomizados mostrou que a suplementação com HMB pode impedir a perda do tecido magro em idosos sem causar uma mudança significativa na massa gorda.[17]

Luis et al.[21] concluíram em seu estudo que pacientes idosos com perda de peso prévia suplementados com HMB e vitamina D apresentaram melhora significativa das medidas antropométricas, parâmetros de BIA, FPP e qualidade de vida.

Quanto ao uso em pacientes acamados, um estudo randomizado e duplo-cego realizado com 24 idosos saudáveis que foram confinados por 10 dias mostrou que a suplementação da dieta com HMB preservou a massa muscular desses pacientes (Figuras 9 e 10).[17]

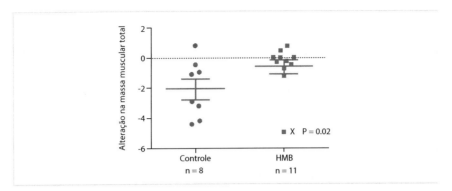

FIGURA 9 Alteração da massa magra total em indivíduos com mais de 10 dias de repouso no controle (●) e HMB (■).
HMB: beta-hidroxibetametilbutirato.
Fonte: Deutz et al.[17]

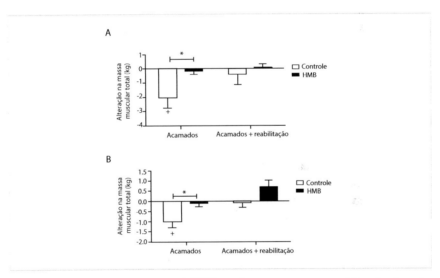

FIGURA 10 A composição corporal (DXA) muda com o repouso no leito. A: alteração da massa magra total ao longo de 10 dias em repouso e mudança da linha de base para o final da reabilitação do exercício (repouso + reabilitação); B: alteração da massa magra das pernas sobre repouso e reabilitação.
Fonte: Deutz et al.[17]

AVALIAÇÃO DA COMPOSIÇÃO CORPORAL EM PACIENTES HOSPITALIZADOS

TABELA 5 Produtos contendo HMB disponíveis no mercado, testados pelo time de avaliação

Produto	Características	Dose	Considerações
Suplemento enriquecido com HMB	Hipercalórico e hiperproteico (330 kcal e 20 g de proteínas/unidade) Fornece 1,5 g HMB/unidade	2 unidades de 220 mL/cada para atingir 3 g de HMB	■ O volume elevado para atingir a recomendação de HMB não é bem tolerado por alguns pacientes (idosos, oncológicos) ■ Contém açúcar ■ Contraindicado para obesos (hipercalórico)
Módulo de HMB	Módulo isolado de HMB	1 envelope de 3 g de HMB OU 2 envelopes com 1,5 g de HMB/ cada	■ Menor volume ■ Pode ser ministrado via enteral ■ Indicação: preferencialmente consumidos com alimentos fontes de proteínas

HMB: hidroxibetametilbutirato.

Uso de alimentos enriquecidos com proteínas como alternativas para suplementação

Atualmente existem no mercado diversos produtos alimentícios enriquecidos com proteínas destinados à população saudável. Esses alimentos também podem ser aliados para o aumento de oferta proteica durante a internação, principalmente para os pacientes que não toleram receber suplementação oral.

Entretanto, nem todos os produtos terão uma boa composição nutricional, custo acessível ou apresentação compatível com a necessidade do público a que se destinam. Por isso, recomenda-se avaliar as vantagens e desvantagens de cada produto antes de padronizá-lo na instituição. O time de avaliação testou alguns deles, como descrito na Tabela 6.

TABELA 6 Vantagens e desvantagens de produtos alimentícios enriquecidos com proteínas testados pelo time de avaliação

Produto	Vantagens	Desvantagens
Bolo hiperproteico	■ Apresentação e consistência diferente dos suplementos orais ■ Boa quantidade e qualidade proteica ■ Consistência macia (após adaptação da receita)*	■ Contém açúcar ■ Custo moderadamente elevado ■ Tamanho grande da porção

(continua)

TABELA 6 Vantagens e desvantagens de produtos alimentícios enriquecidos com proteínas testados pelo time de avaliação (*continuação*)

Produto	Vantagens	Desvantagens
Sorvetes hiperproteicos	▪ Boa quantidade e qualidade proteica ▪ Sabor e textura agradáveis ▪ Opções sem açúcar	▪ Custo elevado ▪ Tamanho grande da porção do sorvete de massa ▪ Picolés são necessários 2 unidades por dia
Iogurtes hiperproteicos	▪ Boa quantidade e qualidade proteica ▪ Custo mais acessível ▪ Sabor e textura agradáveis	▪ Tamanho grande da porção ▪ Apresentação muito similar aos suplementos orais (aparência, sabor, textura)
Granola com bolas de proteína	▪ Tamanho da porção adequado ▪ Boa quantidade e qualidade proteica ▪ Custo mais acessível ▪ Sabor e textura agradáveis	▪ Contém açúcar ▪ Textura compatível somente com dieta geral e branda; não indicados para consistências de dieta mais macias, semissólida e pastosa
Pão enriquecido com proteínas	▪ Tamanho adequado da porção (2 unidades) ▪ Quantidade proteica suficiente ▪ Sabor e textura agradáveis (semelhantes aos do pão integral)	Não é possível determinar a qualidade da proteína utilizada (o fabricante não fornece a informação)

* Receita original adaptada pelo time de avaliação nutricional para melhorar a consistência do produto.

É importante ressaltar que essas são impressões do time de avaliação sobre algumas marcas específicas, e podem não refletir todos os produtos existentes no mercado. Por isso reforçamos que o ideal é, antes de padronizar um produto, fazer o teste e avaliar os prós e os contras do alimento para cada serviço.

QUADRO 1 Fatores a serem considerados na escolha e padronização de produtos enriquecidos com proteínas

- Quantidade de proteínas por porção.
- Qualidade das proteínas.
- Volume/quantidade da porção.
- Características sensoriais (sabor, aparência, textura etc.).
- Relação custo/benefício.
- Pacientes a que o produto se destina.
- Outros fatores: contém açúcar? Consistência adequada para quais dietas?

Desenvolvimento de receitas hipercalóricas e hiperproteicas

No HSL existe um grupo específico de nutricionistas que desenvolvem e testam as receitas hipercalóricas e hiperproteicas com o objetivo de fornecer opções de menor custo e/ou suplementar aos pacientes que não toleram suplementos industrializados.

O principal requisito para o desenvolvimento e a aprovação das receitas é que tenham proteínas em quantidade suficiente e que seja de boa qualidade. A seguir, estão listados os demais fatores que também são levados em consideração na elaboração das preparações:

- Características sensoriais (sabor, odor, textura etc.).
- Volume final da preparação.
- Pacientes que podem ser beneficiados.
- Custo.
- Uso de produtos já padronizados no hospital.
- Fácil preparo na copa de pacientes.

Nas Tabelas 7 e 8 estão exemplos de receitas desenvolvidas pelos nutricionistas do HSL.

TABELA 7   Mocaccino (bebida quente hipercalórica e hiperproteica)

Ingredientes	
2 colheres-medida de achocolatado (4 g)	
100 mL de café forte ou de máquina (quente)	
6 colheres-medida de leite em pó (48 g)	
Modo de preparo	
Misture todos os ingredientes e sirva ainda quente	
Volume final: 150 mL (com espuma)	
Informação nutricional	**150 mL**
Calorias	230 kcal
Proteínas	16,7 g
Carboidratos	27,4 g
Lipídeos	0,01 g

Fonte: Hospital Sírio-Libanês.

TABELA 8 *Smoothie* de abacaxi (bebida gelada hipercalórica e hiperproteica)

Ingredientes
100 g de polpa de abacaxi
100 g de sorvete de creme
4 colheres-medida de leite em pó (32 g)

Modo de preparo
Bater todos os ingredientes no liquidificador até obter uma mistura homogênea
Volume final: 210 mL

Informação nutricional	210 mL
Calorias	357 kcal
Proteínas	15,9 g
Carboidratos	54 g
Lipídeos	12 g

Fonte: Hospital Sírio-Libanês.

Ingestão hídrica

Embora o impacto do *status* dos fluidos nas intervenções nutricionais para tratar baixa massa muscular ainda seja pouco investigado, teoricamente o baixo nível de líquidos corporais pode exacerbar a perda de massa muscular, porque o fluxo sanguíneo muscular é reduzido durante a desidratação devido à pressão arterial e perfusão diminuídas.[18]

Em relação aos idosos com massa muscular reduzida, verificara-se um menor consumo médio de água do que indivíduos com massa muscular normal. Além disso, estudos em adultos jovens e saudáveis após a prática de exercício físico intenso sugerem que a desidratação pode aumentar o dano ao músculo devido à redução da água intracelular, que poderia causar desnaturação protéica.[18]

São necessárias mais pesquisas nessa área para apoiar recomendações específicas, mas a ingestão hídrica adequada pode ajudar a apoiar o anabolismo proteico.[18]

Inclusão e adequações de terapia nutricional enteral (TNE) e parenteral (NPT)

Nesses casos, como nos suplementos orais, as inclusões e/ou adequação são sugeridas com base nos resultados da composição corporal.

Na Figura 11, a seguir, estão descritos alguns exemplos.

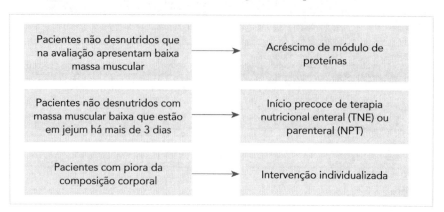

FIGURA 11

Estímulo à adesão da terapia nutricional oral e da fisioterapia (interversão multimodal)

Uma intervenção multimodal consiste no uso de duas ou mais estratégias visando melhorar resultados específicos. Em termos de baixa massa muscular, a nutrição adequada combinada com a realização de exercícios é especialmente eficaz para mitigar a perda muscular.[18]

Estudos em pacientes idosos, obesos, com doença pulmonar obstrutiva crônica, HIV/aids e adultos saudáveis submetidos a repouso prolongado sugerem que a combinação de nutrição com atividade física tem maior impacto sobre a massa muscular e a força.[18]

Assim, a realização de exercícios de resistência pode fornecer um potente estímulo anabólico durante o repouso na cama.[17]

Muitos estudos têm sugerido que o exercício é efetivo para prevenir a resistência anabólica, reduzindo a mortalidade e melhorando a atividade do paciente crítico. Além disso, há um consenso de que a atividade física pode potencializar os efeitos benéficos da terapia nutricional.[24]

Em 2013, a Society of Critical Care Medicine (SCCM) aprovou e publicou as "Diretrizes de prática clínica e gerenciamento de dor, agitação e delírio em pacientes adultos na unidade de terapia intensiva (UTI)". Essas diretrizes descrevem as melhores evidências disponíveis para abordar os elementos inextrincáveis do conforto e segurança do paciente. A SCCM tem investido em um programa de implementação dessas diretrizes, que é baseada no ABCDEF *bundle*.[25]

O ABCDE *bundle* é uma abordagem contendo passos, cujo objetivo é alinhar e coordenar os cuidados do paciente grave[26] para garantir que eles recebam cuidados e tratamentos baseados em evidências,[27] com a finalidade de otimizar a recuperação e melhorar a qualidade de vida do paciente crítico.[28]

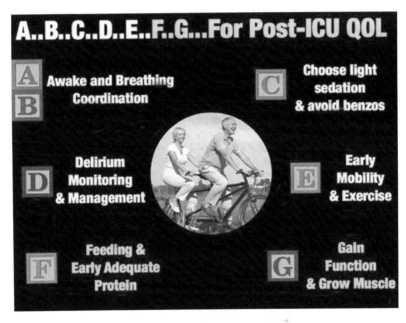

FIGURA 12 Representação gráfica do ABCDE *bundle*. A e B: acordar e respirar espontaneamente; C: escolha uma sedação leve e evite benzos; D: monitorar e gerenciar o delírio; E: mobilizar e exercitar precocemente; F: oferta proteica precoce e adequada; G: ganho de função e massa muscular. (Veja imagem colorida no encarte.)
Fonte: adaptada de Wischmeyer et al.[28]

Nesse contexto, a letra E corresponde à necessidade de identificar estratégias de implementação de programas de mobilização precoce por toda a equipe multidisciplinar.[29]

De forma a complementar essa diretriz, foram incluídas outras duas estratégias, representadas pelas letras F e G. A letra F enfatiza a necessidade do direcionamento da oferta nutricional, principalmente em relação às proteínas, e a letra G reforça a importância do ganho de funcionalidade e de massa muscular.[28]

Já em relação aos pacientes ambulatoriais, são bem reconhecidos os inúmeros benefícios da adoção da prática de atividade física na rotina diária (Figura 13).

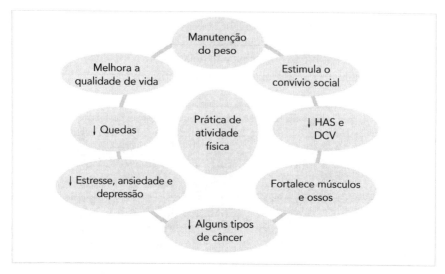

FIGURA 13 Benefícios da prática de atividade física.
DCV: doenças cardiovasculares; HAS: hipertensão arterial sistêmica.
Fonte: adaptada de Ministério da Saúde.[30]

Entretanto, não basta que melhores práticas sejam propostas se o paciente não aderir à terapia. Por isso um dos objetivos da avaliação da composição corporal é fornecer ao paciente elementos e dados objetivos que o sensibilizem sobre a importância da adesão às terapias recomendadas (Figura 14).

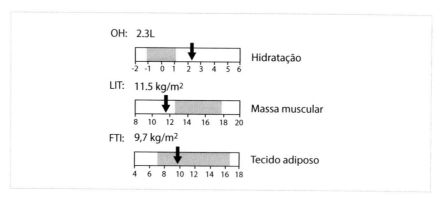

FIGURA 14 Forma gráfica 1 dos resultados obtidos na avaliação da composição corporal que auxiliam na sensibilização do paciente à adesão às terapias propostas.

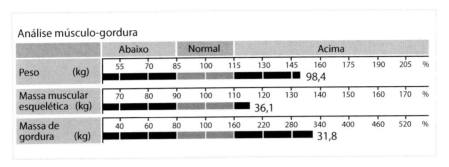

FIGURA 15 Forma gráfica 2 dos resultados obtidos na avaliação da composição corporal que auxiliam na sensibilização do paciente à adesão às terapias propostas.

Resultados de massa muscular reduzida e/ou tecido adiposo elevado, como os demonstrados, no geral estimulam o paciente para a adesão às terapias propostas, como aumento do consumo de alimentos proteicos, adesão à fisioterapia ou realização de escolhas alimentares mais saudáveis e com teor reduzido de gordura e açúcares.

INDICADOR DE QUALIDADE

Os resultados de alteração da composição corporal, a partir da segunda avaliação, são utilizados como indicador de qualidade do setor de nutrição, pois refletem a eficácia da terapia oferecida ao paciente. Para mais informações, ver o capítulo sobre gestão por indicadores.

REFERÊNCIAS BIBLIOGRÁFICAS

1. Correia MITD, Perman MI, Waitzberg DL. Hospital malnutrition in Latin America: a systematic review. Clin Nutr. 2017;36:958-67.
2. Gamrin-Gripenberg L, Sundström-Rehal M, Olsson D, Grip J, Rooyackers, JWO. An attenuated rate of leg muscle protein depletion and leg free amino acid efflux over time is seen in ICU long-stayers. Crit Care. 2018:22(13):2-7.
3. Ochoa-Gautier JB, Martindale RG, Rugeles SJ, Hurt RT, Taylor B, Heyland DK, et al. How much and what type of protein should a critically Ill patient receive? Nutr Clin Pract. 2017;32(1):6S-14S.
4. Mundi MS, Patel JJ, Martindale R. Body composition technology: implications for the ICU. Nutr Clin Pract. 2019;34(1):48-58.
5. Cederholm T, Jensen GL, Correia MITD, Gonzalez MC, Fukushima R, Higashiguchi T, et al. GLIM criteria for the diagnosis of malnutrition: a consensus report from the global clinical nutrition community. Clin Nutr. 2019;38:1-9.

6. Perini TA, Oliveira GL, Ornellas JS, Oliveira FP. Cálculo de erro técnico em medição em antropometria. Rev Bras Med Esporte. 2005;11(1):81-5.
7. Silva VS, Vieira MFS. Sociedade Internacional para o Avanço da Cineantropometria (ISAK) global: esquema internacional de acreditação com antropometrista competente. Rev Bras Cineantropom Desempenho Hum. 2020;22:705-17.
8. Barbosa AAO, Vicentini AP, Langa FR. Comparação dos critérios da NRS-2002 com o risco nutricional em pacientes hospitalizados. Cienc Saúde Coletiva; 2019;24(9):3325-34.
9. Kondrup J, Rasmussen HH, Hamberg O Stang Z, ESPEN Working Group. Nutritional risk screening (NRS 2002): a new method based on an analysis of controlled clinical trials. Clin Nutr. 2003;22(3):321-36.
10. Martins C. Composição corporal e função muscular. Curitiba: Instituto Cristina Martins; 2009.
11. Kyle UG, Bosaeus I, Lorenzo AD, Deurenberg P, Elia M, Gómez JM, et al. Bioelectrical impedance analysis – part I: review of principles and methods. Clin Nutr. 2004;23:1226-46.
12. Mendes J, Azevedo A, Amaral TF. Força de preensão da mão: quantificação, determinantes e utilidade clínica. Arq Med. 2013;27(3):115-20.
13. Hillman TE, Nunes QM, Hornby ST, Stanga Z, Neal KR, Rowlands BJ, et al. A practical posture for hand grip dynamometry in the clinical setting. Clin Nutr. 2005;24(2):224-8.
14. Cruz-Jentoft AJ, Bahat G, Bauer J, Boirie Y, Bryère O, Cederholm T. Sarcopenia: revised European consensus on definition and diagnosis. Age Ageing. 2019;48(1):16-31.
15. Cawood AL, Elia M, Stratton RJ. Systematic review and meta-analysis of the effects of high protein oral nutritional supplements. Ageing Res Rev. 2012;11(2):278-96.
16. Silva KS, Witts B. Vias de alimentação e especificidade das fórmulas para idosos. In: Andrade GKP, Pohlmann JBC, Haddad MT. Manual prático de assistência nutricional ao paciente geriátrico. São Paulo: Atheneu; 2020. p.147-60.
17. Deutz NE, Pereira SL, Hays NP, Oliver JS, Edens NK, Evans CM, et al. Effect of betahydroxy--beta-methylbutyrate (HMB) on lean body mass during 10 days of bed rest in older adults. Clin Nutr. 2013;32(5):704-12.
18. Prado CM, Purcell SA, Laviano A. Nutrition interventions to treat low muscle mass in cancer. J Cachexia Sarcopenia Muscle. 2020;11(2):366-80.
19. Valenzuela PL, Morales JS, Emanuele E, Pareja-Galeano H, Lucia A. Supplements with purported effects on muscle mass and strength. Eur J Nutr. 2019;58(8):2983-3008.
20. Holeček M. Beta-hydroxy-beta-methylbutyrate supplementation and skeletal muscle in healthy and muscle-wasting conditions. J Cachexia Sarcopenia Muscle. 2017;8(4):529-41.
21. Luis DA, Izaola O, Bachiller P, Castrillon JP. Effect on quality life and handgrip strength by dyamometry of na enteral specific suplements with beta-hydroxy-beta-methylbutyrate and vitamin D in elderly patients. Nutr Hosp. 2015;32(1):202-7.
22. Fitschen PJ, Wilson GJ, Wilson JM, Wilund KR. Efficacy of beta-hydroxybetamethylbutyrate supplementation in elderly and clinical populations. Hemodial Int. 2017;21(1):107-16.
23. Wilson G, Wilson J, Mannine A. Effects of beta-hydroxy-beta-methylbutyrate (HMB) on exercise performance and body composition across varying levels of age, sex, and training experience: a review. Nutr Metab. 2008;5:1.
24. Gonçalves TJM, Horie LM, Gonçalves SEAB, Bacchi MK, Bailer MC, Barbosa-Silva TG, et al. Diretriz Braspen de terapia nutricional no envelhecimento. Braspen J. 2019;34(3):2:58.
25. Castro REV. Libertação da UTI: o ABCDEF bundle. 2018 [acesso em 13 mai 2020]. Disponível em: https://pebmed.com.br/libertacao-da-uti-o-abcdef-bundle.
26. Marra A, Frimpong K, Ely EW. The ABCDEF implementation bundle. Korean J Crit Care Med. 2016;31(3):181-93.

27. Morandi A, Brummel N, Ely, EW. Sedation, delirium and mechanical ventilation: the "ABCDE" approach. Curr Opin Crit Care. 2011;17:43-9.

28. Wischmeyer PE, San-Millan I. Winning the war against ICU-acquired weakness: new innovations in nutrition and exercise physiology. Crit Care. 2015;19(3):S6.

29. Society of Critical Care Medicine. ICU Liberation Bundle (A-F). 2017. Available: http://www.iculiberation.org/ICULiberation (acesso 18 maio 2020).

30. Ministério da Saúde. 150 minutos semanais de atividade física leve. 2017. Available: https://www.saude.gov.br/component/content/article/781-atividade-fisicas/40390-atividade-fisica (acesso 18 maio 2020).

CAPÍTULO 14

Gestão por indicadores

Ana Lúcia Chalhoub Chediác Rodrigues
Grasiela Konkolisc Pina de Andrade
Jacqueline Medeiros Garcia

QUALIDADE EM SAÚDE

O Ministério da Saúde define qualidade como o grau de atendimento a padrões estabelecidos, segundo normas e protocolos que organizam ações práticas, assim como reconhecimentos técnico-científicos atuais.[1]

Qualidade é a totalidade de características de uma entidade (atividade ou processo, produto, organização ou uma combinação destes) que lhe confere a capacidade de satisfazer as necessidades explícitas e implícitas dos clientes e demais partes interessadas.[2]

De acordo com Donabedian et al.,[3] qualidade em saúde é uma função de três domínios: estrutura, processo e resultado, que são definidos como:

- Estrutura: atributos das configurações em que o cuidado é prestado.
- Processo: atividades dos profissionais que prestam assistência.
- Resultado: mudança no estado de saúde do paciente.

Dentro desses três domínios, a qualidade do atendimento pode ser medida usando estrutura, processo e resultado. O uso de variáveis estruturais e de processo oferece várias vantagens – geralmente são fáceis de medir e interpretar, e os dados coletados estão disponíveis rotineiramente. Entretanto, para as variáveis estruturais e de processo serem válidas, elas devem primeiro demonstrar a capacidade de gerar um melhor resultado.[3]

A avaliação de serviços de saúde é necessária como elemento do cotidiano de trabalho em saúde, de modo a permitir a identificação de fragilidades e a visualização de oportunidades de melhoria.[4]

O objetivo de ter qualidade em serviços de saúde seria o de garantir homogeneidade nos estabelecimentos. A garantia de melhoria nos resultados assistenciais necessita da capacidade de assegurar respostas individuais similares aos protocolos terapêuticos propostos.[5]

As dificuldades em medir a qualidade em saúde estão diretamente ligadas a conceitos como "complicado", "complexo", "alto custo" e "alto risco", que traduzem os esforços para produzir saúde, haja vista a quantidade de variáveis que interferem na produção de cuidados, desde a prevenção da doença até a promoção da saúde, o diagnóstico, o tratamento e a reabilitação. Além disso, existem também as dificuldades da própria avaliação da eficácia dos indicadores e sistemas para melhorar os cuidados e a qualidade de vida dos pacientes.[1,6,7]

As informações de produção, administrativas, financeiras e epidemiológicas de instituições complexas, como as das unidades de saúde, podem conter inúmeras imperfeições, inconsistências e vieses, decorrentes das dificuldades nas condições de registro, de coleta, de processamento e até mesmo de entendimento dos conceitos envolvidos.[8]

Por isso, torna-se necessário o conhecimento aprofundado do profissional de saúde a respeito das alterações e fatores que tornam a população vulnerável.[1,6]

No entanto, esperar as informações ficarem exatas para serem divulgadas, trabalhadas e utilizadas poderia ser uma grande perda de oportunidade. É preciso usá-las e divulgá-las, sempre que coletadas, para que o trabalho rotineiro confira consistência e utilidade aos gestores, técnicos e profissionais do sistema de saúde.[8] Além disso, mais importante que um resultado isolado é a construção de uma série histórica, capaz de apontar tendências utilizadas para melhorar desfechos.[9]

INDICADORES EM UNIDADES HOSPITALARES

Para a implementação de padrões de segurança do paciente, os serviços de saúde necessitam de estratégias que aprimorem seus processos de trabalho. Uma dessas estratégias é o emprego de indicadores de qualidade assistencial, que são unidades de medida usadas como um guia para planejar, monitorar e avaliar a qualidade da assistência e das atividades de um serviço. As informações produzidas por esses indicadores são importantes para o estabelecimento da atenção a resultados esperados, fortalecendo a confiança dos pacientes e estimulando os profissionais à cultura de segurança em saúde.[10]

Indicadores de saúde são medidas que contêm informações a respeito de determinadas características e dimensões relativas a eventos de interesse para a saúde. Os indicadores representam as informações mensuráveis para descrever tanto a realidade de saúde como suas modificações, assim como são capazes de quantificar o nível de desempenho das atividades em determinado processo ou seu *output* (produto/serviço) em relação à meta estipulada.[11] As práticas de monitoramento e indicadores estão associadas a diversas abordagens de gestão para avaliação de processos, com base em conhecimentos e práticas assistenciais à organização e aos usuários.[12]

Indicadores podem ser traduzidos como representações quantificáveis das características de produtos, serviços e processos que são utilizados para acompanhar os resultados ao longo do tempo visando a melhoria contínua da qualidade.[8,13,14]

Aplicar indicadores de qualidade pode garantir a eficiência nas rotinas, reduzir custos, aumentar a capacidade de análise de processos e, principalmente, gerar os melhores resultados clínicos e de qualidade de vida para os indivíduos.[9]

O uso de indicadores auxilia na quantificação de um processo e estabelece padrões para analisar o desempenho. Os indicadores que representam determinado processo sinalizam como ele se encontra e mostram para a gerência como as tarefas estão sendo desenvolvidas. Portanto, medir é produzir informações utilizando indicadores, e fazer uso de indicadores é gerenciar com base em informações.[6]

A avaliação da assistência, por meio dos indicadores de qualidade, é útil para o diagnóstico, a definição de índice de conformidade, a definição de metas e o planejamento de atividades. Esses indicadores devem ser uma ferramenta utilizada para comparar resultados e promover modificações, visto que retratam uma evidência dos resultados assistenciais.[4]

Cada organização deve definir os indicadores de acordo com sua política de qualidade e seus objetivos. Muitas vezes a empresa possui uma boa estrutura, bons funcionários, recursos adequados, mas os clientes se mostram insatisfeitos, há retrabalho e descumprimento dos prazos estabelecidos, ou seja, não se apresentam bons resultados. A criação de indicadores em todas as etapas do processo mostrará o que está acontecendo para uma autoanálise do trabalho, permitindo identificar as dificuldades e os pontos que necessitam de correções.[15]

A padronização dos processos por meio de protocolos reduz o erro humano e garante a homogeneidade da prática. Os indicadores exprimem em números o desempenho da equipe, permitindo posteriores ações corretivas. Entende-se que os melhores resultados de qualidade de serviço são obtidos pelo equilíbrio entre a qualidade dos recursos humanos e a dos processos.[1]

Assim sendo, os indicadores devem monitorar, orientar e induzir o desempenho da unidade, conduzindo-a ao comportamento desejado e dando aos colaboradores o direcionamento de que precisam para atingir os objetivos da organização.[8,13,14]

Não existe uma regra na definição dos indicadores; a escolha deve estar focada no objetivo que se quer alcançar.[8] O valor de um indicador será melhor quanto mais adequado para seu resultado.[9] E cada indicador deve ser acompanhado de uma meta adequada para o público-alvo.[6]

Os indicadores surgem como auxiliadores nas tomadas de decisões, quando fundamentam as argumentações mediante o fornecimento das informações dos processos. Em outras palavras, proporcionam as evidências aos gestores.[8,9] Por esse motivo, o ideal é que se faça uma análise daqueles que mais auxiliarão na melhoria dos processos críticos, pois a implementação de muitos indicadores de uma vez pode dificultar a interpretação dos dados e o diagnóstico dos processos que realmente necessitam de ajustes.[15]

Nem sempre é fácil traçar metas, por não existirem históricos dos dados registrados ou diretrizes e legislações definidas. Nesse caso, a própria experiência e a evolução dos registros das informações ajudarão na definição das metas.[8]

Na criação de um indicador, recomenda-se observar alguns critérios:[8,13,14]

- Disponibilidade: facilidade de acesso para coleta.
- Simplicidade e clareza: facilidade de ser compreendido.
- Utilidade: o indicador deve ter objetivos claros.
- Baixo custo: indicadores de alto custo financeiro inviabilizam sua utilização rotineira.
- Estabilidade: permanência no tempo, permitindo a formação de série histórica.
- Rastreabilidade: facilidade de identificação da origem dos dados, seu registro e manutenção.
- Confiabilidade: os dados utilizados para cálculo devem ser fidedignos.
- Representatividade: para atender às etapas críticas dos processos, sintetizando o maior número de condições ou fatores que afetam a situação que se quer descrever.
- Sensibilidade: o indicador deve distinguir as variações ocasionais de tendências do problema de determinada área.
- Comparabilidade: para comparar metas, dados e informações para a criação de parâmetros, internos e externos, e buscar melhorias contínuas tendo como referência as organizações de excelência no setor.

Para o sucesso na criação dos indicadores, faz-se necessário o desdobramento até o nível da estação de trabalho, visando proporcionar maior controle no processo de acompanhamento das metas.[8]

Os indicadores podem ser classificados em:[8,14]

- Indicadores de produtividade: medem a proporção de recursos consumidos com relação às saídas de processos. São os indicadores de eficiência.
- Indicadores de qualidade: priorizam as medidas de satisfação dos clientes e as características do produto/serviço. São os indicadores de eficácia.
- Indicadores de impacto: enfatizam as consequências dos produtos/serviços. Estão vinculados ao grau de satisfação, ao valor agregado, à transformação produzida. São os indicadores de efetividade.

Na composição dos indicadores existem alguns componentes básicos que devem estar presentes.[8,13,16,17]

- Nome do indicador: item de controle.
- Objetivo: motivo pelo qual está sendo medido.
- Cálculo do indicador: fórmula (base de cálculo, maneira de expressão e unidade – se taxa, índice, coeficiente, percentual, número absoluto, fato).
- Definição do numerador e do denominador: descrição das informações necessárias para inserção no numerador e no denominador.
- Fonte da informação: documentos (impressos ou eletrônicos) de onde serão extraídos a informação ou os dados necessários para a construção do indicador.
- Método: descrever como os dados devem ser coletados e tratados para obtenção do indicador.
- Responsável: pela obtenção e atualização do indicador.
- Frequência: número de vezes em que será medido – se diário, semanal, mensal, trimestral, semestral ou anual.
- Meta: valor ou intervalo desejável atribuído e a ser atingido em determinado período.
- Referencial comparativo: como será realizada a comparação com outras instituições de excelência na área. Se não existir, registrar "NA" (não se aplica).

O indicador deve ser aplicado por todos os membros da equipe de trabalho de forma padronizada. Após a definição e a coleta, os indicadores devem ser divulgados a cada período, com os dados históricos, para todos os setores envolvidos, visando avaliações e planejamento de ações.[8]

A análise e a interpretação dos dados são aspectos primordiais no processo decisório e podem ocorrer de diversas formas, por exemplo, por meio de: gestão no dia a dia; reuniões gerenciais; reuniões operacionais; intercâmbios de informações e de soluções com outras organizações com características semelhantes.[8]

As análises dos resultados sempre devem ser baseadas nas metas estabelecidas, e hoje são a principal forma de avaliação de um serviço. Os índices fora do padrão devem gerar planos de ações baseados nas ferramentas da qualidade. Não existe uma ferramenta padrão-ouro capaz de solucionar todos os problemas; cada serviço ou organização deve adotar as que considerar mais convenientes.[8,18]

Por fim, é importante considerar alguns fatores que podem atrapalhar a implementação correta de um indicador e prejudicar sua análise ao longo do tempo:[19]

- Dados não confiáveis ou muito abstratos.
- Problemas estatísticos em pequenas unidades.
- Relatórios raros e não consistentes (sem função para indicador).

- Nenhuma expectativa quanto aos resultados obtidos (não atingir metas não ser considerado um problema).
- Desconhecimento sobre como implementar medidas de melhoria da qualidade.
- Falta de motivação e confiança nas medidas de melhoria da qualidade.
- Não disseminação dos dados de forma abrangente no hospital.
- Não considerar que a melhoria da qualidade depende de tempo, orçamento e pessoal.
- Barreiras externas adicionais.

Outro aspecto a ser levado em consideração inclui o ajuste para controlar o risco individual na avaliação, a fim de não generalizar os resultados para os pacientes com diferentes níveis de incapacidades e comorbidades. A necessidade de ajuste de risco individual na avaliação da qualidade da assistência surgiu simultaneamente à atenção crescente à qualidade dos cuidados de saúde, mas apenas alguns autores consideraram esse fator para evitar o viés no uso de indicadores.[7]

Mais especificamente em relação a pacientes críticos, a adoção de indicadores é uma parte importante dos esforços de qualidade em muitas unidades de terapia intensiva (UTI). Eles são desenvolvidos interdisciplinarmente e interprofissionalmente com base em processos para avaliar o desfecho clínico desses pacientes. Quanto ao papel da nutrição nesse contexto, um dos indicadores de qualidade em UTI citados por Kumpf et al.[20] é o início precoce da terapia nutricional.

Vale lembrar que, à medida que as evidências científicas mudam ao longo do tempo, é necessário revisar regularmente indicadores baseados em processos e adaptá-los, se for o caso.[20]

Resumindo, os indicadores de qualidade são reconhecidos como ferramenta indispensável para o gerenciamento de boas práticas no ambiente hospitalar. Os valores mensurados demonstram o resultado da assistência e permitem avaliar se as metas assistenciais foram atingidas; auxiliam no conhecimento acerca dos pacientes atendidos; bem como podem sinalizar melhorias na assistência no que tange ao cuidado centrado no paciente.[4]

INDICADORES EM NUTRIÇÃO HOSPITALAR

A desnutrição hospitalar, com suas consequências negativas para o indivíduo e a sociedade, ainda é uma realidade mundial. Ela pode influenciar o estado de saúde, levando a complicações clínicas, como resposta imune prejudicada, depressão, lesões por pressão e até a morte. Muitos fatores organizacionais podem afetar negativamente a oferta de uma terapia nutricional adequada, aumentando assim a probabilidade de desnutrição e perda de peso. Portanto, o cuidado nutricional deve ser considerado uma variável importante que deve ser medida da perspectiva da qualidade do gerenciamento.[7]

Os indicadores devem representar todos os processos importantes e merecedores de atenção, de forma a se obter a fotografia completa do serviço de alimentação. A análise conjunta dos indicadores, e de seus desmembramentos, contribui para a eficácia da ação gerencial.[8]

Lorini et al.,[7] em uma revisão sistemática, verificou que diferentes indicadores foram levados em consideração para avaliar a terapia nutricional prestada e que não existe consenso sobre os conjuntos de indicadores a serem utilizados. No entanto, a perda de peso foi a mais frequente, seguida pela prevalência de desnutrição, embora diferentes combinações de períodos e pontos de corte tenham sido considerados para cada instrumento. Além disso, a presença de triagem e sua inclusão no prontuário, a disponibilidade e o uso de protocolos de prevenção e tratamento da desnutrição, a assistência às refeições e o uso de suplementos são indicadores relevantes para a avaliação da qualidade do cuidado nutricional.

Em 2008, a Força-Tarefa de Nutrição Clínica da International Life Sciences Institute (ILSI) Brasil sugeriu a atualização de Indicadores de Qualidade em Terapia Nutricional (IQTN) como ferramenta de avaliação da efetividade da terapia nutricional.[21,22]

Um estudo realizado no Brasil identificou os dez melhores indicadores de qualidade em terapia nutricional, listados no Quadro 1, segundo a prática clínica de especialistas independente da faixa etária.[23]

QUADRO 1 Dez melhores indicadores de qualidade em terapia nutricional

1. Frequência de realização de triagem nutricional em pacientes hospitalizados.
2. Frequência de diarreia, em pacientes em terapia nutricional enteral.
3. Frequência de saída inadvertida de sonda de nutrição, em pacientes em terapia nutricional enteral.
4. Frequência de obstrução de sonda de nutrição, em pacientes em terapia nutricional enteral.
5. Frequência de jejum digestório por mais de 24 horas, em pacientes em terapia nutricional enteral ou oral.
6. Frequência de pacientes com disfunção da glicemia, em terapia nutricional enteral e parenteral.
7. Frequência de medida ou estimativa do gasto energético e necessidades proteicas, em pacientes em terapia nutricional.
8. Frequência de infecção por cateter venoso central, em pacientes em terapia nutricional parenteral.
9. Frequência de conformidade de indicação da terapia nutricional enteral.
10. Frequência de avaliação subjetiva global, em pacientes em terapia nutricional.

Fonte: Verotti et al., 2015.

Além disso, em cada serviço, estudos voltados a testar a confiabilidade e a validade desses indicadores precisam ser desenvolvidos a fim de identificar o melhor conjunto de indicadores para descrever a qualidade dos cuidados nutricionais e, se necessário, comparar dados em diferentes áreas geográficas, configurações ou períodos.[7]

INDICADOR DE MELHORA E MANUTENÇÃO DA COMPOSIÇÃO CORPORAL

A partir da segunda avaliação da composição corporal, os nutricionistas do time de avaliação nutricional fazem uma comparação entre a avaliação atual e a anterior e classificam a alteração da composição corporal em relação à sua melhora, manutenção ou piora. Esses resultados são utilizados como indicador de qualidade do setor de nutrição, pois refletem a eficácia da terapia oferecida. Ou seja, se o plano nutricional traçado estiver adequado às necessidades específicas de cada paciente, conclui-se que sua composição corporal irá se manter e, em alguns casos, pode até melhorar durante a internação.

TABELA 1 Ficha técnica para a elaboração de indicador de qualidade do time de avaliação

Nome	Indicador de manutenção e melhora da composição corporal dos pacientes internados
Objetivo	Mensurar a efetividade do atendimento nutricional prestado
Fórmula para cálculo	Número de pacientes que melhoraram ou mantiveram a composição corporal após 15-20 dias de internação/número de pacientes reavaliados nesse período x 100
Unidade	Porcentagem
Definição do numerador	Computar todos os pacientes reavaliados a cada 15-20 dias de internação que apresentaram melhora/manutenção do estado nutricional
Definição do denominador	Computar todos os pacientes reavaliados a cada 15-20 dias de internação
Método	Após a realização da avaliação da composição corporal por BIA ou antropometria e FPP, o nutricionista deverá classificar o paciente de acordo com a evolução do seu estado nutricional em melhora, manutenção ou piora. O indicador será computado com base nesse resultado
Fonte de dados	Prontuário e realização da medidas à beira-leito
Periodicidade	Mensal
Responsável pela informação	Nutricionista

(continua)

TABELA 1 Ficha técnica para a elaboração de indicador de qualidade do time de avaliação (*continuação*)

Nome	Indicador de manutenção e melhora da composição corporal dos pacientes internados
Meta	> 90%
Referencial comparativo	Média histórica do indicador no período de 3 meses. Quando a meta for atingida consecutivamente em um período de 6 meses, deve ser revista

BIA: bioimpedância; FPP: força de preensão palmar.
Fonte: Hospital Sírio-Libanês, 2020.

A meta foi estipulada a partir da média de 3 meses consecutivos de execução do indicador.

São excluídos do indicador os pacientes que pioram a composição corporal, porém sem a possibilidade de intervenção do serviço de nutrição. Por exemplo:

- Pacientes que apresentaram diarreia prolongada e não puderam ter as recomendações nutricionais alcançadas pela nutrição enteral.
- Pacientes que reduziram a massa magra, porém estão com restrição proteica devido à insuficiência renal.
- Pacientes com piora clínica e necessidade de manter jejum oral até a estabilização do quadro.

Nesses casos, os pacientes são excluídos, pois o indicador visa apontar os indivíduos cuja piora do estado nutricional poderia ser evitada por meio de ações no planejamento alimentar.

Com base nos dados coletados para a realização do indicador é elaborado um relatório mensal, no qual são descritos o número total de pacientes avaliados, a porcentagem de melhora e a manutenção da composição corporal no hospital como um todo e dividida por setores, as principais intervenções realizadas no mês e a análise crítica de todos os pacientes que pioraram o estado nutricional, como exemplificado no Quadro 2.

Caso o resultado de um indicador seja inferior ao esperado, mostrará que medidas corretivas e/ou preventivas devem ser adotadas para reverter o índice e alcançar as metas de qualidade estabelecidas. Essas metas devem ser mensuráveis, desafiadoras, relevantes, específicas, temporais e alcançáveis.[8,13,24]

Nos meses em que a meta do indicador de melhora e manutenção da composição corporal fica abaixo de 90%, é gerado um plano de ação para analisar os pontos críticos e ações corretivas, como apresentado no Quadro 3.

O valor de um indicador será melhor quanto mais fidedigno for seu resultado. Porém, mais importante que um resultado isolado é a construção de uma série histórica, capaz de apontar tendências.[8]

Em resumo, ao aplicar indicadores de qualidade pode-se garantir a eficiência nas rotinas diárias, reduzir custos, aumentar a capacidade de análise de processos e, principalmente, gerar melhores resultados clínicos e de qualidade de vida para os pacientes. Além disso, os indicadores permitem avaliar a eficiência, e, se necessário for, planejar ações corretivas.[25-27]

Assim, torna-se claro que os pacientes hospitalizados em terapia nutricional necessitam ser monitorizados de maneira rotineira. Essa avaliação deve garantir ao paciente o acesso ao melhor que a terapia pode lhe oferecer, objetivando a recuperação clínica e, se possível, otimizando os recursos disponíveis.[9]

QUADRO 2 Exemplo de relatório mensal gerado com base nos resultados do indicador de melhora e manutenção da composição corporal

Mês: Janeiro

No mês de janeiro, 70 pacientes com risco nutricional foram reavaliados em relação à composição corporal. Do total, 12 pacientes foram excluídos da amostra por impossibilidade de intervenção nutricional.

Dos 58 pacientes avaliados:
Melhoraram a composição corporal: 14% (N = 8)
Mantiveram a composição corporal: 79% (N = 46)
Pioraram a composição corporal: 7% (N = 4)

Meta atingida: 93%

7% (piora)
79% (manutenção)
14% (melhora)

Descrição por unidades

Unidades de terapia intensiva: dos 8 pacientes reavaliados
– Melhoraram a composição corporal: 0% (N = 0)
– Mantiveram a composição corporal: 87,5% (N = 7)
– Pioraram a composição corporal: 12,5% (N = 1)

Unidades de terapia semi-intensiva: dos 36 pacientes reavaliados
– Melhoraram a composição corporal: 13,9% (N = 5)
– Mantiveram a composição corporal: 77,9% (N = 28)
– Pioraram a composição corporal: 8,2% (N = 3)

Unidades de internação: dos 6 pacientes reavaliados:
– Melhoraram a composição corporal: 16,7% (N = 1)
– Mantiveram a composição corporal: 83,3% (N = 5)
– Pioraram a composição corporal: 0% (N = 0)

Unidades de oncologia: dos 2 pacientes reavaliados:
– Melhoraram a composição corporal: 50% (N = 1)
– Mantiveram a composição corporal: 50% (N = 1)
– Pioraram a composição corporal: 0% (N = 0)

(continua)

QUADRO 2 Exemplo de relatório mensal gerado com base nos resultados do indicador de melhora e manutenção da composição corporal (*continuação*)

Descrição por unidades

Unidades de pediatria: de 1 paciente reavaliado:
– Melhoraram a composição corporal: 100% (N = 1)
– Mantiveram a composição corporal: 0% (N = 0)
– Pioraram a composição corporal: 0% (N = 0)

Pacientes que apresentaram piora da composição corporal. Exemplos:

1. Houve redução da massa muscular. O paciente esteve em transição da nutrição parenteral para enteral, com dificuldade de evolução de volume via enteral por gastroparesia, êmese e refluxo. No momento recebe dieta somente via enteral em progressão gradativa de acordo com a tolerância.
Análise: o paciente deveria ter permanecido com a nutrição parenteral até que a nutrição enteral pudesse atingir pelo menos 80% das recomendações nutricionais e assim prevenir a perda de massa muscular.

2. Paciente com regular aceitação do suplemento oral, pois está enjoado do sabor.
Análise: ao perceber a piora da aceitação do suplemento, deveria ter sido sugerido ao paciente a alteração do sabor e a forma de apresentação do produto, além do reforçar a importância da suplementação para manutenção do seu estado nutricional, auxiliando a recuperação clínica.

Pacientes com impossibilidade de intervenção nutricional e exclusão da amostra. Exemplos:

1. Houve redução da massa muscular. O paciente não recebeu todo o volume da nutrição enteral prescrita devido a náuseas e distensão abdominal. Além disso, houve necessidade de períodos de jejum devido ao quadro clínico. O paciente é tetraparético crônico e realiza fisioterapia passiva leve.

2. Houve redução da massa muscular. Paciente com menor mobilidade devido à imobilização de membro inferior direito. Devido à piora da função renal, não é possível aumentar o aporte proteico.

Adequação da terapia nutricional

Quando detectada a necessidade de adequação na terapia nutricional, os pacientes receberam intervenção individualizada com o objetivo de garantir a melhor terapia para recuperação clínica. As intervenções realizadas foram:

Suplemento	Adequação de fórmula: 3%
	Aumento de volume: 1%
	Introdução de proteína: 10%
	Introdução de fórmula hipercalórica e hiperproteica: 14%
TNE/NPT	Adequação de fórmula: 3%
	Alteração de volume: 23%
	Introdução: 3%
	Orientação verbal: 96%
TNO	Adequação: 2%
	Orientação verbal: 96%

Análise crítica em comparação ao mês anterior

Comparado ao mês anterior, houve aumento da taxa de manutenção e melhora da composição corporal. As unidades de terapia intensiva e semi-intensiva foram as que apresentaram pacientes que pioraram a composição corporal, o que se deve à maior gravidade do estado clínico e à dificuldade de intervenção nutricional.

QUADRO 3 Exemplo de plano de ação gerado quando a meta do indicador não é alcançada

Ponto(s) problemático(s)	
O processo de desmame da terapia nutricional enteral para a via oral não é uniforme no hospital, e com frequência ocorre quando o paciente ainda não está atingindo a meta de aceitação alimentar de no mínimo 60% do que é ofertado, levando a piora da composição corporal durante a internação.	

Ações a serem realizadas	Prazo
Elaboração da diretriz de desmame da dieta enteral com participação da equipe multiprofissional: nutricionistas, médicos, enfermeiros e fonoaudiólogos	Fevereiro
Divulgação dessa diretriz para o corpo clínico por meio das plataformas de divulgação internas do hospital	Março
Treinamentos com as equipes das unidades em que o desmame de nutrição enteral é realizado com maior frequência	Março

Avaliação das ações	Prazo
Checagem dos conhecimentos adquiridos pelos profissionais nas unidades em que o treinamento foi realizado	Março
Frequência da aplicação da diretriz de desmame na prática clínica	Abril
Acompanhamento do indicador para verificar se após as medidas adotadas os pacientes pioraram a composição corporal devido ao desmame inadequado da terapia enteral	A partir de abril

REFERÊNCIAS BIBLIOGRÁFICAS

1. Waitzberg DL. Indicadores de qualidade em terapia nutricional: aplicação e resultados. São Paulo: ILSI Brasil; 2010.
2. Waitzberg DL, Enck CR, Miyahira NS, Mourão JRP, Faim MMR, Oliseski M, Borges A. Projeto diretrizes terapia nutricional: indicadores de qualidade. São Paulo: Sociedade Brasileira de Nutrição Parenteral e Enteral. Associação Brasileira de Nutrologia; 2011. p. 459-69.
3. Donabedian A. The quality of care: how can it be assessed? JAMA. 1988;260(12):1743-8.
4. Báo ACP, Amestoy SC, Moura GMSS, Trindade LL. Quality indicators: tools for the management of best practices in health. Rev Bras Enferm. 2019;72(2):360-6. Available: http://www.scielo.br/scielo.php?script=sci_arttext&pid=S0034-71672019000200360&lng=en&nrm=iso (acesso 25 jun 2020).
5. Malik AM, Schiesari LMC. Qualidade e acreditação: gestão em saúde. 2 ed. Rio de Janeiro: Guanabara Koogan; 2016. p.353.
6. Waitzberg DL. Indicadores de qualidade em terapia nutricional. São Paulo: ILSI Brasil; 2008.
7. Lorini C, Porchia BR, Pieralli F, Bonaccorsi G. Process, structural, and outcome quality indicators of nutritional care in nursing homes: a systematic review. BMC Health Services Research. 2018;18(43):3-14.
8. Isosaki M, Gandolfo AS, Jorge AL, Evazian D, Castanheira FA, Bittar OJN. Indicadores de nutrição hospitalar. São Paulo: Atheneu; 2015.
9. Josefsson SJ, Nydahl M, Persson I, Sydner YM. Quality indicators of nutritional care practice in elderly carem. J Nutr Health Aging. 2017;21(9):1057-64.
10. Lucena AF, Laurent MCR, Reich R, Pinto LRC, Carniel EL, Scotti L, Hemesath MP. Diagnóstico de enfermagem risco de sangramento como indicador de qualidade assistencial à seguran-

ça de pacientes. Rev Gaúcha Enferm. 2019; Porto Alegre, v.40, n. spe, e20180322. Available: http://www.scielo.br/scielo.php?script=sci_arttext&pid=S1983-14472019000200805&lng=en&nrm=iso (acesso 25 jun 2020). Epub Apr 29, 2019. doi:http://dx.doi.org/10.1590/1983-1447.2019.20180322.

11. Cavalcante MLSN, Borges CL, Moura AMTFM, Carvalho REFL. Indicadores de saúde e a segurança do idoso institucionalizado. Rev Esc Enferm USP. 2016;50(4):602-9.

12. Vignochi L, Gonçalo CR, Lezana AR. Como gestores hospitalares utilizam indicadores de desempenho? RAE – Revista de Administração de Empresas. 2014;54(5).

13. Bittar OJNV. Indicadores de qualidade e quantidade em saúde. RAS. 2008;10(40):87-93.

14. Burmester H. Manual de gestão hospitalar. Rio de Janeiro: Editora FGV; 2012.

15. Suiter E, Pohlmann JBC, Andrade GKP. Indicadores de qualidade aplicados ao paciente idoso. In: Manual prático de assistência nutricional ao paciente geriátrico. São Paulo: Atheneu; 2020. p.263-74.

16. Nakassato M, Isosaki M. Gestão da qualidade. In: Isosaki M, Nakassato M. Gestão de serviço de nutrição hospitalar. São Paulo: Elsevier; 2009. p.125-45.

17. Joint Commission International Accreditation Standards for Hospital. Guia de processo de avaliação de hospital para acreditação. 5 ed. Oakbrook, IL: Joint Commission Resoucers; 2014.

18. Verotti CCG, Ceniccola GD. In: Terapia nutricional em UTI: indicadores de qualidade em terapia nutricional na unidade de terapia intensiva. Rio de Janeiro: Rubio; 2015. p.361-73.

19. De Vos M, Graafmans W, Keesman E, Westert G, van der Voort PH. Quality measurement at intensive care units: which indicators should we use? J Crit Care. 2007;22(4):267-74.

20. Kumpf O, Braun JP, Brinkmann A, Bause H, Bellgardt M, Bloos F, et al. Quality indicators in intensive care medicine for Germany: third edition 2017. Intensive Care Medicine. 2017;15:1-29.

21. Sá JSM, Marchal NG. Indicadores de qualidade em terapia nutricional como ferramenta de monitoramento da assistência nutricional no paciente cirúrgico. Rev Bras Nutr Clin. 2015;30(2):100-5.

22. Caruso LC, Sousa AB. Manual da Equipe Multidisciplinar de Terapia Nutricional (EMTN) do Hospital Universitário da Universidade de São Paulo – HU/USP. São Paulo: Editora Cubo; 2014.

23. Verotti CCG, Torrinhas RSMM, Cecconello I, Waitzberg DL. Selection of top 10 quality indicators for nutrition therapy. Nutr Clin Pract. 2015;27(2):261-7.

24. Takashima NT, Flores MCX. Indicadores da qualidade e do desempenho: como estabelecer metas e medir resultados. Rio de Janeiro: Qualitymark; 1997.

25. Folguera TM, Hernández JA, Peláez RB, Pérez SC, Hernández MVC, García de Lorenzo A, et al. Análisis de la relevancia y factibilidad de indicadores de calidad en las unidades de nutrición. Nutr Hosp. 2012;27(1):198-204.

26. Cervoa AS, Magnagob TSBS, Carolloc JB, Chagasd BP, Oliveira AS, Urbanettof JS. Eventos adversos relacionados ao uso de terapia nutricional enteral. Rev Gaúcha Enferm. 2014;35(2):53-9.

27. Celano RMG, Loss SH, Negrão RJN. Projeto diretrizes: terapia nutricional na senescência (geriatria). São Paulo: Sociedade Brasileira de Nutrição Parenteral e Enteral. Colégio Brasileiro de Cirurgiões. Sociedade Brasileira de Clínica Médica. Associação Brasileira de Nutrologia; 2011.

ÍNDICE REMISSIVO

A

Acondroplasia 176
Água
    corporal 15, 26, 117
    extracelular (AEC) 28
Altura do joelho 73
Amputação 174
Análise vetorial da bioimpedância
    (BIVA) 125, 183
Ângulo de fase (AF) 106, 121
Antropometria 69, 161, 204
Área
    de gordura
        do braço (AGB) 97
        visceral (AGV) 116
    muscular do braço corrigida
        (AMBc) 94
Aspectos nutricionais 3
Atrofia muscular 134
Avaliação
    da qualidade muscular 136
    do estado nutricional de 161
    do peso 162
    muscular quantitativa 136
    nutricional 11

B

Balanço
    hídrico 27
    nitrogenado proteico (PNA)
    183
Beta-hidroxibetametilbutirato (HMB)
    216
Bioimpedância 112
    elétrica (BIA) 34, 105

C

Caquexia 37
Cenário demográfico mundial 6
Circunferência
    abdominal (CA) 164
    braquial (CB) 208
    da cintura (CC) 81, 164
    da panturrilha 85
    do braço (CB) 78
    do pescoço 86
    do quadril 82
    muscular do braço (CMB) 92,
    208
Composição do time de avaliação 204
Conteúdo mineral ósseo (CMO) 165

Creatina 60
Curvas de crescimento 176

D

D3-creatina (D3-Cr) 62
Dados
    epidemiológicos mundiais 3
    sociodemográficos 3
Densitometria
    óssea 34
    por emissão de raios X de dupla energia (DEXA) 155
Desnutrição 203
    hospitalar 235
Diálise peritoneal (DP) 25
Diluição de isótopos com óxido de deutério (D2O) 57
Dinamometria da força de preensão palmar 188
Dinamômetro 189, 195
    calibração 190
Dobra cutânea
    abdominal 91
    bicipital (DCB) 90
    da panturrilha 91
    subescapular (DCSE) 90
    suprailíaca (DCSI) 91
    tricipital (DCT) 87, 208
Dominância da mão 191

E

Ecogenicidade 135
Encefalopatia crônica não progressiva (ECNP) 166
Enfermidades infectocontagiosas 6
Escâner 3D 65
Escore SARC-CalF 33
Espaços corpóreos
    métodos de acesso 154

Espessura do músculo adutor do polegar (EMAP) 101
Estatura 72
    recumbente 74
Estimativa da composição corporal 111
Estratégias e intervenções nutricionais 211
European Working Group on Sarcopenia in Older People (EWGSOP) 165
Extensão dos braços 74

F

Força
    de preensão palmar (FPP) 34, 208
    muscular 188
Fórmulas de predição 196

G

GLIM 205

I

Impedância (Z) 106
Indicadores
    em nutrição hospitalar 235
    em unidades hospitalares 231
Índice
    de creatinina-altura (ICA) 60
    de massa celular corporal (BCMI) 128
    de massa corporal (IMC) 7, 76, 135
    de massa muscular esquelética (IMME) 185
    muscular esquelético (SMI) 145
Infravermelho 56
Ingestão hídrica 223

Insuficiência cardíaca (ICC) 207
Interactância por infravermelho 55
Intervenção multimodal 224

L

Lesão medular (LM) 162

M

Massa
    celular corporal (MCC) 127
    gorda (MG) 22, 114, 165
    livre de gordura (MLG) 107
    muscular (MM) 15, 16, 113, 165
    musculoesquelética apendicular (MMEA) 114
Medidas antropométricas 182
Metil-histidina (MH) 61

O

Obesidade na lesão medular 163

P

Pacientes críticos 195
Perda de massa muscular 70
Pesagem hidrostática 52
Peso 70
Pletismografia 53, 54
Pontos de corte 198
Potássio corporal total 58
Princípio da hidrometria 57

Q

Qualidade em saúde 230
Quantificação da força de preensão palmar (FPP) 188

R

Reactância (Xc) 106
Resistência (R) 106
Ressonância magnética 63

S

Sarcopenia 147
    paciente crítico 41
    paciente oncológico 36
    triagem e diagnóstico 32
Semienvergadura (SE) 75
Síndrome de Down (SD) 169
Sistema(s)
    de Informação de Agravos de Notificação 8
    de saúde 3
Suplementação 212

T

Tecido adiposo 15, 22
Técnica Dixon 64
Tecnologias móveis 65
Tomografia computadorizada (TC) 142
Transplante de medula óssea (TMO) 183, 207
Transtorno do espectro autista (TEA) 165
Triagem de risco nutricional 205
Turnover proteico 40

U

Ultrassonografia (USG) 135, 208
    quantidade e a qualidade muscular 135

ENCARTE – IMAGENS COLORIDAS

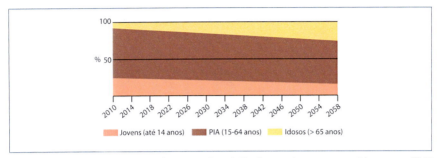

FIGURA 1.1 Projeção da população no Brasil. Evolução dos grupos etários entre 2010 e 2058.
PIA: população em idade ativa.
Fonte: Silva JB.[11]

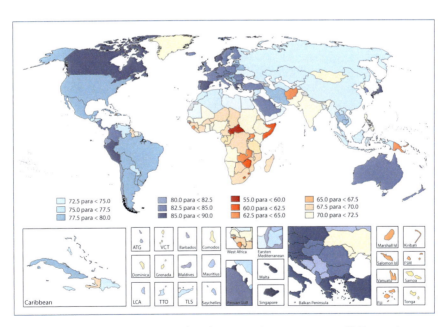

FIGURA 1.2 Mapa da expectativa de vida para ambos os sexos em 2040, com base na chave de previsão de referência mostrada em anos.
Fonte: Kyle JF et al.[13]

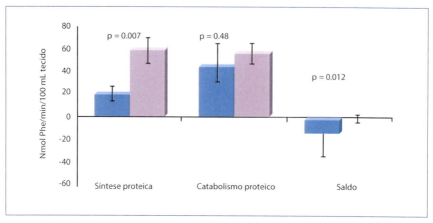

FIGURA 2.4 Rotatividade de proteínas mistas do musculoesquelético em pacientes de longa permanência em unidades de terapia intensiva. As medições nos dias 10-20 (barras azuis) são comparadas com as dos dias 30-40 (barras lilás).
Fonte: Gamrin-Gripenberg L.[9]

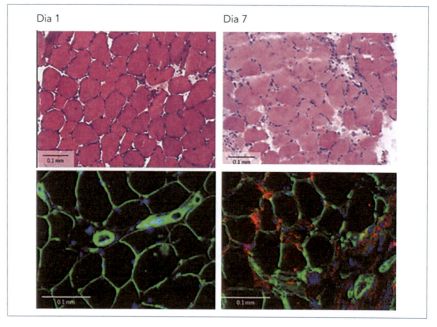

FIGURA 2.6 Amostras de biópsia muscular de um paciente nos dias 1 e 7.
Fonte: Puthucheary ZA et al.[10]

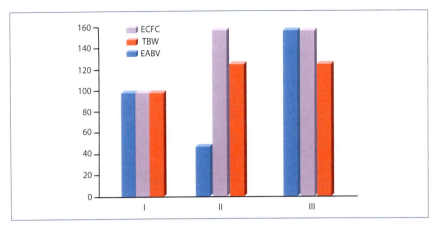

FIGURA 2.17 Porcentagem de alterações nos compartimentos de fluido corporal em estados hipervolêmicos. I: estado normal. II: insuficiência cardíaca congestiva, cirrose hepática, síndrome nefrótica com mecanismo insuficiente de retenção. III: síndrome nefrótica com mecanismo suficiente de retenção.
EABV: volume arterial sanguíneo eficaz; ECFV: volume extracelular; TBW: água corporal total.
Fonte: Roumeliot ME et al.[29]

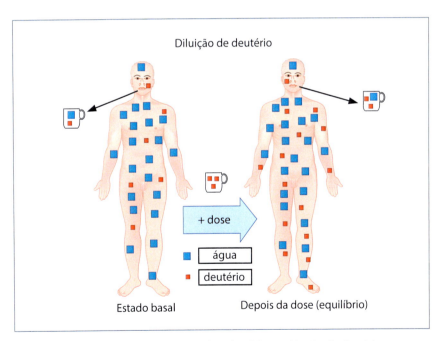

FIGURA 4.3 Estimativa da água corporal total (ACT) por diluição de deutério.
Fonte: International Atomic Energy Agency, 2010.[20]

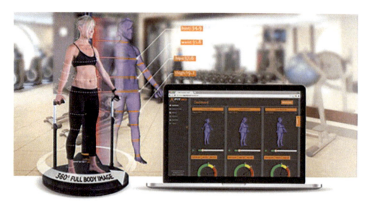

FIGURA 4.5 Escâner 3D – FIT3D®.

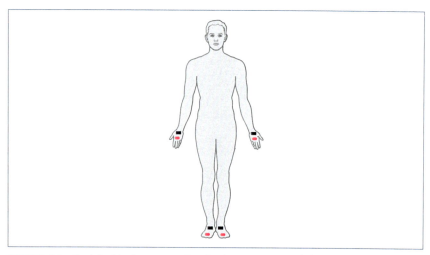

FIGURA 6.4 Posição ideal para a realização da mensuração da bioimpedância.
Fonte: adaptada de Khalhil et al.[1]

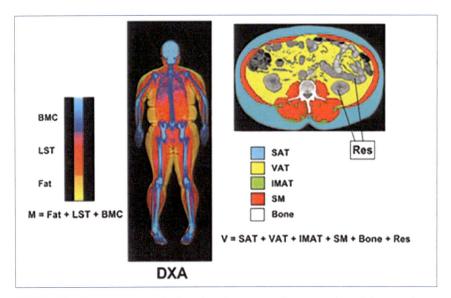

FIGURA 8.2 Componentes selecionados da composição corporal medidos por absorciometria de raio X de dupla energia (DXA; esquerda) e tomografia (TC; direita). A massa corporal (M) e o volume (V) representam a soma desses componentes para DXA e TC, respectivamente.
BMC: conteúdo mineral ósseo; IMAT: tecido adiposo intermuscular; LST: tecido mole magro; Res: massa residual (órgãos e tecidos remanescentes após a subtração dos volumes de músculo esquelético, osso e tecido adiposo); SAT: tecido adiposo subcutâneo; SM: músculo esquelético; VAT: tecido adiposo visceral.
Fonte: Prado e Heymsfield.[1]

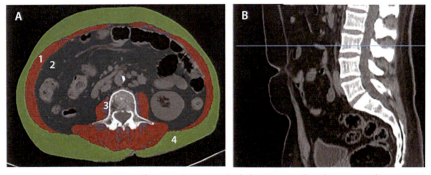

FIGURA 8.3 Corte tomográfico axial (A) no nível de L3 (B) utilizado para realizar a segmentação das áreas de musculatura esquelética (1), gordura visceral (2), gordura intramuscular (3) e gordura subcutânea (4).
Fonte: Georgiou et al.[5]

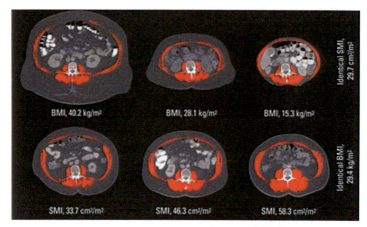

FIGURA 8.4 Imagens axiais de tomografia computadorizada da região da terceira vértebra lombar com o músculo esquelético destacado em vermelho. Acima: três imagens de pacientes com SMI idênticos (29,7 cm^2/m^2) e diferentes BMI ou IMC. Embaixo: três imagens de pacientes com BMI ou IMC idênticos (29,4 kg/m^2) e diferentes SMI.
BMI ou IMC: índice de massa corporal; HU ou UH: unidade Hounsfield; SMI: índice muscular esquelético.
Fonte: Troschel et al.[4]

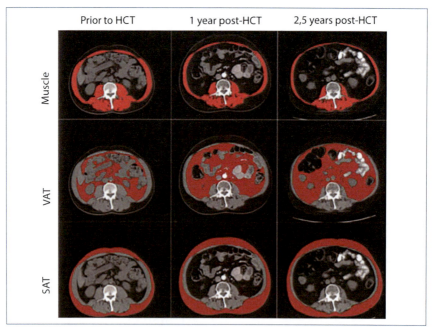

FIGURA 8.5 Imagens axiais de tomografia computadorizada em série no nível da terceira vértebra lombar com músculo (*muscle*), tecido adiposo visceral (VAT) e tecido adiposo subcutâneo (SAT) destacados em vermelho antes, 1 ano e 2,5 anos após o transplante de células progenitoras hematopoiéticas (HCT).
Fonte: Defilipp et al.[9]

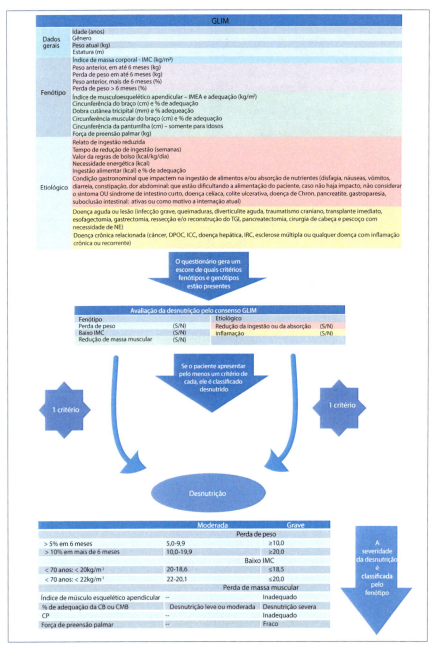

FIGURA 13.2 Modelo da aplicação do *Global Leadership Initiative on Malnutrition* (GLIM) no Hospital Sírio-Libanês (HSL).
CB: circunferência braquial; CBM: circunferência muscular do braço; IMC: índice de massa corporal.
Fonte: Serviços de Alimentação do Hospital Sírio-Libanês, 2020.

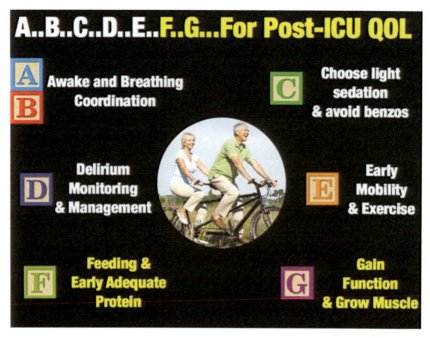

FIGURA 13.12 Representação gráfica do ABCDE *bundle*. A e B: acordar e respirar espontaneamente; C: escolha uma sedação leve e evite benzos; D: monitorar e gerenciar o delírio; E: mobilizar e exercitar precocemente; F: oferta proteica precoce e adequada; G: ganho de função e massa muscular.
Fonte: adaptada de Wischmeyer et al.[28]